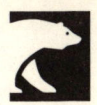

W0191201

Schluss mit dem Diät-Terror! *101 Dinge, die Sie probieren müssen, bevor Sie Diät machen* ist das erste Buch, das in 101 Schritten erklärt, wie Sie sich in Ihrem Körper wohler fühlen, dünner und attraktiver werden, ohne sich dem galoppierenden Diät-Wahnsinn auszusetzen. Die britische Modejournalistin Mimi Spencer räumt endlich mit irrigen Abnehm-Mythen auf, stellt unsere Ernährungsweise auf die Probe und verrät verblüffende Styling- und Psychotricks. Anhand ihrer spaßigen, fundierten (und endlich einmal realistischen) Tipps lernen Sie, wie Sie aufhören, sich zu bestrafen und anfangen zu leben, wie Sie mehr essen und weniger wiegen, welche Kleidung schlank macht, damit Sie blendend aussehen, wie Sie Ihre Einstellung ändern, um Ihre Figur zu verändern, wie Sie den Abnehm-Blues besiegen und zu Ihrem inneren Gleichgewicht finden. Und dass Diäten das Problem sind – nicht die Lösung.

Mimi Spencer ist eine der gefragtesten britischen Lifestyle- und Modejournalistinnen. Ihre Kolumne im YOU-Magazin wird wöchentlich von fast drei Millionen Frauen gelesen. Mimi Spencer lebt mit ihren beiden Kindern und ihrem Mann in Brighton.

MIMI SPENCER

101 DINGE
DIE SIE PROBIEREN MÜSSEN,
BEVOR SIE DIÄT MACHEN

Aus dem Englischen
von Monika Schmalz

bloomsbury taschenbuch

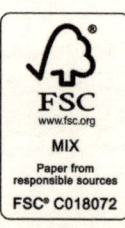

Dezember 2011
3. Auflage Januar 2012
Die Originalausgabe erschien 2009 unter dem Titel
101 Things to Do Before You Diet bei Doubleday, London
© 2009 Mimi Spencer
Für die deutsche Ausgabe
© 2010, 2011 Bloomsbury Verlag GmbH, Berlin
Umschlaggestaltung: Rothfos & Gabler, Hamburg,
unter Verwendung © vectorsedge/gettyimages
Druck und Bindung: Clays Ltd, St Ives plc
Printed in Great Britain
ISBN 978-3-8333-0790-4

www.bloomsbury-verlag.de

B L O O M S B U R Y
LONDON · BERLIN · NEW YORK · SYDNEY

Für Lily May

INHALT

DANKSAGUNG

Dank und eine dicke Zuckerschnecke an Lizzy Kremer, eine Frau mit großen Einsichten, die weiß, dass sich ein Nachtisch mit zwei Löffeln allemal lohnt.

Eine dreifache Portion Dank gebührt Marianne Velmans, meiner Stimme der Vernunft, sowie allen bei meinem Verlag Transworld, vor allem Manpreet Grewal, Alison Barrow, Kate Samano, Sarah Roscoe und Janine Giovanni.

Besonderen Dank an Nicola Jeal für ihren unaufhaltsamen Strom genialer Ideen über unzählige Jahre hinweg, und an Sue Peart von *You Magazine*, die mir fünf Jahre lang eine Kolumne zur Verfügung stellte, in der ich den Modezustand unseres Landes besprechen durfte.

Und schließlich, wie immer, meinen Dank an Paul, Lily und Ned, die Lieben meines Lebens.

VORWORT
DÜNN: DER TRAUM EINER GENERATION

Ich kenne keine Frau, die nicht gern drei Kilo abnehmen würde. Manch eine würde natürlich liebend gern noch mehr abnehmen – ein bis zwei Kleidergrößen –, doch die meisten von uns blicken verschwommen in die nähere Zukunft ihres Lebens und stellen sich eine Zeit vor, in der wir dreieinhalb Kilo leichter sind, der Rock in 38 nach dem Mittagessen nicht kneift, unsere Jeans sich nicht an unsere Schenkel klammern wie ein quengelndes Kleinkind und der Bauch mehr an Knäckebrot als an Knödel gemahnt. Den meisten von uns sitzt diese Vorstellung im Nacken, lästig und hartnäckig.

Den Wunsch, ein bisschen schlanker zu sein, sollen Sie auf keinen Fall aufgeben. Als 40-jährige Frau mit einem gesunden Interesse, im engen Oberteil fantastisch auszusehen, kenne ich unser aller brennendes Verlangen, unbedingt das Beste aus dem zu machen, was wir haben. Ich weiß sehr wohl um das weibliche Bedürfnis, mit anderen Frauen zu konkurrieren – wie wir am Strand die Bikini-Körper betrachten und abschätzen, ob wir uns daran messen können oder nicht, und wie verdammt gut es sich anfühlt, einen vollen Raum zu betreten und zu wissen, dass die Leute einem auf den Hüftschwung und nicht auf das schwingende Doppelkinn gucken. Mal ehrlich, wer möchte nicht besser aussehen, glücklicher und fitter sein? Wir alle wollen unser Leben im Griff haben. Wir wollen, dass unser Aussehen ein Spiegel unserer Wünsche und Hoffnungen ist – für den Beruf, für unsere Kinder, für unsere Selbstwahrnehmung. Kurz gesagt, wenn wir die Wahl hätten, wären die meisten von uns lieber nicht dick.

Dieses Buch ist der einfache, gut ausgeschilderte Weg zu diesem Ziel. Es gibt Ihnen genaue Anweisungen, wie Sie zu einem ganz neuen Ich finden, mit dem Sie besser aussehen, sich besser fühlen, ja »besser« werden als je zuvor. Der Unterschied ist, dass ich weiß, wie Sie das alles *ganz ohne Diät* schaffen können (ist das nicht Musik in Ihren Ohren?). Also erwarten Sie jetzt weder Selbstgeißelung, Wiegeorgien, Heulen und Zähneknirschen noch sechs Wochen lang nichts als Grapefruits essen. Stattdessen erfahren Sie, Schritt für Schritt, in Form von 101 Tipps:

➡ Wie Sie aufhören, sich zu bestrafen, und anfangen zu leben.
➡ Wie Sie mehr essen und weniger wiegen.
➡ Welche Kleidung schlankmacht, damit Sie blendend aussehen.
➡ Wie Sie Ihre Einstellung ändern, um Ihre Figur zu verändern.
➡ Wie Sie den Abnehm-Blues besiegen und zu Ihrem inneren Gleichgewicht finden.
➡ Inwieweit Diäten das Problem sind und nicht die Lösung.

Dies ist also ein echter Ratgeber mit einem realistischen Versprechen: Er wird Ihr Verhältnis zu Ihrem Teller, Ihrem Kühlschrank, Ihrer Garderobe, Ihren Freunden und Ihren Schwächen ausloten. Behutsam wird er enthüllen, wie wir wirklich zu unserem Körper und vor allem zu denjenigen Körperteilen stehen, die wir am liebsten in eine Kiste packen und nie wieder anschauen würden. Er untersucht, warum wir eine Nation von Fettsäcken geworden sind, die nur noch vor dem Fernseher und dem Computer hocken, und er entwickelt Ideen, wie wir vom Sofa runterkommen und in einen neuen Körper hineinschlüpfen können, während wir uns – wie wunderbar – nicht mal zu irgendetwas überwinden müssen. Und jetzt kommt das Sahnehäubchen: Anders als eine Diät gib er *heute* schon effektive Antworten, nicht erst morgen, nach dem Wochenende oder wenn Weihnachten vorbei und das neue Jahr da ist. Sondern jetzt.

MADEN IM SPECK: WIE UNS DAS ABNEHMEN AUFGEZEHRT HAT

Ist es nicht eigentümlich, dass wir in einer Welt der Messerstechereien, Bankenskandale, Ölkrisen und drohender ökologischer Katastrophen leben und dabei so unglaublich viel Zeit damit verbringen, über unser Körpergewicht nachzudenken? Es scheint geradezu eine Metapher für die heutige Zeit zu sein: Rom, oder die moderne Entsprechung, steht in Flammen, und wir betreiben Nabelschau und fragen uns, wer die letzten Törtchen aufgegessen hat.

Und die jüngsten Zahlen legen nahe, dass wir Briten nicht wenige davon verdrücken. Großbritannien gilt inzwischen offiziell als dickster Mann Europas, auch wenn ich überzeugt bin, dass ich dem wahren dicksten Mann Europas vor einigen Monaten auf einem Langstreckenflug nach Miami begegnet bin. Wie eine Öllache quoll dieser Mann auf meinen Sitzplatz über und machte es mir ausnehmend schwer, mich auf meine Modezeitschrift zu konzentrieren, die wiederum so voll war mit hübschen Knochengestellen, dass sie klapperte.

Der Schlankheitswahn heutzutage hat viele seltsame Aspekte, von denen der bedenklichste vielleicht dieser ist: Je obsessiver wir die klapperdürre A-Prominenz begaffen, desto dicker werden wir selbst. Die Kluft zwischen Essern und Nichtessern ist jetzt wortwörtlich breiter als je zuvor. Während immer mehr von uns immer mehr aus den Nähten platzen, stürzt sich der Rest in Panikdiäten und isst nur noch Papayas, Makrelen oder Sachen, die mit dem Buchstaben G anfangen.

Ich für meinen Teil bin seit dem Tag auf Diät, als mein erstes Kind zur Welt kam und mir jede Menge Freude, aber auch jede Menge weniger erfreuliche Problemstellen bescherte; breitere Hüften, dickere Oberschenkel, einen Bauch, der mit aller Macht gen Süden strebt, und einen Busen, der ihm auf dem Fuße folgt. Wie viele andere Frauen habe ich mich von einer Modediät zur nächsten gehangelt. Ich habe Atkins, die GI-Diät, die South-

Beach-Diät, Trennkost nach Dr. Hay, die Montignac-Diät, die Perricone-Diät, die Paleo-Diät ausprobiert, habe Eiweiß-Omeletts, Master Cleansing mit Ahornsirup, Kohlsuppe aus der Thermoskanne, Abführmittel vor dem Schlafengehen, Diätsuppe als Mittagessen probiert ... Kommt Ihnen das bekannt vor? Denn wenn es etwas gibt, das die britischen Frauen wirklich verbindet, dann ist es unser Diätwahn. Vier von zehn Frauen sind *permanent auf Diät*; Abnehmen ist unser nationales Hobby, unser Lieblingssport. Eine neuere Untersuchung zeigt, dass 40 Prozent aller Frauen mindestens schon eine Hungerkur hinter sich haben. Alles andere würde einen auch wundern, bei all den guten Ratschlägen, mit denen man überschüttet wird – vorausgesetzt, man ist blöd genug, sich darauf einzulassen. Obwohl wir genau wissen, dass das alles sinnlos ist, probieren wir's immer wieder. Kaum kommt die nächste Fettkiller-Superdiät des Weges, ist es um uns geschehen. Wir werden mürbe. Ein klägliches inneres Stimmchen meldet sich zu Wort. *Diesmal könnte es endlich klappen*, sagt es. Die Aussicht auf Erfolg, auch nur der leise Hauch der Hoffnung, dünner zu werden, hat nun mal etwas ungeheuer Verlockendes. Ich werde jedes Mal wieder schwach. Und jedes Mal verliere ich. Weniger an Gewicht als an Lebensmut.

Wenn es eine Aktivität gibt, die uns Frauen wirklich verbindet, dann ist es unser Diätwahn. Vier von zehn Frauen sind *permanent auf Diät*; Abnehmen ist unser Hobby, unser Lieblingssport.

DIÄT? DAS KÖNNEN SIE LEICHTER HABEN!

Man muss kein Genie sein, um zu erkennen, dass der moderne Mensch ein extrem widersprüchliches Verhältnis zum Essen hat: Je intensiver wir uns mit »gesundem« Essen beschäftigen, desto dicker (und unglücklicher) sind wir geworden. Für jedes »Diätbuch«, das auf den Markt geworfen wird, nehmen wir ein Pfund zu; für jede Fernsehshow zum Thema schnallen wir den Gürtel ein Loch weiter.

Offenkundig funktioniert davon nichts, weder Hungerkuren noch Modediäten, jedenfalls nicht auf lange Sicht. Wussten Sie übrigens, dass die durchschnittliche Neujahrsdiät nach 78 Tagen abgebrochen wird – grausamerweise pünktlich zum Osterfest. Was wir sicher wissen, ist, dass Diäten einem die Freude am Essen nehmen. *Das* ist es, was man loswird. Und wenn's nach den Wissenschaftlern in den Diätlabors ginge, soll das auch genau so bleiben. Nur mal angenommen, diese Leute würden wirklich ein Traumprodukt entdecken, das nachhaltig schlankmacht. Sie wären schneller ihren Job los, als man »Aspartam« sagen kann.

Konventionellen Diätstrategien wird eine Erfolgsrate von gerade mal fünf Prozent nachgesagt. So viel deutet auf diese unerfreuliche Tatsache hin, dass ein Psychologenteam an der University of California in Los Angeles eine umfassende Analyse von 31 Langzeit-Diätstudien durchgeführt hat, um die traurige Wahrheit zu bestätigen. »Verschiedene Studien belegen, dass eine Diät mit hoher Wahrscheinlichkeit eine Gewichts*zunahme* nach sich zieht«, hieß es in dem Aufsatz im *American Psychologist*. »Wir haben nach Anhaltspunkten für die Langzeitwirkung von Diäten gefragt und dabei festgestellt, dass sie genau auf das Gegenteil hinauslaufen.« Die Studie fand heraus, dass Menschen im Zuge von Schlankheitskuren zwar in den ersten Monaten tatsächlich einige Pfunde loswerden, die überwiegende Mehrheit jedoch innerhalb von fünf Jahren zu ihrem ursprünglichen Gewicht zurückkehrt, wobei mindestens ein Drittel am Ende mehr wiegt als zu Beginn der Tortur. So viel guter Wille. So viel Selbstbestrafung. Alles umsonst. Die Untersuchung schloss damit, dass es besser sei, überhaupt keine Diät zu machen: »Es geht einem kein bisschen schlechter, wenn man seinem Körper die durch den Jo-Jo-Effekt verursachten Schäden erspart.«

Noch Pommes dazu? Eine Studie aus dem Jahr 2003 fand heraus, dass radikal auf Diät gesetzte Kinder und Jugendliche als

Erwachsene mit größerer Wahrscheinlichkeit fettleibig werden. Einige Experten sind heute der Meinung, dass Fettleibigkeit, bzw. »Adipositas«, immer mehr zur Krankheit wird, die durch ihre Behandlung erst entsteht. Inzwischen glaubt man, dass Eltern, die ihre Kinder auf strenge Diät setzen oder selbst Modediäten machen, ihren Kindern vermitteln, dass Essen eine Bedrohung sei. Das führt dazu, dass vielen von uns beim Essen zunehmend unbehaglich ist, dass wir eingeschüchtert sind durch Kohlenhydrate und Kolibakterien, Pestizide und »food miles« (dem Transportweg des Nahrungsmittels vom Feld zum Verbraucher), Salz und Zucker, Fett und Cholesterin und all die anderen bösen Anti-Nährstoffe, die nur darauf warten, unseren unschuldigen Teller zu korrumpieren.

In diesem Klima der Angst ist es kaum verwunderlich, dass wir nicht weiterwissen. Für viele in dieser verkehrten Welt wird Essen nicht mehr mit Ernährung und Genuss gleichgesetzt, sondern mit Teufelszeug. In diesem Jahrhundert kamen allerhand Radikaldiäten auf – rigorose, präskriptive und (zuweilen gar) regelrecht gefährliche Methoden, die uns ganze Nahrungsgruppen ausreden oder uns einreden wollen, dass Schnuppern an einer Vanilleschote den Appetit zügelt. Viele von uns befinden sich auf einer Achterbahnfahrt zwischen Fettparanoia und Schlankheitspropaganda, immer auf der Suche nach dem (vorzugsweise promigeprüften) nächsten großen Diätding, das Hüftgold, Dreifachbusen und alle körperlichen Tabuzonen aus der Welt zu schaffen verspricht, die die Frauenzeitschriften so genussvoll vorführen.

IHR KÖRPER, IHR PROBLEM: WIE ESSEN ZUM FEIND UND FETT ZUM TABU WURDE

Ein Teil des Problems besteht darin, dass überall Kalorien winken. Im preisgünstigen Alkohol, der allabendlichen Flasche Shiraz. In unserer Kaffee- und Croissant-Kultur. In den explosiven Portionsgrößen. Unsere Zeit ist knapp – also fahren wir lieber, statt zu laufen. Unser Können ist begrenzt – also klingelt bei uns abends die Mikrowelle. Wir essen unterwegs, wir multitasken während der Mahlzeiten, wir holen uns schnell was auf die Hand und schaufeln es vor der roten Ampel in uns hinein (traurigerweise essen mehr Amerikaner im Auto zu Mittag als im Restaurant). Essen ist überall zu haben, und wo mal gerade kein Überfluss ist, herrscht Lebensmittelpornografie, die unser bescheidenes täglich Brot zu etwas Anbetungswürdigem hochstilisiert, für das wir im Lifestyle-Feinkostladen zehn Euro hinblättern sollen. Kein Wunder, dass wir nicht mehr wissen, wo uns der Kopf steht.

Und alles das, wohlgemerkt, in einer Zeit des Lebensmittelfaschismus, wo jeder Löffel, den wir zum Mund führen, beurteilt, gewogen und mit Schuldgefühlen gewürzt ist, in einer Zeit, wo sich Frauen alle Viertelstunde zwanghaft mit ihrer Figur beschäftigen (offenbar häufiger, als Männer an Sex denken). Ein Drittel aller Frauen gesteht, Schlankheitspillen und Abführmittel zu schlucken, und 98 Prozent von uns gaben kürzlich noch bei einer Zeitschriftenumfrage an, dass sie ihren Körper HASSEN. Diese Dysfunktion führt zu einigen überaus skurrilen Verhaltensweisen. Überlegen Sie mal, dass wir in Großbritannien jährlich drei Milliarden Pfund für Fastfood ausgeben, 3,6 Milliarden Pfund für Schokolade ... und zwei Milliarden Pfund für Diätprodukte. Ist das nicht absurd?

Bei alldem gibt es für mich immerhin den Trost, dass ich mit dem Problem nicht allein dastehe. Es ist auch Ihr Problem. Wir sitzen alle im selben Boot. Bei meinen Reisen als Modejournalistin wirken die Frauen, denen ich begegne, oft wie gelähmt von ihren Gewichtsproblemen, und sie verbringen ihr ganzes Leben – ihr einziges Leben – damit, sich schlecht zu fühlen, weil sie sich dick fühlen. Natürlich ist das eine unsagbare Verschwendung; aber auch ich weiß, welche Ausmaße die Unzufriedenheit mit dem eigenen Körper annehmen kann. Ich kenne das alles nur zu gut. Ich habe sogar das passende T-Shirt (ein schlabbriges Ding mit der Aufschrift »GUCK MICH NICHT AN!«). Als ich nach der

Geburt meiner Kinder zunahm, fühlte auch ich mich moppelig, langweilig und ungefähr so attraktiv wie eine Schrankwand. Meine Körperform, plus/minus ein bis zwei Pfund, diktierte geradezu meine Tagesform. Wie so viele Frauen brachte ich Jahre damit zu, mit den anderen mitzuhalten und abzunehmen; ich konsultierte Kalorientabellen, schaute mir pfiffige kleine Tipps von Promitrainern und Hollywoodköchen ab und wandte jedes Gramm Willenskraft auf, um nicht den Verlockungen dieses köstlichen Pfannkuchens mit zerlaufener Butter oder der letzten verführerischen Bratkartoffel zu erliegen.

Eines Tages jedoch – eines guten, starken Tages – hatte ich genug. Ich kam zur Vernunft. Ich bin immer noch ich, dachte ich. Ich trage nur etwas größere Hosen. Ich sah mir die Forschung an. Ich sah mir mein Leben an, gefangen wie ich war zwischen Schlafzimmerspiegel und Badezimmerwaage, aufgezehrt von den öden Einzelheiten der Gewichtskontrolle. Mir ging auf, dass reihenweise Diäten nicht nur eine frevelhafte Verschwendung von Zeit, Energie, Geld, Gesprächen und Gefühlen waren, sondern letztlich überhaupt nichts brachten. Denn das war das Gemeinste an dem ganzen Spiel: Auf lange Sicht funktionieren Diäten nicht, sie *können* gar nicht funktionieren – und am Ende geht es uns fast immer schlechter als am Anfang. Also sagte ich mir: Bis hierhin und nicht weiter.

Das wiederum brachte mich dazu, weniger über John Gallianos Organdy-Kimonos oder Sinn und Zweck der Marke Prada zu schreiben (das letzte Wort ist noch nicht gesprochen) und mich zunehmend ernsteren und erdigeren Themen zu widmen: Unser Verhältnis zu unserem Körper, unser Bedürfnis, begehrenswert zu sein, wie unsere Gestalt, der Zustand unseres Landes, im (raschen) Wandel begriffen sind, woher unser Schlankheitswahn eigentlich kommt – und wie uns Diäten offenkundig keinen Schritt weiterbringen.

Wenn aber Diäten nur Augenwischerei sind, was *würde* denn funktionieren? Was könnte uns dem Traum vom Schlanksein näherbringen, ohne uns dem Diktat von Hay, Atkins, Zone und Konsorten auszuliefern? Was wir anscheinend brauchten, war etwas Praktisches, Nachhaltiges, Wirksames – notfalls sogar Ganzheitliches –, eine Art zu leben, die meinen Appetit als Teil des großen Ganzen ansah, eines realistischen Gesamtbildes, das auf mein Körperbild, meine Selbstachtung, meinen Lebensstil, die regelmäßigen Hochs und Tiefs meines normalen Lebens zugeschnitten war und nicht auf das von irgendwelchen Hollywoodsternchen, Erbinnen, Models und Leuten, die sich ihren Rote-Bete-Saft zum Frühstück nicht mal selbst auspressen müssen.

Als ich mit der Recherche für dieses Buch begann, ging mir auf, dass bei den meisten Bestseller-Diäten in erster Linie das Vertrauen fehlt. Der Glaube an sich selbst. Macht man sich diese magische Zutat zunutze – und dieses Buch wird Ihnen dazu verhelfen, und zwar in mundgerechten, aber wirksamen Häppchen –, ist eine bessere Figur die natürliche Konsequenz. Mit diesem Buch habe ich alle Diäten geschasst und erst mal überlegt, was ich tun kann, um mich in meiner eigenen Haut wohler zu fühlen. Und raten Sie mal, was dann geschah. Die lästigen drei Kilo bin ich nebenbei auch noch losgeworden.

DAS NO-DIET-VERSPRECHEN

Hiermit präsentiere ich Ihnen also die diätfreie Diät. Dieses Buch wird Ihnen wirklich beim Abnehmen helfen, aber es wird Ihnen vor allem helfen, zu Ihrem schlankeren Ich zu finden. Ich mache Ihnen keine Vorschriften, ich gebe Ihnen Hinweise. Es sind Tipps und Tricks, lauter Kleinigkeiten, die insgesamt einen großen Unterschied machen werden. Sie können sich aus einem ganzen Sortiment bedienen, teils weil Sie beim Lesen von 80 000 eng gedruckten Wörtern notgedrungen zu den Keksen greifen werden – vor allem aber, weil manche dieser Tipps für Sie ideal sein können, während andere Ihnen gar nichts bringen werden. Hier sind 101 Vorschläge zum Schlankwerden, ein wahres Ratschläge-Buffet, und selbst wenn Sie nur die Hälfte davon in Ihrem täglichen Leben umsetzen (ja, in Ihrem *täglichen* Leben – denn dies ist keine zweiwöchige Wundermethode, sondern ein Buch, das Ihr Leben verändern wird und von dem es kein Zurück gibt, ähnlich wie bei *Thelma und Louise*). Es gibt praktische Tipps und psychologische Tipps. Einige sind eher mit Spaß, andere eher mit Arbeit verbunden. Es sind neue Methoden und alte Weisheiten. Sie werden jede Menge Kunstgriffe, Täuschungen und Tricks kennenlernen, die das täglich Brot des Modeinsiders sind und Sie auf einen Streich sensationell schlanker wirken lassen werden.

Für jeden Schlankmachtrick gibt es einen praktischen Hinweis, der sich fühlbar auf Ihre Figur auswirken wird. Es bietet Ihnen unzählige einfache Strategien zum Loswerden von Kalorien und tiefe Einblicke in das enge, ja intime Verhältnis zwischen Gewicht und Wohlbefinden. Sie werden lernen, wie Sie zu einem gesunden Verhältnis zum Essen zurückfinden, und warum Sie, wenn Sie dieses Verhältnis ganz oben auf die Liste Ihres Alltags stellen, statt zwischen Ihre vielen anderen Verpflichtungen zu stopfen, möglicherweise die Sucht nach seriellen Diäten, Fressattacken, Süßigkeiten und Schuldgefühlen beheben werden. Ach ja, und in die engeren Jeans werden Sie ganz nebenbei auch noch passen.

Dieses Buch wird Sie zu einem vernünftigen, durch und durch machbaren Lösungsansatz führen. Wenn Sie der Meinung sind, dass es Zeit wird, sich von den jungen Hüpfern auf den Werbeplakaten, der Tyrannei der Schlankheit, dem Fluch fortgesetzter Diäten freizumachen, sind Sie hier goldrichtig. Und wo wir schon mal dabei sind, werden wir auch mit dem Mythos Diät, dem Masochismus und der selbstauferlegten Frauenfeindlichkeit aufräumen. Dieses Buch wird Ihnen beibringen, die Waffen zu strecken und den Kampf gegen Ihr Selbstbild zu beenden. Denn im ersten Schritt geht es darum, sich selbst lieben zu lernen und sich in seiner eigenen Haut wohlzufühlen. Vergleichen Sie sich nicht mit Freundinnen, Models, Schwestern, Promis, der Elfe im zitronengelben Turnhöschen aus Ihrem Yogakurs. Das ist eine Falle, und wenn Sie nicht aufpassen, sitzen Sie noch bis an Ihr Lebensende darin fest. Seien Sie nett zu sich, und schon haben Sie die erste Sprosse zur Freiheit erklommen.

Insgesamt fügen sich die 101 Versprechen zu einem runden, umfassenden Bild Ihrer selbst und Ihres Gewichts; wie man am besten isst, mogelt, sich kleidet, was man am besten über Bord wirft und warum man unendlich dankbar sein sollte, im Zeitalter der figurformenden Unterwäsche zu leben. Ich verspreche Ihnen eine positive, vergnügliche, schrittweise Reise, die Sie dorthin bringen wird, wo Sie glücklicher, stärker, befreit von Schlankheitsterror und Diätqualen sein werden.

Kurz, bei einer »Diät« geht es nicht nur darum, was Sie (nicht) essen; eine Diät hängt nicht im luftleeren Raum. Vielmehr geht es um Sie, und zwar als Ganzes, und wie Sie zu sich stehen. Sobald Sie das begriffen haben, sind Sie schon auf dem besten Weg. Also, sollen wir?

KAPITEL EINS
ANDERE EINSTELLUNG, ANDERER KÖRPER

Eine tolle Figur fängt im Kopf an

Erst mal so viel: Hören Sie nicht auf zu essen! Klingt doch gut, oder? *Was* Sie tun *müssen*, ist, sich lieben zu lernen – nicht dieses leckere Obsttörtchen, nicht diese heißen Stiefeletten, nicht J-Los neue Ponyfrisur, sondern SICH SELBST. Ihr Kopf muss von Anfang an richtig angeschraubt sein. Also, ziehen Sie ihn aus dem Sand (dem Kühlschrank, diesem Modemagazin) und werfen Sie einen Blick in den Spiegel. Hier beginnt die Reise; ein wenig Liebe und eine große Portion Ehrlichkeit werden Ihre Vorreiter auf dem Pfad des Ruhms sein. In diesem Kapitel geht es darum, Ihr Verhältnis zur Welt neu auszuloten. Es geht darum, Vernunft walten zu lassen, Land zu sehen und verstehen zu lernen, was für SIE funktioniert. Nicht für das Mädchen im zitronengelben Turnhöschen. Für *Sie*.

1 LESEN SIE KEINE DIÄTBÜCHER*

Ist es nicht traurig, wie intensiv man sich heutzutage mit Gewicht und Gewichtsverlust beschäftigt? Die Welt wird immer reicher und runder, und wir scheinen immer mehr vom Körperumfang unserer Mitmenschen in den Bann geschlagen zu sein. Oder besser gesagt, von dem unserer Mitfrauen.

Überlegen Sie mal, wie der Schlankheitswahn und der ganze Quatsch, der damit zusammenhängt, unsere Kultur durchtränkt haben. Wie viel Zeit und Mühe das alles in Anspruch nimmt. Inzwischen sind wir Experten darin, andere Menschen in einem einzigen Augenblick abzuurteilen. Unablässig kreisen wir um das Thema Gewicht – wer ärgerlich wenig oder zügellos viel davon hat. Dauernd schielen wir nach dem Essverhalten der Stars, nach schnellen Pillen, Wundermitteln und den neuesten promigeprüften Methoden aus L. A.

Das, meine Lieben, nennt man Diätpornografie, ein perverses Phänomen, das uns allen an die Substanz will. Es nagt an unserem Selbstwertgefühl und saugt unermesslich viel Zeit und Energie auf, die man weitaus sinnvoller einsetzen könnte. Es gab kulturelle Blütezeiten wie die Renaissance, die Goldenen Zwanziger, die Belle Époque – und was haben wir? Eine Fernsehdoku über den dicksten Mann Großbritanniens. Verstehen Sie mich nicht falsch, ich erwarte nicht, dass wir ein Leben lang Abend für Abend über die Komplexitäten unseres Daseins sinnieren. Aber ein paar Gedanken, die sich nicht um die Magenbänder irgendwelcher Promis drehen, wären zur Abwechslung auch mal ganz schön.

Eine der ersten Voraussetzungen, die Plattform, auf der Sie stehen müssen, wenn Sie wirklich mehr Festigkeit in Ihr Leben bringen wollen, ist *klares Denken*. Sie *müssen* sich von dem Irrglauben befreien, dem unser irrsinniger Tanz um das Goldene Kalb der Diät zugrunde liegt. Es ist ein lächerlicher, ermüdender Reigen, und er muss aufhören. Sie müssen in der richtigen Verfassung sein. Machen Sie sich frei von den exotischen Wundermitteln, den wilden Versprechungen und der niederträchtigen Propaganda einer Industrie, die auf nichts anderes aus ist, als Sie ewig in ihrem Griff zu halten.

Also wenden Sie den Blick von den Pobacken der Boxenluder ab und hören Sie auf, sich zu fragen, wie die das nur hinkriegen. Fangen Sie an zu leben. Hören Sie auf, sich an verzerrten gesellschaftlichen Normen zu messen. Fangen Sie an, das, was Sie haben, zu genießen. Hören Sie auf, an Schnellschüsse und Schwindel zu glauben und an »die Fiktionen, die unsere Kultur beherrschen«, wie es bei der Psychotherapeutin und Autorin Susie Orbach heißt. Lesen Sie etwas Erbauliches. Schöpfen Sie aus Poesie, Platon, einem Tango in Riemchenpumps mit einer roten Rose zwischen den Zähnen. Aus allem, nur nicht aus Kuchen.

* Dazu müssen Sie wissen, dass es sich bei *diesem* Buch *nicht* um ein Diätbuch handelt. Dieses Buch ist ein Anti-Diätbuch, das eigens entwickelt wurde, um Ihnen zu einem positiven Verhältnis zu Ihrer Jeans, Ihrer Butterdose, Ihrer Taille, Ihrer Welt zu verhelfen.

2 GLAUBEN SIE AN IHRE SCHÖNHEIT!

Sie sehen jetzt schon blendend aus. Sie wissen es nur noch nicht. Damit Ihnen das klar wird, rücken Sie ruhig mal Ihre Oh-Gott-bin-ich-fett-Brille zurecht und erkennen Sie, dass ein paar Extrapfunde keine Todsünde darstellen, egal, was aus den gehässigeren Ecken der Medien zu Ihnen herüberschallt. Dr. Kerry Halliday, Psychologin und Expertin für Körperfragen, begegnet immer wieder Frauen, die ein absolut vernünftiges Normalgewicht haben – »und dennoch sind sie davon überzeugt, dass sie mit Größe 38 dick seien! Ich sehe so viele Leute mit gesundem Gewicht, die aber im Kopf dick sind, den Kopf voller dicker Gedanken haben. Ständig meldet sich ihr Schuldgefühl. Beim Schlafengehen ist es da und beim Aufwachen, sie haben es verinnerlicht und vereinsamen damit.«

Schluss damit! Brechen Sie von einer Position der STÄRKE zu Ihrem neuen Ich-Projekt auf. Sich selbst zu lieben macht Sie nicht gleich zur Narzisstin, sondern zur Realistin, die gewappnet und in der Lage ist, die Angriffe unserer bizarren, vom Schlankheitswahn besessenen Gesellschaft abzuwehren.

Sie müssen natürlich auch realistische Erwartungen haben. Mir ist schon seit Jahren klar, dass ich niemals in eine 34 passen werde, und schon gar nicht in eine 0. Ich weiß, dass Kate Moss Hotpants tragen kann und ich nicht, dass sich meine Oberschenkel manchmal in der Mitte küssen wie zwei alte Freunde und dass ich im Minirock total maxi aussehe. Diese kleinen Tatsachen zu erkennen, zu akzeptieren und sie dann mit einem kleinen Jubelschrei loszulassen wie bunte Luftballons hat etwas ungemein Befreiendes. Auf einmal ist man das alles los.

Das heißt aber nicht, dass man *sich selbst* gehen lässt. Bei diesem Projekt geht es nicht darum, sich aufzugeben, sich als Mauerblümchen häuslich einzurichten und die Jahreszeiten an sich vorbeiziehen zu lassen. Ganz im Gegenteil. Dies ist ein Aktionsplan, ein Vorsatz zur Veränderung, ein Manifest, um alles Wunderbare am Frausein zu feiern.

Also akzeptieren Sie sich, und zwar ab sofort. Leben Sie nicht den Traum, leben Sie die Realität. Sie sind nicht Katie Holmes. Sie haben einen weichen Bauch. Sie wünschten, Sie würden im Bikini besser aussehen. Sehen Sie, wie die bunten Luftballons davonfliegen, einer nach dem anderen. Bald wissen Sie nicht mal mehr, dass es sie je gegeben hat. Und vergessen Sie nie, dass sich die ganze Diätindustrie auf der Erwartung des Scheiterns gründet; Sie, meine Liebe, sollten mit der festigenden Macht der Hoffnung beginnen.

3 MACHEN SIE DIE AUGEN AUF UND ERKENNEN SIE, WAS SIE WERT SIND

Prinzipiell bekommen wir – es sei denn, Sie haben einen karmischen Grund, anders zu denken – nur einen einzigen Körper. Kann sein, dass er mal breiter, mal schmaler, dem Wechsel der Jahre und Gezeiten unterworfen ist, aber grob gesagt sitzen Sie mit diesen Beinen, diesem Busen, diesen Pobacken, dieser Mühsal des Irdischen fest. Statt ihm ständig mit der Gabel ins Auge zu piksen, wäre es nicht besser, ihn zu lieben? Nur ein bisschen? Aber wie kann man jemanden lieben, den man kaum kennt?

Vor dem Startschuss müssen Sie genau verstehen, in welcher körperlichen Verfassung Sie sind. Wenn Sie jetzt das Licht ausmachen, werden Sie nie die Wahrheit verstehen – also reißen Sie sich zusammen. Wagen Sie einen Blick. Sie beißen nicht. Sie sollen ja jetzt keine mikroskopische Untersuchung jedes einzelnen Quadratzentimeters durchführen, aber Sie müssen schon einen vernünftigen Begriff von Ihrem Erscheinungsbild haben, wer Sie wirklich sind und ob diese superweite Palazzohose wirklich das Richtige für Sie ist.

Also, hören Sie auf, Ihr Spiegelbild zu ignorieren – im Schaufenster, im Badezimmer, in diesen grausamen Umkleidekabinen, wo man einen seltenen Blick auf seine unbekannten Pobacken erhascht ... Nichts wird sich ändern, es sei denn, Sie fangen an. Sehen Sie sich alte Urlaubsfotos an. Sehen Sie der Wahrheit ins Gesicht – es ist nie so schlimm, wie Sie denken (wobei, der Bikini damals auf Teneriffa, der war schon gewagt).

Haben Sie sich erst mal ordentlich begafft – ja, und zwar nackt und bei Licht –, können Sie anfangen, Ihre Optionen abzuwägen. Das soll nicht heißen, dass Sie überall riesige Spiegel aufhängen müssen – Sie betreiben ja kein Striplokal –, aber lassen Sie ein gerütteltes Maß Ehrlichkeit walten. Wenn Sie zu den Leuten gehören, die auf ihren Reisen Eintrittskarten sammeln und Erinnungsalben basteln, wollen Sie vielleicht ein paar Vorher-Fotos von sich machen, damit es ein paar Monate später auch Nachher-Fotos zu bewundern gibt (die Sie am besten für sich behalten).

Was immer Sie sehen, lassen Sie sich von Ihrem Spiegelbild nicht ins Unglück stürzen. Wenn Sie hingucken und sich dick fühlen, dann ergehen Sie sich nicht in Selbstbeschimpfung oder -mitleid. Schließlich sind wir erst bei Tipp Nummer 3. Wir haben gerade erst angefangen! Anstatt auf dem herumzureiten, was Sie runterzieht, suchen Sie sich Ihre Vorteile heraus und heben Sie sie hervor, wobei Sie keinesfalls vergessen dürfen, dass Sie niemals so dick sind, wie Sie sich fühlen. Ihre Aufgabe ist es – mithilfe der nächsten 98 Tipps –, aufzuhören und anzufangen, sich super zu fühlen. Begreifen Sie jetzt (und wiederholen Sie es so oft wie möglich beim Lesen der folgenden zehn Kapitel), dass weiche Rubens-Rundungen weiblich und schön und *vollkommen* in Ordnung sind. Sie sind ungleich ansprechender als ein flacher Bauch und zahnstocherdünne Oberschenkel. Im Zweifelsfall fragen Sie einen Mann.

VERÄNDERN SIE IHRE FIGUR, nicht Ihr Gewicht

Es lohnt sich, schon jetzt festzustellen, dass Sie – ja, *Sie*, gar nicht wirklich abnehmen wollen. Was Sie wollen, ist Ihre *Figur verändern*. Wenn Sie rundlich sind und ein ausladendes Hinterteil haben, wollen Sie größer und schlanker sein. Wenn Sie breit und schwabbelig sind, wollen Sie straff und fit sein. Ich weiß, ich verstehe Sie. Mir geht's ja genauso. Es geht also im Prinzip gar nicht darum, was Sie an sich auf die Waage bringen. Es geht nicht mal um Ihren Body-Mass-Index. Diese Ziffer (meine beträgt, falls Sie's wissen wollen, 21,9) ist notwendigerweise abstrakt, sie begründet sich auf einer Theorie, die keinen Anspruch auf individuelle Details und Besonderheiten erheben kann. Sie nimmt keinerlei Rücksicht auf Körperbau, Ethnie oder Verfassung – und sollte daher mit Vorsicht genossen werden. Ein vollkommen durchtrainierter, schlanker Sportler gilt bei diesem System schnell als fettleibig. Laut BMI-Standard (Ihr Gewicht geteilt durch Ihre Größe im Quadrat) ist Brad Pitt »übergewichtig«, und Arnold Schwarzenegger und George

Clooney sind beide klinisch »fettleibig«. Selbst eine Star-Athletin wie Kelly Holmes gilt demnach als Schwergewicht.

Wenn Sie ernsthaft übergewichtig sind oder aber darauf brennen, in eine Größenschublade gesteckt zu werden, kann der BMI das Richtige für Sie sein – es gibt tatsächlich keine gängige Alternative. Doch einer ganz normalen, leicht pummeligen Person nützt der BMI ungefähr so viel wie Potenzrechnung. Oder wann haben Sie zuletzt darüber nachgedacht, dass die Wurzel aus $x^2 = x$ ist?

Besser, Sie sehen der Wahrheit ins Auge. Machen Sie die Augen auf. Schauen Sie sich Ihren Hosenbund an. Schauen Sie in Ihren gnadenlosen und nicht ganz so gefälligen Spiegel. Wir alle wissen zum Beispiel, dass Muskeln schwerer sind als Fett und dass Fett an manchen Stellen einen unschöneren Anblick bietet als an anderen. Wir alle wissen, dass 70 Kilo für manche Frauen die Hölle, für andere dagegen das Paradies sein kann. Finden Sie den Platz, der für Sie ideal ist.

4 HÖREN SIE AUF, DÜNN SEIN ZU WOLLEN, UND FANGEN SIE AN, SICH IN IHRER EIGENEN HAUT WOHLZUFÜHLEN

Dass der Schlankheitswahn in unserer Gesellschaft schon ans Krankhafte grenzt, ist nichts Neues – Schlanksein, wie eine neuere Studie gezeigt hat, assoziieren wir mit Erfolg. Laut Untersuchungen des *British Journal of Developmental Psychology* sind die meisten Mädchen schon im zarten Alter von sechs Jahren mit ihrem Körper unzufrieden und wollen dünner sein, und fast die Hälfte davon sind überzeugt, dass sie abnehmen müssen. »Junge Mädchen sind Hänseleien und Beliebtheit aufgrund von Gewicht und Körperform offenbar besonders bewusst«, heißt es abschließend. Psychologen erklären sich dieses Körperbashing damit, dass wir in egalitären Zeiten wie diesen mit nur wenig verbleibenden Hierarchien, die auf Religion, Elternhaus, Geld oder Bildung beruhen, dazu neigen, Menschen nach ihrem äußeren Erscheinungsbild zu beurteilen. Unser Aussehen ist unsere Währung. Amüsanterweise gingen bis in die 70er Jahre hinein nur übergewichtige Frauen auf Diät. Heute gehen nur übergewichtige Frauen nicht auf Diät.

Dieses Buch will diesem ganzen Schwachsinn ein Ende setzen. Es ist nichts Böses oder Seltsames dabei, sich fit und gesund zu fühlen und in Shorts toll aussehen zu wollen, aber es birgt eine gewisse Gefahr, wenn Sie überzeugt sind, dass sich alle Ihre Probleme in Luft auflösen würden, wenn Sie nur schlanker wären. Das Leben – ob dick, dünn oder irgendwo dazwischen – wird immer das machen, was es will, egal, ob Sie 69 oder glatt 50 wiegen. Selbst mit Ihrem Traumgewicht müssen Sie mit Ihrem Mann / Ihren pubertierenden Kindern / Ihrer nervigen Schwiegermutter fertig werden. Es wird Rechnungen und Staus und diesen verflixten Rotweinfleck auf dem Teppich geben. Nur weil der Zeiger Ihrer Waage auf 55 steht, kommen Sie nicht gleich ins Nirwana. Also hören Sie auf, Ihre sämtlichen Hoffnungen und Träume in ein einziges kleines Päckchen Magerkeit zu investieren. Erkennen Sie, dass Dünnsein nicht dasselbe ist, wie einen tollen Körper zu haben. Erkennen Sie, dass dünn auch doof sein kann (klüger macht es Sie jedenfalls nicht; Ihrem Körper lebenswichtige Nährstoffe zu entziehen ist sogar regelrecht hirnrissig). Haben Sie erst mal diese Einsicht gewonnen, werden Sie wahrscheinlich abnehmen. Ja, so spielt das Leben.

5 BENUTZEN SIE IHR GEHIRN, NICHT IHRE GABEL

Es klingt vielleicht ein bisschen abwegig, aber Sie können Ihr Gehirn »neu programmieren«, um vernünftig zu essen. Neben physiologischen Anforderungen, Hormonschwankungen und gesellschaftlichem Druck spielt nämlich noch ein anderer Faktor eine wichtige Rolle bei Ihrem Essverhalten: Psychologie.

Das menschliche Gehirn ähnelt dem menschlichen Kind. Verbietet man ihm etwas (egal, was – das Tokio-Hotel-Puzzle, die Spiderman-Actionfigur, die Paranüsse mit Schokoüberzug), dann will es genau das, und zwar *mehr als alles andere auf der Welt*. Das Habenwollen wird zwanghaft. Haben Sie sich schon mal gesagt, »Ich darf dieses Stück Torte nicht essen«? Wahrscheinlich mit ähnlichem Erfolg wie »Ich darf nicht an rosa Elefanten denken«, stimmt's?

Eine Studie von Psychologen der Universität Hertfordshire fand heraus, dass Diäten Gelüste nach »verbotenen« Speisen wie Schokolade *verstärken*. In ihrem Experiment zeigten Forscher 85 Frauen eine Reihe von Bildern mit verlockenden Schokoladentorten und schokosoßegetränkten Nachspeisen – und sie stellten fest, dass die Versuchspersonen deutlich mehr Lust auf diese Torten verspürten als auf die Gegenstände auf anderen Bildern, die man ihnen vorlegte, etwa Parfüm oder ein Sportwagen. Nicht verwunderlich, mögen Sie sagen. Allerdings: Diejenigen, die im Jahr zuvor auf Diät gewesen waren oder zu der Zeit auf Diät waren, reagierten sogar *noch stärker*. Sie erfuhren ein stärkeres Verlangen und stärkere Schuldgefühle. »Offenbar spielen Diäten eine Rolle bei der Wahrnehmung von Nahrungsmitteln, vor allem von Schokolade«, schloss die Studie. »Statt dass man diesen Menschen hilft, gesünder zu essen und weniger gesundheitsschädliche Nahrungsmittel zu sich zu nehmen, scheint der durch die Diät herbeigeführte Negativeffekt genau das Umgekehrte zu bewirken, indem er das Verlangen nach genau denjenigen Nahrungsmitteln steigert, die sie eigentlich meiden wollen ... Wenn wir fortwährend dem Gehirn das Essen verweigern, nach dem es uns am meisten verlangt, wird unsere Gier danach nur größer.«

Das muss man also gleich im Keim ersticken – zunächst, indem man sich ein klein wenig von dem gönnt, was man mag, und dann, indem man sein Essverhalten gegenüber allem, was dickmacht, mäßigt. »Schlanksein beginnt im Kopf« ist nicht nur eine hohle Phrase. Einer weiteren jüngeren Untersuchung zufolge ist es tatsächlich möglich, sich dünn zu denken. In der Studie wurden 47 Frauen gebeten, nach einem üppigen Mittagessen eine halbe Stunde lang zu denken (nichts leichter als das; allerdings muss man aufpassen, dass man dabei nicht einschläft). Die Forscher zeigten, dass die Frauen, die sich an die Einzelheiten der letzten Mahlzeit erinnern sollten, um ein Drittel weniger zwischendurch naschten. Die Leiterin der Studie, Suzanne Higgs, folgert, dass dieser Umstand auf eine engere Verknüpfung zwischen Gedächtnis und Körpergewicht deuten könnte, als bislang angenommen. »Wie gut die Erinnerung funktioniert, könnte eine stichhaltige Erklärung dafür sein, warum manche Menschen mehr essen als andere«, sagt sie im *Daily Telegraph*. »Es gibt verschiedene Formen der Ablenkung, die die Menschen davon abhalten können, sich allzu genau an das zu erinnern, was sie gegessen haben.«

Also, passen Sie gut auf. Merken Sie sich, was Sie essen, ganz nebenbei, auf unaufdringliche Weise – wie man als Eltern ein entspanntes Auge auf sein Kind im Planschbecken hat. Manche führen ein »Essens-Tagebuch« über alles, was sie zu sich nehmen, weil sie finden, dass detaillierte Notizen ihr Essverhalten zügeln und es ihnen hilft, »unbewusstes« Essen zu vermeiden. Probieren Sie's aus. Mir persönlich bringt es nichts. Irgendwann habe ich mir mal aufgeschrieben, was ich in der Zeit zwischen Frühstück und Mittagessen gegessen habe – und war davon so angeödet, dass ich bei Butterkeksen Trost suchte. Aber vielleicht funktioniert's ja bei Ihnen. Es geht einfach nur darum, sich wirklich darüber im Klaren zu werden, was man isst, und um seine Schwächen zu wissen, die Sie schon beim ersten Magenknurren in Versuchung führen können.

Psychotalk ist vielleicht nichts für Ihren Geschmack, aber Sie sollten zumindest einsehen, dass Ihr Ich, Ihr Über-Ich und Ihr Es am selben Strang ziehen müssen, und zwar in Richtung eines gesunden, ausgeglichenen und selbstsicheren neuen Menschen. Und das kriegen Sie viel besser hin, wenn Sie aufhören, sich wegen Ihres Körpers und Körperumfangs zu bestrafen. Strafe führt nur zu Rebellion und Rückfälligkeit und treibt Sie dem offenen Kühlschrank in die Arme. Seien Sie nett zu sich selbst. Lassen Sie nur gute Gedanken zu (aber die Schokosoße weg).

WENN'S MAL NICHT IHR TAG IST ...

Sie kennen das Gefühl. Sie wachen auf, und nichts ist im Lot. Ihr Spiegelbild starrt Sie mit trübem Blick an und will wissen, warum Sie nicht gleich im Bett geblieben sind. Ihr Kleiderschrank ist ein einziger Hindernislauf, ein vermintes Gelände voller blöd geschnittener Jacken und Farben, die blass machen. Das Kleid, in dem Sie letzten Freitag noch *hammer* aussahen? Ein Alptraum. Die sexy Stilletos? Nuttig. Der rote V-Ausschnitt-Pullover, in dem Sie sich sonst immer wie Gina Lollobrigida vorkamen? Eher wie der Glöckner von Notre-Dame.

Es gibt Tage, da können sich dieselben Klamotten am selben Körper komplett anders anfühlen – und alles hängt von etwas so Flüchtigem und Subjektivem wie Ihrer Stimmung ab. Wir alle haben mal einen schlechten Tag. Keine Frau ist immun gegen Tage mit schrecklichen Haaren, schlechter Haut und dickem Hintern, mit Laufmaschen und Schrammen, abgebrochenen Fingernägeln und geplatzten Träumen. Sie kommen vor, weil wir Menschen sind.

Besser gesagt, sie kommen vor, weil wir Frauen sind.

Das alles sind die unerfreulichen Folgen von Hormonen, Gefühlen, Wahrnehmung, einer zufälligen Bemerkung, einem schrägen Blick. Allesamt Unwägbarkeiten, die sich nicht in eine Petrischale legen und in eine Pipette aufsaugen lassen. Sie lassen sich nicht zur These zusammenfassen, um sie auf einem Symposion vorzutragen. Aber sie können enorme Auswirkungen auf Ihren Tag haben und wie es Ihnen dabei geht. Akzeptieren Sie sie. Lehnen Sie sich nicht dagegen auf. Aus heute wird morgen, und das Kleid, in dem Sie jetzt wie ein Kürbis aussehen, kann Sie dann vielleicht schon in eine Prinzessin verwandeln, und zwar allein *kraft Ihrer Einstellung*. Schon Hamlet wusste: »Denn an sich ist nichts weder gut noch schlimm, das Denken macht es erst dazu.« Lesen Sie nicht zu viel in die Sache hinein. Lesen Sie lieber Shakespeare.

6 LACHEN SIE DEN PROMIZEITSCHRIFTEN INS GESICHT

Schlagen Sie ein Magazin Ihrer Wahl auf, und Sie stoßen auf die übliche Parade gertenschlanker Frauen, denen der verzweifelte Verzicht aufs Mittagessen ins Gesicht geschrieben steht. Über die letzten zehn Jahre haben sich viele unserer modernen Heldinnen reduziert wie ein Gemüsefond auf dem Herd. Sie sind nur noch Haut und Knochen. Und dieser Look ist zum Ziel und zur Inspiration einer ganzen Generation von Mädchen geworden.

Natürlich hatten wir immer schon unsere Ikonen. Selbst Jennifer Aniston erinnert sich, als Kind für bestimmte Schauspielerinnen geschwärmt zu haben. »Ihre Haare, ihre Kleider, ihr Make-up waren immer perfekt«, sagt sie. »Rückblickend denke ich, dass das eigentlich gar nicht so gut war. Ich wollte immer diese unerreichbare Person sein.« Die Folge, gesteht sie, war eine Essstörung, die ihr die Gesundheit ruinierte. »Ich fing an, Vitamine zu schlucken und Sport zu treiben, und hab's total übertrieben. Man beginnt mit der Zone-Diät und wird irgendwie süchtig danach.« Ähnlich hat auch Sarah Michelle Gellar durchblicken lassen, dass man als Promi eine andere Welt, eine andere Dimension bewohnt – und dass jeder Nachahmungsversuch für normale Menschen ein hoffnungsloses Unterfangen darstellt. »Schauen Sie«, sagt sie, »es ist verrückt, wenn die Leute genauso dünn sein wollen wie wir. Wir haben unsere Personal Trainer, wir haben unseren Koch. So auszusehen gehört zu unserem Job.«

Offensichtlich hat es also keinen Sinn, mit den fliegengewichtigen A-Promis mithalten zu wollen – auch wenn sich viele Sterbliche beim Anblick der Frauen da oben auf dem Olymp des Ruhms inständig darum bemühen. Dass das so ist, weiß ich natürlich schon lange – und zwar seit ich vor ungefähr zehn Jahren den Art Director der *Vogue* dabei erwischte, wie er mit dem Skalpel ein paar Zentimeter von Claudia Schiffers Fußgelenk weghobelte. Es war natürlich ein Farbdia, an dem er sich zu schaffen machte, nicht an Schiffer selbst, denn das hätte sicher einige üble Flecken auf dem Parkettboden gegeben. Aber dennoch. Ich war ganz schön sauer darüber, dass nicht mal Supermodel Claudia im Naturzustand für Hochglanzblätter als gesellschaftsfähig galt.

Im wahren Leben müssen sich Prominente natürlich ohne Ende schinden, um auch nur halbwegs toll auszusehen. Würden sie jemals nachlassen mit ihrer unsäglichen Plackerei, würde bald alles dahinschmelzen wie Eis am Stiel im Hochofen. Das gebe ich Ihnen schwarz auf weiß. Bei all dem Gestriegel und Gebügel ist es kein Wunder, dass die meisten keine Fremdsprache sprechen, Marmelade einkochen oder Piccoloflöte spielen können. Es fehlt ihnen schlichtweg die Zeit.

Zeit hingegen ist dafür da, verrückte Diäten auf der Grundlage von Blaualgen, Bienenpollen und obskuren, nur unterm Ladentisch erhältlichen Amazonasbeeren mitzumachen. Da draußen in den Hollywood Hills ist man von Kopf bis Fuß auf Cayennepfeffer-Sirup und Myoplex-Proteinshakes eingestellt. Kühlschränke werden nachts verriegelt, und der Schlüssel wird der Haushälterin mitgegeben. Im Morgengrauen steht der Fitnesstrainer auf der Matte, mit Traubenkernextrakt und dem neuesten Weltraumfaser-Turngerät unterm Arm.

Offensichtlich hat es keinen Sinn, mit den fliegengewichtigen A-Promis mithalten zu wollen – auch wenn sich viele Sterbliche darum bemühen.

Klar, die Körper, die bei diesen Frauen am Ende dabei rauskommen, sehen umwerfend aus. Aber zu welchem Preis? Vor nicht allzu langer Zeit machte ein bezauberndes Bild von den MTV Music Awards die Runde, wo Cameron Diaz auf Victoria Beckham stieß. Beide hatten ihre sirupfarbenen Körper in winzige, hautenge Röhren gegossen, die zeitweilig als Kleider dienten. An einem Ende des Kleids waren die Frauen nichts als nackte Schulterblätter, straffe Gesichter und gebräunte Haut, der Busen wie zwei stählerne Brötchen. Am anderen Ende trugen beide Frauen spitze silberne Pumps, die aussahen wie die Messer, mit denen man Hummer tötet. Da ging mir auf, dass das die Uniform moderner Promifrauen ist. Makellose Haut, muskulöse Oberweite, lange Gliedmaßen, superspitze Schuhe. Und ein Körper so aufgepimpt wie ein Formel-Eins-Motor, so stromlinienförmig, dass seine Wartung selbstverständlich einen Vollzeitjob darstellt.

Solche extremen Wartungsarbeiten sind seit einiger Zeit die Lifestyle-Grundausstattung in Hollywood und Umgebung, während wir anderen auf der Standspur vor uns hin dümpeln. Tagtäglich werden wir mit Bildern von perfekten Körpern bombardiert und sehen diese Maschinenfrauen inzwischen als etwas Normales an. Während unsere Frauenmagazine fast gänzlich von spatzenhaft mageren Models und sirupbraunen Promifrauen bevölkert werden, findet man weiter hinten die neuesten Modediäten, Fettabsaug-Reklame und Artikel zum Thema, wie man sich anhand von Mini-Mittagessen (vorausgesetzt, man verzichtet darauf) in eine glamouröse Amazone verwandeln kann.

Dabei haben viele von uns jedwede Vernunft aus dem Blick verloren und unnatürliche Vorstellungen davon entwickelt, wie Frauen angeblich auszusehen hätten. Denken Sie an unsere Leinwandstars, unsere Popstars, an all die Models auf den Laufstegen der Welt – ich besitze Handtaschen, die mehr wiegen als diese Frauen. Lindsay Lohan könnte ich zusammenfalten und in meiner Hosentasche verstauen. In diesem Wunderland gelten 45 Kilo als Schwergewicht. Zurechtgerückt wird das Ganze erst dann, wenn man überlegt, dass das Pin-up-Girl der 1890er die *100 Kilo schwere* Lillian Russell war. Gar nicht erst erwähnen müssen wir Jayne Mansfield, Rita Hayworth, Jane Russell, Sophia Loren, Raquel Welch – von denen heute keine mehr einen Job bekäme –, um zu erkennen, dass da irgendwas nicht stimmt.

Um ihre abnormale Körperform beizubehalten, haben unsere Ikonen – zumindest diejenigen, die mutig genug sind, sich zu dem Thema zu äußern – permanent Hunger. Elizabeth Hurley hat es zugegeben. Marcia Cross, die die Rolle der Bree Van De Kamp in *Desperate Housewives* spielt, hat kürzlich gestanden, dünn zu bleiben sei »die Hölle auf Erden« und sie habe das Gefühl, einem regelrechten Essverbot zu unterliegen, seit sie in der Serie mitspiele. Schauspielerinnen, Sängerinnen, Moderatorinnen – alle sind der Diktatur der Magerkeit unterworfen, die ihnen die Betreuer, Agenten und Produzenten auferlegen, denn die wissen schließlich, was sich verkauft. Den All Saints ist es so gegangen, ebenso Girls Aloud und Myleene Klass. Aus meinen Erfahrungen in der Modebranche weiß ich, dass es hoffnungsvollen jungen Mädchen so geht, und zwar genau von dem Augenblick an, wo im Vorzimmer der Modelagentur das erste Polaroid von ihnen gemacht wird. Christina Ricci erinnert an den beliebten Satz, mit dem angehende Schauspielerinnen in Hollywood abgelehnt werden: »Sie sieht zu gesund aus«, was nichts anderes heißt als: »Sie muss abnehmen.«

Der Druck der Image-Industrie ist immens und Widerstand dagegen so gut wie zwecklos. Manche versuchen es dennoch. Als das britische Model Daisy Lowe anlässlich ihrer ersten Modeschauen in New York ankam, hieß es, sie sei »ein wenig füllig«. Ihre Antwort? »Ich bin, wer ich bin. Meine alten Agenten in New York wollten, dass ich abnehme. Also habe ich die Agenten gewechselt. Ich bin extrem stolz darauf, dass ich zwei Nummern größer trage als die meisten Models. Dürr zu sein ist so unsexy.«

Wie wahr, und auf diesen Trichter kommen allmählich, wenn auch ungern, auch die Herausgeber der Frauenmagazine. Sophia Neophitou-Apostolou, Herausgeberin von *10 Magazine*, sagt: »Die Designer, mit denen ich zusammenarbeite, verlangen jetzt nach eher fraulichen Mädchen, und die Grafiker klagen darüber, heutzutage eher Kurven hinzuretuschieren als wegretuschieren zu müssen.« Wobei die Kurven schon an den gängigen, sexrelevanten Stellen sitzen sollen, wie Elizabeth Hurley feststellen musste, als ihre Brüste für die Titelseite der *Cosmopolitan* digital vergrößert wurden. »Auf meiner letzten *Cosmo*-Titelseite«, sagte sie in einem Interview mit der Zeitschrift *Details*, »haben sie mir den Busen ungefähr zehn Zentimeter größer gemacht. Ich hab mich totgelacht. Wirklich so einen Vorbau. Einen richtigen Atombusen.«

Da sieht man mal. Also, sagen wir's doch einfach laut, dass das Reich der Berühmten und Schönen eine seltsame, retuschierte Welt ist. Nur dass Sie keine Aufblaspuppe sind, die man nach Lust und Laune vergrößern und verkleinern kann. Ihre Herausforderung besteht nun darin, diese Extreme zu ignorieren und sich wieder mit normalen weiblichen Kurven und dem dazugehörigen Gewicht vertraut zu machen. Richtige Frauen sind an den richtigen Stellen weich, damit man was in der Hand hat. Und wenn die Promischablone Ihnen sinnvoll erscheint, hören Sie auf zu glotzen. Klappen Sie die Zeitschrift zu. Gehen Sie stattdessen eine Runde joggen.

DAS ANORMALGEWICHT:
Wie wir vom rechten Weg abkamen

Vor 25 Jahren wog das durchschnittliche Model acht Prozent weniger als die durchschnittliche Frau (ja, Twiggy war schon zu ihrer Zeit ungewöhnlich zierlich). Heute wiegen Models 23 Prozent weniger als die Durchschnittsfrau.

Schon im Jahr 2000 schrieb die British Media Association in ihrem Bericht *Eating Disorders, Body Image and the Media*, dass die extreme Magerkeit prominenter Frauen sowohl »unerreichbar als auch biologisch unangemessen« sei, und stellte fest, dass die Kluft zwischen dem Medienideal und der Realität Essstörungen offenbar noch mehr Vorschub leistete. »In gewissen Bereichen der Medien werden heute Bilder von extrem dünnen oder untergewichtigen Frauen in einen Kontext gestellt, der suggeriert, dass dieses Gewicht gesund oder erstrebenswert sei«, hieß es, und es wurde geraten, normalen Frauen mit einem höheren gesunden Gewicht »im Fernsehen mehr Präsenz zu verleihen, um jungen Mädchen als Rollenvorbilder zu dienen«. Fernsehproduzenten und Werbeleute sollten ihren Einsatz sehr magerer Frauen und die Fernsehregulierungsbehörde ihre Werbepolitik revidieren, empfahl man in dem Bericht. Fast zehn Jahre später ist genau das Gegenteil eingetroffen.

Immer mal wieder greift eine Frau aus den eigenen Reihen zu den

Waffen. Emma Thompson zum Beispiel zieht bekanntlich gegen die Idiotie der Magerkeit, die ihre Zunft befallen hat, zu Felde – und intervenierte, als Kate Winslet (am Set von *Sinn und Sinnlichkeit*) und Haley Atwell (*Wiedersehen mit Brideshead*) von den Produzenten aufgefordert wurden, ein paar Nummern abzuspecken. Aber im Allgemeinen gehört es einfach zum Lebensstil, in dem manche gefangen sind oder mit dem sie sich arrangiert haben.

Es lohnt sich vielleicht, ein wenig ins rechte Licht zu rücken, was Schönheit eigentlich ausmacht. Im Jahr 1913 wurde der Begriff im *Webster's Dictionary* als »Eigenschaft, die das Auge, das Ohr, den Intellekt, das ästhetische oder moralische Empfinden befriedigt« definiert. Tja. Ich bin mir nicht ganz sicher, ob eine permanent hungrige Frau mit einem Schloss an ihrer Kühlschranktür und Kleidergröße 0 auch nur eines dieser Kriterien erfüllt. Und Sie?

7 FINDEN SIE IHRE STÄRKEN UND NUTZEN SIE SIE

Während sich unsere Ahnen mit dem allgemeinen Wahlrecht herumschlugen und mit einer einzigen Steckrübe eine siebenköpfige Familie ernähren mussten, verbringen wir glücklichen, müßigen Frauen des 21. Jahrhunderts sehr viel Zeit damit, um uns selbst zu kreisen. Eine neuere Untersuchung in der Zeitschrift *Grazia* enthüllte, wie sehr unser Körper unser Leben beherrscht. Sieben von zehn Frauen sind offenbar der Meinung, dass das Leben weitaus besser wäre, wenn wir einen »tollen« Körper hätten (Weltfrieden ist ja auch wirklich kein Thema mehr); die Hälfte von uns glaubt, dass sich zunehmende Körperform und Kleidergröße negativ auf unser Sexleben auswirken (obwohl die meisten Männer wahrscheinlich anderer Meinung wären; wie Phil Hilton, Ex-Herausgeber der Herrenzeitschrift *Nuts*, einmal zum Thema Busen sagte: »Männer finden alle Busen gut und freuen sich immer, wenn sie einen zur Verfügung haben, egal, wie er aussieht. Dass sie da besonders anspruchsvoll wären, ist eine Fehleinschätzung«).

Und doch geraten die meisten Frauen – unabhängig davon, wie gebildet, erfolgreich oder, ja, wie schön sie sind – in Verzweiflung über schlackernde Oberarme, Doppelkinn und ausladende Oberschenkel. Statt nach unseren Stärken zu suchen, halten wir unablässig Ausschau nach unseren Schwächen – dem Schweißfleck auf der Bluse, dem Spinat zwischen den Zähnen, der Cellulite beim Aussteigen aus dem Taxi.

Psychologe Dr. Andrew Hill von der Leeds Medical School hält diese pingelige Abneigung gegen bestimmte Körperteile für ein modernes Phänomen. »Jetzt haben wir die Technologie, um bestimmte Körperbereiche zu verändern«, sagt er. »Wir können noch kritischer sein, eben weil wir in der Lage sind, das Problem zu beheben. Das alles gehört zur neuen Kultur der Selbstverbesserung, wie es sie vor 30 Jahren in dieser Form noch nicht gab.«

Und so können wir Stück für Stück von uns abtragen, unser Selbstbewusstsein untergraben, unser eigenes Schiff versenken. Es ist doch so: Wir alle haben irgendetwas weniger Kleidsames an uns, das wir lieber unter Verschluss halten würden. Madonna zum Beispiel hasst ihre von der Mutter geerbten kräftigen »italienischen« Oberschenkel; Erin O'Connor hat ein Problem mit ihren »keltischen« Knien; Nadine Coyle von Girls Aloud kann ihre Beine nicht ertragen (»Ich schau sie mir manchmal an und könnte kotzen«, sagt sie); George Michaels Gesicht ist immer zur Hälfte in Schatten gehüllt, weil ihm eine Hälfte nicht gefällt.

Lily Allen dagegen versucht damit umzugehen. Schon vor langer Zeit hat sie gelernt, ihre Vorzüge hervorzuheben, und trägt deshalb vor allem Ballkleider, um zu verstecken, was sie als ihr größtes Manko empfindet. »Das Schönste an mir ist meine schmale Taille«, sagt sie. »Sie war immer schon winzig. Meine Oberschenkel sind allerdings weniger winzig, und deshalb fing ich an, Kleider zu tragen. Ich wusste um meinen dicken Po und meine Oberschenkel, und ich habe entdeckt, dass man sie unter Kleidern gut verstecken kann.«

Madonna zum Beispiel hasst ihre von der Mutter geerbten kräftigen »italienischen« Oberschenkel; Erin O'Connor hat ein Problem mit ihren »keltischen« Knien; Nadine Coyle von Girls Aloud kann ihre Beine nicht ertragen.

Kelly Osbourne aber ist es, die es meisterlich schafft, ihre Vorzüge zu betonen. »Ich würde niemals perfekt sein wollen«, sagt sie lächelnd (ja, man *weiß* es einfach, dass sie dabei lächelt). »Mir gefällt's, dass ich Kurven habe und wahrscheinlich immer ein bisschen dick sein werde. Ich will gar nicht perfekt sein, ich will ein Individuum sein ... Neulich habe ich zum ersten Mal in meinem Leben ein Kleid angezogen und gedacht: Du siehst schön aus. Es war ein Kleid von Belville Sassoon, der Anlass war eine Preisverleihung, und ich stand bestimmt 20 Minuten vor dem Spiegel und dachte: Ich hätte nie geglaubt, dass ich mal so aussehen würde.«

Ist das nicht toll? Möchte man sie dafür nicht einfach umarmen? Ihr eine heiße Schokolade spendieren (mit fettarmer Milch und ohne Sahne)? Nun gut. Da wir hier ja unter uns sind, möchte ich persönlich an dieser Stelle meine zwar nicht ganz, aber fast perfekten Fesseln erwähnen. Ich habe sie aus genetischen Gründen, zusammen mit musikalischer Begabung, einer ganz passablen Singstimme und einer Nase, die an einem heißen Tag jede Menge Schatten spendet. Also trage ich teure Schuhe, Dreiviertelhosen, oft Kleider, um diesen Fesseln die Hauptrolle in meinem Leben einzuräumen, denn ich weiß, solange meine Fesseln im Rampenlicht stehen, können meine weniger vortrefflichen Regionen in aller Ruhe mit dem Hintergrund verschwimmen. Mein Bauch zum Beispiel.

Ich gehöre zu den Frauen mit einer weichen Körpermitte. Mein Bauch ist nachgiebig wie ein warmes süßes Brötchen, weigert sich dabei aber trotz verzweifelter Sit-up-Attacken und gelegentlichem gutem Zureden hartnäckig, flacher zu werden. Er ist mein schwarzes Schaf und mein Hauptärgernis, dieser Bauch. Er gibt mir das Gefühl, ich würde eine Einkaufstüte vor mir hertragen (Guck mal! Ohne Hände!). Aber hab ich Ihnen schon von meinen fantastischen Fesseln erzählt ...?

Sehen Sie? Kann ja sein, dass Sie Ihre Schultern, Knie oder Zehen nicht ausstehen können (wobei ich jede Wette eingehe, dass es eher Ihr Bauch, Busen oder Po ist). Aber bevor Sie wieder beginnen, sich mit Selbsthass zu piesacken, finden Sie das Körperteil, das Sie am meisten an sich mögen. Nicht am wenigsten. *Am meisten.* Sind's die Waden, dann zeigen Sie sie her! Ist es Ihr Dekolleté, dann: Bluse auf! Weisen Sie nicht jeden auf Ihre voluminösen Oberschenkel hin und spielen Ihrem Feind damit in die Hände; stellen Sie Ihre hübschen Handgelenke zur Schau, Ihre vollen Lippen, Ihr tolles Lächeln. Glauben Sie an Ihre Schönheit, anstatt sich in Ihre Schwächen zu verbeißen. Wenn Sie in der Lage sind, mithilfe von Kerzenlicht und Ballkleidern aus Ihren Schwachstellen das Beste zu machen, umso besser für Sie!

ZEIGEN SIE, WAS SIE HABEN ...
Wie Sie das Negative neutralisieren

- **Breites Becken?** Hatte Sophia Loren in ihrer Blütezeit auch. Der Trick lautet: Tragen Sie enganliegend! Heben Sie Ihre Büste hervor und meißeln dafür wie Lily Allen an der Taille ein bisschen was weg, und schon haben Sie die Kurven einer klassischen Diva.
- **Kräftige Oberarme?** Versuchen Sie's mal mit Wickelshirt, tiefem V-Ausschnitt, einem Dekolleté, das es in sich hat. So kommen auch Jessica Alba und Helen Mirren über die Runden, die Ärmsten!
- **Kurze Beine?** Eine Boot-Cut-Hose, ein Rock exakt auf Kniehöhe, ein hübsches kurzes Jäckchen verlängern optisch das Bein ... Es geht darum, die Proportionen zu strecken und die Illusion von Länge zu schaffen. Dass Absätze Ihre treuen Verbündeten sind, versteht sich von selbst. Kylie in flachen Schuhen? Unwahrscheinlich.
- **Rundes Bäuchlein?** *Kenn ich!* Sie brauchen keinen Chirurgen, nur körperformende Wäsche, einer der vielen praktischen Wege, die Sache diplomatisch zu überspielen. Also, hängen Sie die Taille tiefer

oder heben Sie sie auf Empire-Höhe; suchen Sie sich Oberteile mit gnädig schwingendem Saum oder aber fest taillierte Schnitte, damit alles gut hält.

➡ **Breites Heck?** Dergleichen hat Beyoncé und J-Lo auch noch nie von irgendetwas abgehalten. Sorgen Sie für ein paar Zentimeter mehr an den Schultern und am Saum, damit Ihre Taille mehr zu tun hat.

In den Kapiteln 5 und 7 werden wir diesen Fragen weiter nachgehen – und Dutzenden anderen dazu. Dort werden Sie genau erfahren, wie man sich anzieht, um sein Kapital so gut wie möglich zu nutzen. Doch bevor wir ins Detail gehen, erst mal ein paar Grundsätzlichkeiten ...

8 ENTDECKEN SIE IHREN EIGENEN STIL

Was Sie anziehen, ist von absoluter Wichtigkeit und Wirkung, es ist Ihr Reisepass in eine Welt der Schlankheit. Für jeden zweifelhaften Ballonrock und jeden schrabbeligen Poncho in der Trendfarbe der Saison gibt es ein Kleidungsstück, das Ihren Körper aufblühen lässt, und zwar einfach deshalb, weil es Ihre Einzigartigkeit und Ihr Selbstbild haargenau auf den Punkt bringt. Das kann übrigens durchaus wenig mit den aktuellen Modetrends zu tun haben. Diejenige Kleidung zu entdecken, die mit Ihnen statt gegen Sie arbeitet, ist das Grundprinzip von echtem Stil und Dreh- und Angelpunkt einer schlankmachenden Garderobe.

Es geht aber nicht nur darum, *was* Sie anziehen, sondern auch, *wie* Sie es anziehen. Der Clou liegt im Neigungswinkel einer Mütze, in einem lässig drapierten Tuch, einem zielsicheren Gang; in einer gewagten Kombination (Yves Saint Laurent hat's jedenfalls nicht geschadet) oder der Perfektionierung eines Klassikers (einen Smoking am Abend? Nur zu! Ein Kaschmirpullover mit rundem Ausschnitt? Nicht umsonst erfreuen sich diese hochwertigen Basics unerschütterlicher Beliebtheit). Jedes Teil, in das Sie hineinschlüpfen, sendet subtile Signale aus, kodierte Eindrücke, die einen ganzen Raum betören, besänftigen oder augenblicklich abschrecken können. Ihre Aufgabe ist es, eine Botschaft des Selbstvertrauens auszusenden. Der Lässigkeit. Wenn Sie bei Tipp 101 angekommen sind, werden Sie dieses Selbstvertrauen, diese Haltung gewonnen haben, das garantiere ich Ihnen; Sie werden es in der Tasche haben wie einen Glücksbringer.

Fürs Erste müssen Sie nur wissen, dass es wie immer in unserem modernen Leben vor allem darauf ankommt, wie man sich verkauft. Auch Verhaltenspsychologin Sue Firth ist der Ansicht, dass Stil aus Vertrauen resultiert – und unabhängig von Alter und Körperbau für jeden zu haben ist, der sich bemüht. »Es geht darum, sich Zeit zu nehmen«, sagt sie, »und es geht um die Liebe zum Detail. Der Gesamteindruck vermittelt eine charismatische Botschaft, und das ist es, was anziehend wirkt. Eigener Stil kommt durch Selbstvertrauen und Respekt gegenüber der eigenen Person zustande.«

Anstatt der Silhouette der Saison nachzueifern, versuchen Sie doch lieber, Ihren *eigenen* Stil zu finden. Seien Sie ehrlich zu sich selbst. Wie Quentin Crisp einmal sagte: »Mode ist etwas für Leute, die nicht wissen, wer sie sind.« Wenn Sie also in diesem total angesagten Top aussehen, als hätten Sie einen Sack Frettchen vor der Brust: Finger weg. Wenn der Laufsteg nach weißen Hosen und Ihr Bauch nach Gnade ruft, lassen Sie's sein. Wenn Sie jedes Mal Komplimente ernten in Ihrem schlichten grauen Hosenanzug, den Sie schon seit Jahren haben, der Sie anbetet wie ein treues Hündchen, in guten wie in schlechten Tagen? Dann tragen Sie ihn, ganz egal, was der Laufsteg zu diesem Thema zu sagen hat. Lassen Sie sich nicht von der Mode einwickeln – summen Sie stattdessen Ihre eigene Melodie: Nur weil etwas in ist, macht es Sie noch lange nicht dünn. Oder wie Ingrid Bergman einmal sagte: »Seien Sie Sie selbst. Die Welt vergöttert Originale.« Und das schaffen Sie am besten, indem Sie …

9 EIN MARKENZEICHEN ENTWICKELN

Vor einigen Monaten, beim Kaffeetrinken, machte meine liebe Freundin Carla mitten in meiner Küche eine Art Sinnkrise durch. »Wer bin ich? Wer BIN ich?«, jammerte sie, den Kopf in die Hände gestützt und eine Haarsträhne (wie mir auffiel) bedrohlich knapp über der kalten Tasse Kaffee neben ihrem Ellenbogen.

»Pass auf, Carla«, sagte ich so einfühlsam wie nur möglich, »in unserem, nun, fortgeschrittenen Alter kann man nicht mehr jeden blöden Modetrend mitmachen. Man kann nicht alle drei Minuten seine Frisur ändern oder in Latzhosen oder Knickerbockern durch die Gegend laufen, nur weil Marc Jacobs das so möchte. Nein. Was du brauchst, mit zunehmenden Jahren, ist ein Ding.«

»Was denn für 'n *Ding*?«

Ihre Haarspitzen hatten mittlerweile im Kaffee gebadet, und Carla betupfte das Malheur mit einem Papiertaschentuch.

»Genau das. Ein Ding. Wie Grace Coddington mit ihren feuerroten Haaren. Wie Issy Blow mit ihren Hüten in Form von Apollo-13-Raketen oder Krustentieren. Victoria Beckham hat ihre hautengen Kleider, Anna Wintour hat ihre Föhnfrisur, und du ... musst erst mal zu dir selbst finden, um etwas aus dir machen zu können.«

Ich war ein bisschen stolz auf diesen kleinen Sinnspruch, aber Carla zeigte sich wenig beeindruckt. Sie schnäuzte sich geräuschvoll in ihr koffeiniertes Taschentuch.

»Aber was *ist* mein Ding?«

»Wie wär's mit Schwarzweiß?«, schlug ich munter vor.

Das ist immer mein erstbester Ratschlag für all die verlorenen Schäfchen im Streichelzoo der Mode. Es ist ein Tipp, den ich selber vor Jahren aufgeschnappt habe, als ich an der Seite einer gewissen Moderedakteurin arbeitete. Wie alle in der Luxus-Modebranche hatte diese Frau Zugang zu ungefähr allem, was das Herz begehrte. Truhenweise Dior, türmeweise Versace, Lastwagen voller Armani. Glitzersteine, Kaschmir, wilde Seide aus Samarkand, Schlangenlederhandtaschen, Gucci-Schuhe, Pucci-Hosen. Und was wählte die Dame?

Schwarze Hose, weißes Hemd. Tagein, tagaus. Komme, was wolle. Sie schien sich schon sehr früh in ihrer Laufbahn genau diesem Look verschrieben zu haben – einem Look, muss man dazu sagen, der mehr als nur eine kleine Huldigung an das Einstein'sche Modeprinzip war (Einstein hatte sieben identische Anzüge im Schrank, die er in striktem Rotationsprinzip anzog. So hatte er den Kopf frei für höhere Dinge als die Frage, ob sich Grün und Blau beißen).

Diese Redakteurin jedenfalls kam jeden Tag in schwarzen Pumps, einer exquisit geschnittenen pechschwarzen Hose und einem Hemd in die Redaktion, das im Dunkeln geleuchtet hätte, so blütenweiß war es. Sie sah immer aus wie aus dem Ei gepellt (ich hatte den Verdacht, dass sie sich nach dem Mittagessen umzog und in eine identische Kombination schlüpfte. Und auch jedes Mal, wenn jemand neben ihr nieste oder die Handtasche öffnete). Kein panisches Rotieren auf der Suche nach dem nächsten großen Trend; damit verdiente sie ja schon ihren Lebensunterhalt, also strahlte ihre eigene Garderobe einfach nur vornehme Zurückhaltung aus. Es war natürlich von Vorteil, dass sie knabenhaft gebaut und extrem ansehnlich war, aber dieser Look hätte bei so ziemlich jeder Frau funktioniert, die aus dem Püppchenalter rausgewachsen ist.

Sein Ding zu finden gibt einem das Gefühl, angekommen zu sein; es ist ein Gefühl der Stärke und des Selbstbewusstseins. Es fühlt sich an wie eine Heimat. Nach langem Hin und Her kamen Carla und ich auf ihr Ding. Sie gehört nämlich zu diesen Frauen, die wie gemacht sind für klimpernde Klunker. Also wird sie entzückende Armreifen tragen, die bei jedem Schritt klimpern, und zwar auf dem schlichten Hintergrund von Jeans und weißem T-Shirt oder einem gut geschnittenen teuren Hosenanzug. Ist doch super, oder?

Sehen Sie, es gibt keinen Grund zur Verzweiflung. Ihr Markenzeichen könnte etwas Einfaches und Elegantes sein (diamantene Ohrstecker, knallroter Lippenstift) oder etwas leicht Schräges und Hippes (Turnschuhe zum Ballkleid, eine Bienenkorb-Frisur und Ballettschuhe, ein Hauch Gold und viel Kajal). Bis zu meinem 38. Lebensjahr war ich zum Beispiel ganz Honigblondine mit Push-up-BH. In letzter Zeit geht die Tendenz aber zu Dunkelblau, einem kleidsamen Türkisgrün und einem Aquamarin am Finger, der auch als Waffe durchgehen könnte. Ihnen steht vielleicht ein Trenchcoat oder etwas Maßgeschneidertes. Es könnte eine Korsage und Miederware sein oder eine perfekt sitzende Bluse und Armreifen bis zum Ellenbogen. Was immer es ist, finden Sie's. Tragen Sie's. Oft. Nicht immer, aber oft. Sorgen Sie dafür, dass Sie in Erinnerung bleiben – die Frau in Weiß, die Frau in Rot, die Frau, die ihren Weg machen wird. Denken Sie an Diana Vreelands Ringe, Katharine Hepburns Hosen, Coco Chanels Bouclé-jacken, Kamelien und Perlen. Falls Sie mit sich hadern, finden Sie Ihre Ikone – Monroe, Stefani, Jolie, Winfrey – und kopieren Sie sie. Sich bei Ihrer Heldin etwas abzugucken ist nichts Verwerfliches. Es ist womöglich Ihr Weg zum intelligenten Stil. Was Karl Lagerfeld kann, können Sie schon lange.

Legen Sie Ihren Stil aber nicht in Aspik ein und warten, bis der Grabdeckel zuklappt. Lassen Sie Platz für Entwicklungen. Halten Sie sich an die allgemeine Laufrichtung, aber nehmen Sie unterwegs auch die Landschaft wahr. Sie werden sehen, ein eigener Look ist wie eine Rüstung; Sie sind sicher, egal, womit man Sie beschießt.

ABGUCKEN ERLAUBT:
Einige Promi-Markenzeichen

Ein eigenes Modemerkmal zu haben ist in etwa so, als wenn man eine persönliche Assistentin hätte, auf die man sich verlassen kann, oder eine Kosmetikerin, die die Tücken Ihres Gesichts genau versteht. Mit einem Markenzeichen können Sie das Augenmerk auf die tollen Körperteile lenken und die nicht so tollen kaschieren. Denken Sie einen

Moment an die Listen der bestangezogenen Menschen, und Sie werden erkennen, dass etwas Typisches sehr oft genau das ist, was sie aus der Masse heraushebt. Der Trick besteht darin, einen Stil zu finden – oder zu stehlen – und ihm treu zu bleiben. Zum Beispiel:

- **Elizabeth Hurleys weiße Jeans.** Sie geht damit durch dick und dünn – selbst in Zeiten, als sie so angesagt waren wie ein Pikser ins Auge mit der Spitze einer 70er-Krawatte. »Ich besitze wohl an die 30 Paar«, erklärte Hurley. »Ich liebe sie, und ich weiß genau, dass sie mir stehen.« Elizabeth ist natürlich glamourös und gepflegt genug, um in weißen Jeans das edle St. Tropez heraufzubeschwören und weniger die prollige Einkaufspassage. Aber warum trägt sie immer nur die? Weil diese Jeans eine deutliche Stilbotschaft aussenden: Sie schreien geradezu: »Ich bin schlank! Und reich! Ich kann's mir leisten, meine Sachen in die Reinigung zu bringen!« Weiße Jeans sind vielleicht nicht Ihr Ding – experimentieren Sie also, bis Sie entdeckt haben, was es ist: Grauer Feinkord? Schwarze Röhrenhosen aus Samt? Caprihosen aus Baumwolldrill? Sie haben die Wahl, aber nehmen Sie es wirklich in Besitz. Prägen Sie einen eigenen Look.
- **Anna Wintours klassischer Bob und Chanel-Sonnenbrille.** Wenn Sie die meistbeobachtete Modeerscheinung auf der ganzen Welt sind – und was ist man sonst als Herausgeberin der *Vogue*? –, müssen Sie sicheren Fußes über das Drahtseil der Mode laufen. Ms Wintour tut's mit vollendeter Leichtigkeit, und zwar, indem sie in erster Linie auf ihr typisches Stil-Triumvirat aus Riesensonnenbrille, Präzisions-Bob und frischgenähter Haute Couture zurückgreift. Wie gesagt: Das nennt man Rüstung. Ich nehme an, Ihre Garderobe weist nicht ganz so viele 33 000-Euro-Chanelkleider auf – aber ein heißer Haarschnitt und ein typisches Accessoire? Das müsste doch drin sein.
- **J-Los Hipster-Hosen.** Wie wir alle wissen, hat Jennifer Lopez einen prächtigen Latina-Po, und eine Hipster-Hose ist genau das, was ihn optimal betont. Alle Welt ist seit Jahren fasziniert von diesem Po; er ist J-Los Markenzeichen schlechthin. Die typischen Hüfthosen lenken das Augenmerk auf diese Hinterbacken, haben pneumatische

Wirkung, stellen Kurven heraus und sehen insgesamt einfach super aus (funktioniert übrigens auch bei Flamencotänzern).

↝ **Kate Moss' »Very Important Pieces«.** Überlegen Sie mal, was die Garderobe von Kate Moss ausmacht: die Ossie-Clark-Mäntel, die Secondhand-Keith-Moon-Jacken, die 30er-Nachthemden, die dicken Klunker, aus denen sehr viel mehr spricht als aus ihr selbst. Bei allen Stilexperimenten ist Kate doch bemerkenswert konstant geblieben. Sie kauft Qualität statt Quantität, Originale anstatt Fakes, authentische, zeitlose Stücke, keinen poppigen Trendfummel. Stets kreuzt sie in einem Chanelkostüm zum Geschäftstermin auf, »wie Jackie O«, sagt sie, »aber in Kombination mit T-Shirt, dicker Rolex und meinen sexy Vivienne-Westwood-Schuhen«. Ihr Lieblingsgeschäft ist S. J. Phillips, ein Juwelier auf der New Bond Street, dem sie jedes Jahr an ihrem Geburtstag einen Besuch abstattet; über die Jahre ist er zum Grundpfeiler ihres Looks geworden. Der Punkt ist, dass sie nicht die Fashionlandschaft auf und ab tigert, um die letzte modische Wollmaus abzugreifen, die vom Laufsteg weht. Sie kennt ihre Marke und bleibt dabei, flirtet nur gelegentlich mit einem Pony oder einer neuen YSL-Handtasche, damit wir uns nicht langweilen.

↝ **Elle Macphersons Blazer.** Er ist vielleicht ein Anachronismus, aber da sie großgewachsen ist, hat Elle die ideale Figur für den unterkühlt-klassischen Blazer (so gesehen hat sie natürlich auch die ideale Figur für eine Plastiktüte aus dem Supermarkt). Ein Blazer aber ist ein gnädiges Basic für *jede* Figur – er ist ein energisches, praktisches Garderoben-Arbeitstier, das besonders heiß aussehen kann, wenn er einen Tick zu eng ist (hochgeschobene Ärmel peppen ihn zusätzlich auf). Wenn Sie aussehen wollen wie Elle, machen Sie einen Bogen um Messingknöpfe und peppen Sie Ihre schicke Jacke etwas auf; Sie können sich für jeden Look entscheiden, aber meiden Sie das allzu Geschniegelte – Sie wollen ja nicht aussehen wie ein Nachrichtensprecher. Dann eher wie AC/DC, wenn Sie in einem ausverkauften Stadion »Highway to Hell« spielen.

↝ **Audrey Hepburns Caprihose.** Dreiviertelhosen – bis Schienbein oder Knie – sind ideal, um das Augenmerk auf zarte Fesseln und kokette Pumps zu lenken. Außerdem sehen sie einfach entzückend aus. Seit Caprihosen dank Audrey Hepburn in *Sabrina* und *Ein süßer Fratz* in den 50er Jahren in Mode kamen, suggeriert die Dreiviertelhose jugendliche Lässigkeit und Ferienstimmung. Könnte sie sprechen, würde sie kichern und sich eine Zigarette anstecken (aber nicht inhalieren).

Haben Sie erst mal den Kode geknackt, werden Sie feststellen, dass die meisten Prominenten von damals wie von heute ein Ding haben. Dita von Teese? Rote Lippen, Korsett. Jemima Khan? Fließende Schichten, viel Haar. Bianca Jagger? Schwarzer Anzug, weißes Hemd. Amanda Harlech? Vintage Chanel, Vintage Dior. Judi Dench? Schichtenweise Leinen. Jayne Mansfield? Riesenpullover. Annie Leibovitz? Die Frau in Schwarz. Daphne Guinness? Maßgeschneidert vom Feinsten und viel Federn. Diese Frauen erkennt man aus hundert Metern Entfernung. Und genau das ist der Punkt.

KAPITEL ZWEI
DAS DIÄTFREIE DUTZEND

Zwölf Schritte, um Ihre dickmachenden Gewohnheiten in den Griff zu kriegen

Sie haben alle Bücher gelesen, Sie haben Seiten aus Zeitschriften rausgetrennt und versucht, mit einer Handvoll Rosinen und drei Zuckererbsen über den Tag zu kommen. Habe ich auch. Eigens für Sie habe ich mir so manches Diätbuch einverleibt, die wichtigen Teile rausgepickt und den Rest auf den Kompost geworfen. Hier also sind Ihre goldenen Regeln: Zwölf Schritte, die Sie in der kurzen Zeit, die Sie brauchen, um dieses Kapitel zu lesen, vom vermüllten Erdgeschoss bis rauf ins prächtige Penthouse führen werden. Mit den folgenden Tipps haben Sie alles in der Hand, um ein neues und gesundes Verhältnis zu Ihrem Kühlschrank zu entwickeln; bei Punkt 21 werden Sie schon auf dem besten Weg sein, Ihren Körper zu lieben. Oder um mit Voltaire zu sprechen: »Nichts wäre ermüdender als Essen und Trinken, hätte Gott sie nicht nur zur Notwendigkeit, sondern auch noch zu einem Vergnügen gemacht.« Also, seien Sie bereit, nicht weniger, sondern mehr zu essen (wie gesagt, dies ist ein Anti-Diätbuch). Und so halten Sie das Lustprinzip aufrecht, ohne dass Sie aus dem Leim gehen.

10 FRÜHSTÜCKEN SIE ANSTÄNDIG

Mahlzeiten auszulassen ist niemals klug. Denken Sie eine Minute darüber nach, und Sie können sich vielleicht einreden, dass Sie ohne Frühstück eine Nummer dünner werden. Hehe, heute Morgen kein Müsli gegessen! 250 Kalorien gespart, und bis zum Mittagessen sind's nur noch drei Stunden!

Aber denken Sie fünf Minuten darüber nach, und schon dämmert Ihnen, dass genau das Gegenteil der Fall ist. Was Sie als Erstes bedenken und verstehen müssen, ist, dass Sie ein Tier sind. Tut mir leid, aber so ist es nun mal. Damit müssen Sie sich anfreunden. Sie haben eine Vorgeschichte, meine Liebe. Genau wie ich haben auch Sie mal in der Ursuppe angefangen, und noch immer schleppen wir unser ganzes evolutionäres Gepäck mit uns herum, mit dessen Hilfe wir uns in diese unglaubliche Welt der Wimpernzangen und iPhones hineinkatapultiert haben. Das heißt, unser Körper reagiert noch immer auf uralte Weise auf unsere Umwelt, und alles Tun und Machen wird nicht das Geringste an seiner Funktionsweise ändern. Eine Mahlzeit zu überspringen – oder jede Art von Hungerkur – beschwört, wie zahllose Studien bewiesen haben, einfach nur eine urzeitliche »Angst vor dem Hunger« herauf, die jeden Ihrer Abnehmversuche zunichtemachen wird. Die grausame biologische Wahrheit ist an anderen Stellen zur Genüge verhandelt worden, aber falls Sie sich die letzten Jahre unter Ihrer Bettdecke verkrochen haben, will ich Ihnen eine kurze Zusammenfassung der wichtigsten Punkte geben.

➼ **In Zeiten der Nahrungsknappheit** (etwa an den ersten Tagen der Atkins-Diät) schalten sich uralte Körpermechanismen ein.

➼ **Ihr Körper** – der wirklich seinen eigenen Kopf hat – stellt fest, dass er ausgehungert wird. Hmm, denkt er. Nichts zu essen. Wo zum Teufel kriege ich die nächste Mahlzeit her?

- **Aufmarsch der Hormone.** Keine Sorge, singen die Hormone, wir helfen dir, ein paar Kalorien zu speichern. Wir setzen einfach die normalen Sättigungssignale außer Kraft und schrauben das Hungergefühl hoch. Keine Bange, wir bringen dich da durch!

- **In Erwartung harter Zeiten und Unsicherheit** schaltet Ihr Körper in den Eichhörnchenmodus, speichert mehr Nahrung als Fett und spaltet weniger Nahrung zu Energie. Er klammert sich an das Fett, als hinge sein Leben davon ab, und da können Sie noch so hungrig sein, Ihren Bleistiftrock kriegen Sie so jedenfalls nicht zu. Seien wir ehrlich: *So* hatten wir uns das nicht vorgestellt.

Unregelmäßige, unbefriedigende oder ausgefallene Mahlzeiten bringen Sie dazu, in Erwartung der nächsten Nahrungsknappheit (egal, ob sie kommt oder nicht) *an Fettreserven festzuhalten*. Daher wird der meiste Quatsch, der in Diäten verkauft wird, kraft der Gesetze Ihres Körpers ein Schuss sein, der nach hinten losgeht.

Weitere Denkanstöße kommen von einer Studie der University of Nottingham, wo Forscher gezeigt haben, dass konstante Essgewohnheiten entscheidende Vorteile für den Stoffwechsel mit sich bringen – darunter eine größere »thermische« Wirkung der Nahrung (Energiekosten der Verdauung und Nährstoffaufnahme), geringerer Energieaufwand und ein niedrigerer »böser« Cholesterinwert. Um abzunehmen, ohne wieder zuzunehmen, brauchen Sie also regelmäßige Mahlzeiten, und zwar am besten in dieser Reihenfolge:

- **Ein gutes Frühstück.** Frühstück bringt Ihren Stoffwechsel auf Trab, der über Nacht träge und unwillig geworden ist, also sollte es wirklich die wichtigste Mahlzeit des Tages sein und nicht irgendetwas, das Sie sich auf halbem Weg zwischen Dusche und U-Bahn in den Mund stopfen. In einer fünfjährigen Studie von knapp 7000 Männern und Frauen haben Forscher am Addenbrooke's Hospital in Cambridge entdeckt, dass diejenigen, die das größte Frühstück aßen, in einem gegebenen Zeitraum weniger zugenommen haben, obwohl sie insgesamt über den Tag verteilt mehr aßen als diejenigen, die morgens nur wenig frühstückten.

Cameron Diaz hat sich diesen Rat zu Herzen genommen und isst ihr Abendessen morgens (Huhn in Zitronensoße mit viel Knoblauch und Brokkolini, wenn Sie's genau wissen wollen). Ja, das klingt etwas gewöhnungsbedürftig. Aber wie sie sagt, gibt es ihr für den ganzen Tag Energie: »Ich habe damit angefangen, als ich surfen ging, weil ich damit vier Stunden auf dem Wasser sein konnte, ohne hungrig zu werden.« Angelina Jolie griff auf eine ähnliche Methode zurück, um nach der Geburt der Zwillinge ihre fantastische Figur zurückzubekommen. Ihre »umgekehrte« Methode bestand aus einem Riesenfrühstück (offenbar einem englischen Frühstück mit allem Drum und Dran), wobei sie über den Tag hinweg immer weniger Kalorien und abends nur noch eine kleine Tasse selbstgemachte Gemüsesuppe zu sich nahm.

Vielleicht wollen Sie's aber auch machen wie Madonna, bevor Sie aus dem Haus gehen, und morgens, sehr viel prosaischer, eine schlichte Portion Porridge essen. Dieser dynamische Haferbrei hält garantiert länger satt, vor allem nach dem Sport oder falls Sie vorhaben, eigenhändig die feindlichen Truppen in die Flucht zu schlagen. Haferflocken, die vom Körper langsam verbrannt werden, sind richtige kleine Kraftpakete, die Nahrung des Zeus (möglicherweise halten sie sogar den Alterungsprozess auf, und das will man sich doch nicht entgehen lassen).

Porridge ist absolut zu empfehlen, allerdings wäre es dann hilfreich, wenn Sie auf Rohrzucker, Ahornsirup oder Erdbeermarmelade oder eine Kombination aus allen dreien verzichten würden. Lernen Sie, den Haferbrei pur zu mögen. Grobe Flocken machen ihn interessanter; fettarme Milch spart natürlich Kalorien. Noch besser, Sie kochen ihn ganz nach schottischer

Art mit Wasser. Und wenn Sie alles richtig machen wollen, halten Sie sich an den alten Highlander-Brauch (dabei, so heißt es, darf der Brei ausschließlich im Uhrzeigersinn gerührt werden, und zwar nur mit der rechten Hand, um den Teufel nicht heraufzubeschwören; des Weiteren darf man das Porridge nur in der Mehrzahl ansprechen. Sie dürfen übrigens nur im Stehen gegessen werden. Mit einem Löffel aus Knochen).

Wenn Porridge Ihnen nicht zusagt, dann vielleicht ein anständiges, langsam verbrennendes Müsli mit wenig Zucker. Wenn Sie Zeit und Lust haben, stellen Sie sich Ihr eigenes Müsli aus Haferflocken, gehackten Nüssen, interessanten Kernen und getrockneten Apfelstückchen zusammen. Andernfalls können Sie es sich auch in Österreich genau nach Ihrem Geschmack zusammenmischen lassen – mit Gojibeeren oder ohne Sultaninen; besuchen Sie die Website mymuesli.com.

Die Idee hinter alldem ist, genug zu essen, um nicht gegen elf ein zweites Frühstück zu brauchen. Also, bevor Sie Ihr Porridge aufessen und anfangen, die Geschirrspülmaschine einzuräumen, noch einen Tipp: Essen Sie auch Proteine. Eine neuere Studie der Purdue University in Indiana hat gezeigt, dass ein Frühstück mit Eiern oder Speck (oder beidem) den Tag über länger satt machte, als wenn die Proteine zu Mittag oder zu Abend gegessen wurden. Es kommt alles auf das richtige Timing an. Also essen Sie ruhig eine Scheibe mageren Schinken, ein hartgekochtes Ei, eine Scheibe Räucherlachs, ein Stück Knoblauchhuhn – Sie haben die Wahl –, und Sie sind den ganzen Tag satt. Oder zumindest bis zu Ihrem ...

↝ **proteinreichen Mittagessen.** Eigentlich sollte *das* Ihre Hauptmahlzeit sein – also verschwenden Sie sie nicht mit einem pappigen Sandwich und einem süßen Teilchen. Hauen Sie rein. Machen Sie eine Mahlzeit draus. Mir gefällt das ayurvedische Prinzip, dass wir so geschaffen sind, mittags eine größere Mahlzeit zu essen, weil unser »Verdauungsfeuer« zwischen 10 und 14 Uhr am stärksten brennt, wodurch unser Körper mit optimaler Effizienz arbeiten kann. Sie halten das vielleicht für Kokolores. Okay, aber dann versuchen Sie wenigstens, wirklich *am Mittag* zu Mittag zu essen. Je später Sie essen, desto wahrscheinlicher ist eine höhere Aufnahme von Kalorien, wie Studien gezeigt haben. Denken Sie jedoch daran, dass Ihr Blutzuckerspiegel nach dem Mittagessen abstürzt, also sollten Sie immer ein paar Nüsse dabeihaben, wenn Sie am Nachmittag Ihren toten Punkt haben. (Ich empfehle Mandeln; warum, erkläre ich Ihnen in Kapitel 3.)

↬ **Keine Kohlenhydrate nach 17 Uhr.** Der selige Dr. Atkins in Ehren, aber auch für Kohlenhydrate gibt es eine Zeit. Nur nicht zu viele, die richtigen, komplexen, und nicht zum Abendessen. Wieso? Na ja … manche Ernährungswissenschaftler behaupten, der Körper verbrenne erst dann Fett, nachdem er seinen Vorrat an Kohlenhydraten aufgebraucht hat – wozu ihn also durch abendliche Kohlenhydratzufuhr daran behindern? Andere meinen, dass unser Stoffwechsel abends auf Sparflamme kocht und abendliche Kohlenhydrate deshalb eher als Körperfett gespeichert werden. Frauen klagen zum Teil seltener über Blähungen, wenn sie abends weniger Kohlenhydrate essen. Was auch immer. Die Meinungen gehen da auseinander. Alles, was Sie wissen müssen, ist, wenn Sie abends weniger Kohlenhydrate zu sich nehmen, ist es sehr wahrscheinlich, dass Sie Ihre gesamte Kalorieneinnahme für den Tag herunterfahren, ohne dass es ein allzu großes Opfer darstellt. Wenn Sie dagegen spätnachts eine dicke Pizza essen und sich dann schlafen legen – Schlankheit, adé.

↬ **Ein eher kleines Abendessen.** Es geht eigentlich nur darum, abends einen Gang runterzuschalten; oder wie es immer so schön heißt: »Morgens wie ein Kaiser, mittags wie ein König, abends wie ein Bettelmann.« Das Problem ist, dass sich in unserer Kultur mit ihren stressigen Tagen und entspannteren Abenden, den Abendessen auf Autopilot und den gesellschaftlich vorgeschriebenen Mehrgängemenüs die Kalorien alle am Ende des Tages anhäufen. Wenn wir essen gehen, begeben wir uns tapfer auf eine epische Reise von der Vorspeise bis zum Kaffee, nehmen alles an Sorbets, Häppchen, Extraportionen und Spezialitäten des Hauses auf, als wollten wir eine Wette gewinnen. Die Abende zu Hause sind beherrscht von üppigem Essen und Trinken, sonst würden wir uns ja am Ende gar ... langweilen. Oder?

»Abends essen die Leute gern fettreiche Sachen wie Kuchen und Kekse, weil sie sich langweilen oder müde sind«, sagt Louise Sutton, Dozentin an der Leeds Metropolitan University. Okay. Also, eine Kohlenhydratesperre wird dagegen helfen (essen Sie abends einfach ein paar Proteine mehr; dann bleiben Sie länger satt). Und wenn Sie die zermürbende Ödnis eines Abends ohne sinnloses Mästen nicht ertragen können, machen Sie einfach was anderes – befreien Sie Ihre Abende davon. Lernen Sie Salsa tanzen. Spielen Sie Bridge. Jodeln Sie. Vertiefen Sie sich in Dickens oder Jilly Cooper. Gehen Sie schlafen. Stufen Sie das Essen zurück und fangen Sie an zu leben.

•➔ **Und zu guter Letzt** ... noch eine Sache: Essen Sie zu einer vernünftigen Zeit zu Abend, damit Sie ein paar Stunden verdauen können, bevor Sie ins Bett gehen. So schlafen Sie gut und wachen erfrischt auf.

11 ESSEN SIE MEHR ... VON DEN RICHTIGEN SACHEN

Das Leben sollte keine Übung in Abstinenz und Selbstkasteiung sein. Es sollte genussreich und befriedigend und ganz bestimmt voller Essen sein. Was Sie allerdings wissen sollten: Alles funktioniert wunderbar, solange Sie haufenweise von diesen und nicht ganz so viel von jenen Sachen essen. Das ist nichts Kryptisches, das ist kein Geheimrezept. Tief im Innern wissen wir alle, was gut für uns ist, auch wenn die Sicht darauf zeitweilig von einem Teller Apfelstrudel mit Sahne versperrt wird. Manche Nahrungsmittel sind einfach gleicher als andere, und wir müssen Nägel mit Köpfen machen, um die größeren Herausforderungen, die auf uns warten, in Angriff nehmen zu können. Versuchen Sie Folgendes:

➻ **Essen Sie komplex.** Tauschen Sie Einfachzucker gegen nicht-industrielle Kohlenhydrate ein, die wie der berühmte Duracell-Hase länger halten. Essen Sie *mehr* langsam verbrennende Kohlenhydrate (Hafer, brauner Basmatireis, steingemahlenes Brot) und *weniger* schnell verbrennende Kohlenhydrate (Schokoladenkuchen, Croissants, Gebäck). Damit meiden Sie den Zuckerzyklus – die bekannte Heißhunger-Zuckerkonsum-Absturz-Heißhunger-Zuckerkonsum-Absturz-Spirale. Dieser Teufelskreis kommt deshalb zustande, weil Kohlenhydrate mit Einfachzucker Ihren Blutzuckerspiegel in die Höhe treiben und Ihre Bauchspeicheldrüse zur Produktion von Insulin anregen. Insulin ist Ihr Dämon, Ihre Nemesis. Insulin ist außerdem ein ganz gewiefter Gegner, der mehr als eine Waffe im Gepäck hat. Erstens reduziert es die Glukose im Blut, indem es sie für den sofortigen Gebrauch ans Körpergewebe verteilt – oder in Form von Fett speichert. Obendrein hemmt es die *Rück*umwandlung von Körperfett in Glukose zum Zweck der Verbrennung. Insulin startet also eine Zweifachattacke: Erst fördert es die Ansammlung von Fett, und dann hemmt es seinen Abbau. Insulin wirkt auf das Gehirn und treibt einen an, mehr zu essen; es regt die Leber dazu an, mehr Fett herzustellen; und es animiert die Fettzellen in Ihrem Bauch, mehr Fett zu speichern. Sehen Sie? Insulin ist ein Alptraum. Ein konstanter Blutzuckerspiegel dagegen – zum Beispiel durch langsam verbrennende Kohlenhydrate, deren Verdauung Zeit und Energie erfordern – hält Ihr Nervensystem davon ab, auftanken zu wollen. Mit anderen Worten: Sie sind weniger hungrig. Ganz einfach, oder?

⚬ Essen Sie mehr braune Lebensmittel. »Weißbrotesser haben keine Träume!«, sagte einmal Diana Vreeland. Wenn Sie jemals versucht haben, ein interessantes Sandwich mit Weißbrotscheiben zu kreieren, können Sie diese Behauptung vielleicht nachvollziehen. Es geht nicht, nicht mal mit Chilimarmelade oder exotischem spanischem Räucherfleisch. Selbst der Begriff »Weißbrot« steht inzwischen für Fantasie- und Geschmacklosigkeit. Warum sollte man so etwas essen wollen? Dunkles Brot dagegen ist gutes Brot. Wenn Sie's nicht längst getan haben, steigen Sie um. John Cusack übrigens meidet angeblich alle weißen Lebensmittel – Mehl, Zucker, Reis und so weiter. Die meisten einfachen Kohlenhydrate sind weiß, also ist das eine gute Faustregel. Wenn Sie sich mit dunklem Brot nicht hundertprozentig anfreunden können, probieren Sie's mit hellem Weizenvollkornbrot, das weiß aussieht und sich braun benimmt, aber ohne die Tannine und Phenolsäure, die im äußeren Keim des roten Weizens stecken und den Vollkornprodukten, wie manche finden, einen bitteren Beigeschmack geben.

⚬ Essen Sie viel Gemüse. Ja, ja, die alte Leier. Aber es lohnt sich, dafür Reklame zu machen – nicht nur wegen der Ballaststoffe und des guten Karmas, sondern auch deshalb, weil das darin enthaltene gesunde Vitamin C auch in Gewichtsfragen eine Rolle spielen könnte. Forscher von der Arizona State University haben gezeigt, dass Menschen, die sich genug Vitamin C zuführen, bei gemäßigter Bewegung 30 Prozent mehr Fett verbrennen als Menschen, die nicht genug davon essen. Außerdem wurde nachgewiesen, dass zu wenig Vitamin C in der Blutbahn mit mehr Körperfett und größerem Hüftumfang korreliert. Also rein mit dem Zeug, und immer dran denken, dass Vitamin C sehr fragil ist und leicht verloren geht – wenn Sie also Gemüse kochen, machen Sie's kurz und behutsam, als wenn Sie einem Ihrer Lieben einen Splitter aus dem Daumen ziehen.

Lila lebt. Wenn Sie wirklich mit der Mode (und Mariah Carey) gehen wollen, ist Malve das Richtige für Sie. Es wird Ihre Vitaminzufuhr auf einen Schlag erhöhen. Rote Bete, Auberginen, lila Blumenkohl, Feigen, Oliven, lila Spargel ... Lebensmittel in dieser Farbe gelten als die beste natürliche Quelle für Antioxidantien und lebenswichtige Vitamine und sollten neben Gemüse unbedingt auf Ihren Speiseplan. Wie Mariah selber sagt: »Früher bin ich aufgestanden und habe gedacht: Was will ich heute essen? Jetzt aber, anstatt mir wahllos irgendwas Leckeres zu bestellen, frage ich mich: Was hilft mir, so zu bleiben, wie ich mich wohlfühle?« Und das ist Borschtsch!

Lernen Sie, die Linse zu lieben. Leider haben Linsen nicht den besten Ruf, seit sie in den 60ern von den Hippies vereinnahmt wurden und mit ihrer bescheidenen und friedlichen Aura für eine ganze Lebensphilosophie herhalten mussten. Wie diverse andere Gemüse gehören Linsen seit dem Neolithikum zum Speiseplan des Menschen, und zwar aus gutem Grund. In der Bibel wurde Esau überlistet und gab im Tausch gegen einen Teller Linsen sein Erstgeburtsrecht auf (1. Buch Mose, 25:34) – verständlicherweise. Linsen sind zum Bersten gefüllt mit Proteinen, Ballaststoffen, Vitamin B und anderen lebenswichtigen Stoffen wie Eisen und Folsäure. Kleine Gemüsearten wie Linsen, Kichererbsen und die unglaubliche Vielfalt an Bohnen machen im Regal vielleicht wenig her, aber gekocht – in Suppen, vegetarischen Burgern, einem leckeren indischen *Tarka Dal* – wirken sie wie Dynamit und balancieren geschickt den Blutzuckerspiegel aus, während sie den Körper mit der stets so wichtigen, langsam verbrennenden Energie versorgen. Toll, dass es so viele verschiedene Linsensorten zum Ausprobieren gibt – braune, rote, gelbe und grüne. Es gibt goldene Linsen, schwarze Belugalinsen und große gelbe mexikanische Linsen namens Macachiados. Meine Lieblingslinse ist jedoch die flippige kleine Puy-Linse, die einer Durchschnittslinse in nichts nachsteht und obendrein auch noch total angesagt ist.

↝ Erweitern Sie Ihr Repertoire um bislang unbekannte Körner.
Immer nur Weizen – da schläft man ja ein. Seien Sie wild und promiskuitiv in Ihrer Körnerwahl. Schleppen Sie lieber vollwertige Vollkörner ab, die viel mehr Mikronährstoffe und Ballaststoffe enthalten als ihre entkleideten Cousinen. Wenn Sie auf der Suche nach langsam verbrennenden Lebensmitteln sind, bieten sich Dinkel, Quinoa, Bulgur und Buchweizen an. Zu eintönig? Liebäugeln Sie mit Amaranth oder Teff. Alle diese Körner finden Sie im Bioladen, und Sie können sie in Salate, Suppen oder Eintöpfe geben oder als fantasievolle Beilage servieren und Ihre Freunde beeindrucken. Wenn Ihnen das alles zu kräftezehrend erscheint, ersetzen Sie einfach nur Ihren weißen Reis durch braunen. Dafür gibt es viele gute Gründe, nicht zuletzt der, dass, *psst*, brauner Reis *tatsächlich nach etwas schmeckt.*

12 ESSEN SIE MAHLZEITEN, KEINE SNACKS

In den vergangenen zwei Jahrzehnten hat sich alles, was wir zu uns nehmen, bis zur Unkenntlichkeit verändert. Während vieles davon zu Recht Anlass zur Freude gibt (California-Rollen, Mizuna-Salat, elf verschiedene Olivenarten), bringt die Evolution unserer Esssitten jedoch mit sich, dass wir viel mehr essen. Größere Mengen, mehr Snacks und viel öfter.

Nicht nur sind unsere Portionen größer geworden mit allen möglichen Sparmenüs und XXL-Angeboten, auch zwischen unseren bombastischen Hauptmahlzeiten naschen wir Süßes und Salziges bis zum Abwinken. Heutzutage gibt es kaum noch essensfreie Zeitabschnitte. Besprechung? Hier, nimm einen Muffin. Auf dem Bahnsteig? Schnell einen Cookie. Tankstelle? Bloß nicht den Donut vergessen! Lässt man den Blick über das Süßigkeitenregal eines x-beliebigen Supermarkts schweifen, versetzt einen die Angebotspalette in schieres Staunen. Süßigkeiten in allen Farben und Formen. Chips mit Ibérico-Schinkengeschmack. Überdimensionierte Pralinenschachteln. Obwohl sie noch in den Kinderschuhen steckt und weit hinter den der USA zurückfällt, verzeichnet die britische Süßwarenindustrie einen Umsatz von rund 9 Milliarden Pfund jährlich und expandiert fortwährend, um unserer neuen tischlosen, freischwebenden Esskultur entgegenzukommen.

Diese Knabberwut hat unseren Tag von Grund auf umstrukturiert; Soziologen zufolge haben die Amerikaner den drei großen »Essgelegenheiten« – Frühstück, Mittag- und Abendessen – eine bislang noch undefinierte vierte hinzugefügt, nämlich das *Den-ganzen-Tag-lang-Essen*.

Eine Studie der Harvard University fand heraus, dass die Amerikaner bei den Mahlzeiten nicht mehr Kalorien zu sich nehmen als noch vor zwei Jahrzehnten, die Kalorienzufuhr aus Snacks und Softdrinks zwischen den Mahlzeiten sich aber fast verdoppelt hat. Wir Briten stehen ihnen da kaum nach.

Diese verheerenden Häppchen gehören zu dem, was die Lebensmittelindustrie als *ambient foods* bezeichnet – Produkte, die in der Umgebungstemperatur gelagert werden können –, und die eigens für die »Laufkundschaft« entworfen wurde, die ihre Essgelüste sofort befriedigen will. Trendwatching.com, ein Unternehmen, das solche Entwicklungen beobachtet, nennt das »Snack-Kultur« und stellte fest, dass in den USA der Verkauf von Crackern, Kartoffelchips, Keksen und Süßigkeiten in 100-Kalorienpäckchen im Jahr 2007 um fast 30 Prozent gestiegen ist. Okay, das sind jetzt keine Kalorienbomben. Das ist was Neues, das ist sogar ganz niedlich. Aber ist es auch was zu essen? Hier lohnt es sich, einen Blick auf eine neuere holländische Studie zu werfen, die herausgefunden hat, dass solch witzige kleine Snackpäckchen sogar einen Anreiz liefern, *mehr* zu essen statt weniger; Probanden, die mit »gutem Gewissen« von den Minipäckchen aßen, aßen mehr, weil sie nicht dieselbe Selbstbeherrschung mobilisieren mussten, die eine größere Tüte erfordert hätte. Es geht aber noch weiter:

- **Folgendes ist kein Essen, also nehmen Sie's gar nicht erst in den Mund:** »tragbare« Snacks, Snacks für unterwegs und Snackpäckchen. Wenn's was zum Mitnehmen und Reintunken ist, tun Sie sich einen Gefallen und lassen Sie die Finger davon. Und wenn Sie erst drei Schichten Werbematerial entfernen müssen, um an den Inhalt zu kommen, lohnt es sich wahrscheinlich ebenso wenig.

- **Versuchen Sie, an einem Tisch zu essen.** Und nein, wie Michael Pollan in seinem genialen Buch *Lebens-Mittel* ganz richtig erklärt: Ihr Schreibtisch gilt nicht. Heute erscheint vielen die Vorstellung einer Familienmahlzeit – an einem Tisch, mit richtigen Messern, Gabeln und Gesprächen – so altmodisch wie Sockenstopfen oder Bettenmachen. Wir haben uns zu einer Lebensform auf Mikrowellen- und Tiefkühltruhenbasis entwickelt. Einen Tisch in den Vorgang einzubauen wertet die ganze Erfahrung nicht nur auf, sie zwingt einen dazu, das Essen tatsächlich wahrzunehmen. Das ist gut. Denken Sie dran, nur Tiere fressen im Stehen. Wenn Sie gezwungen sind, wegen Abgabeterminen und Arbeitsstress an Ihrem Schreibtisch zu Mittag zu essen, gönnen Sie sich eine Abwechslung. Statt zum nächsten Nullachtfünfzehn-Sandwichladen zu stapfen, um sich ein dickes aufgeweichtes Klappbrot zu holen, gehen Sie in das kleine italienische Feinkostgeschäft oder in den spanischen Lebensmittelladen. Kaufen Sie ein paar Scheiben von dem berühmten Schinken, eine Handvoll salzige schwarze Oliven, einen Strauch Flaschentomaten und etwas Brot zum Eintunken in köstliches grünes Olivenöl. Lassen Sie Ihren Bildschirmschoner neidisch zuschauen, während Sie sich's gutgehen lassen. Ja, es hat ein bisschen länger gebraucht in der Vorbereitung und braucht auch etwas länger zum Essen, aber sie werden noch auf dem Nachhauseweg daran denken.

•• **Versuchen Sie möglichst, nicht allein zu essen.** Auf mich gestellt, ohne den prüfenden Blick meines Mannes, habe ich
schon problemlos im Alleingang eine Familienpizza geschafft,
indem ich um zwölf Uhr mittags anfing und mich mit dem
Uhrzeigersinn bis zum Mittag des nächsten Tages vorgearbei-
tet habe. Allein isst der Mensch wie ein Hamster, der sich
locker durch eine ganze Schachtel Weinbrandbohnen futtern
kann. In Gesellschaft essen dagegen dient dazu, Essgeschwin-
digkeit, schlechte Tischmanieren und Völlerei zu drosseln (aus
eigener Erfahrung kann ich Ihnen versichern, wie peinlich es
ist, sich vor seinen Gästen ein drittes Mal den Teller vollzuladen). Behalten Sie jedoch im Auge, dass das Essen in Gesellschaft von Dickwänsten ohne Essbremse mit ziemlicher Sicherheit auch Sie dazu machen wird. Laden Sie Ihre korpulenten
Bekannten also lieber zu einer Runde Joggen ein als zum Rost-
braten.

Die Amerikaner haben den drei großen »Essgelegenheiten«
– Frühstück, Mittag- und Abendessen – eine bislang noch
undefinierte vierte hinzugefügt, nämlich das *Den-ganzen-
Tag-lang-Essen*.

•• **Meiden Sie riesige Portionen.** Immer wieder bin ich fassungs-
los beim Anblick der Popcorntüten, die im Kino feilgeboten
werden. Kein Mensch braucht so viel Popcorn. Nie im Leben.
Nicht mal, um einen Film mit Tom Cruise durchzustehen. Als
Faustregel gilt, wenn die Tüte – oder der Eimer – größer ist als
Ihr Kopf, nicht kaufen (und Sie haben auch noch einen Fünfer
gespart)! Mich begeistert das Experiment, das Professor Brian
Wansink und sein Team von der Cornell University durchgeführt haben. Kinogängern in Chicago wurden große Behälter mit altem Popcorn ausgehändigt. Einige waren mittelgroß,
andere sehr groß. Als der Film vorbei war, wurden die Reste
gewogen – wobei sich herausstellte, dass diejenigen mit den

größeren Behältern 53 Prozent mehr von ihrem alten Popcorn gegessen hatten als diejenigen mit den kleineren Eimern. Sie aßen es also allein deshalb, *weil es da war*, ungefähr aus demselben Grund also, aus dem Mallory den Mount Everest bestieg, nur ohne die Vorteile für das Herz-Kreislauf-System. Wie die *New York Times* erklärte: »Die Leute aßen das Popcorn nicht, weil es ihnen schmeckte. Vielmehr waren geheime Verführer am Werk: die Ablenkung durch den Film, die Essgeräusche der anderen Zuschauer und der Pawlow'sche Popcornreflex, der automatisch aktiviert wird, wenn wir ein Kino betreten ...«

→ **Lassen Sie sich genügend Zeit.** Wenn Sie's eilig haben, werden Sie sich nie ein gesundes Sandwich oder einen interessanten Salat mit dreierlei Bohnensorten machen. Sie werden sich an der Tanke ein KitKat holen – und sich dann im Eilschritt noch eine brühend heiße Latte macchiato in den Rachen schütten (und sich dabei womöglich fürchterlich den Mund verbrennen).

→ **Planen Sie im Voraus, um Knabberattacken zuvorzukommen.** Was gibt's morgen zu essen? Was gibt's heute Abend? Ist noch was von der Guacamole da? Stimmen Sie sich auf den Inhalt Ihres Kühlschranks und Ihrer Küchenschränke ein, damit Sie kluge Entscheidungen treffen und tolle Mahlzeiten gestalten können. Überlassen Sie Ihr Essen nicht dem Zufall. Schieben Sie nicht irgendwelches sinnloses Knabberzeug in sich hinein. Lassen Sie's nicht zu, vom Abendessen hinterrücks überfallen zu werden; es wird ohnehin stattfinden, also sorgen Sie im Voraus dafür. Andernfalls wird Sie die China-Box, die Keksrolle, die Tüte M&M's einsaugen und ausspucken, und zwar auf der falschen Seite Ihrer neuen Jeans, das garantiere ich Ihnen.

13 LASSEN SIE NICHTS WEG, VERBIETEN SIE SICH NICHTS

Dies ist ein Leben, kein Härtetest. Also setzen Sie sich keine unmöglichen Ziele. Sie werden ohnehin scheitern. Lassen Sie sich Zeit, und Sie werden reüssieren.

Wenn Sie mal wieder kurz davor sind, dem Reiz eines Donuts zu erliegen, versuchen Sie's mal mit einer Portion psychologischer Selbsthilfe. Sagen Sie sich, Sie können ihn haben. Aber Sie brauchen ihn eigentlich nicht. Zumindest nicht jetzt. Sie können ihn später haben, sofern Sie ihn dann noch wollen. Bis dahin ist die Lust vielleicht schon abgeflaut. Oder Sie werden das Schaufenster der Bäckerei schon hinter sich gelassen und mit Ihrem Leben weitergemacht haben ...

Wenn Sie aber einfach nicht widerstehen können, wenn Sie gegen die glitzernden Zuckerkörnchen und den köstlich schwammigen Teig einfach machtlos sind, gewähren Sie sich eine Amnestie. Aber betrachten Sie die kleine Entgleisung nicht als Freibrief, um bis auf Weiteres ungehemmt Kalorienbomben in sich hineinzuschaufeln. Es war ein Ausrutscher, kein Schwerverbrechen. Anstatt sich zu ermahnen, anstatt sich zu beschneiden, müssen Sie vergeben, vergessen, weitermachen. Zum Beispiel mit Punkt 14.

ENTGIFTEN IST GIFT

Dass Sie keine Diät zu machen brauchen, wissen Sie ja jetzt. Wenn Sie sich überdies gesund und vollwertig ernähren, brauchen Sie auch nicht zu entgiften. Eines meiner Lieblingszitate zu diesem Thema stammt von Dr. Andrew Wadge, wissenschaftlicher Leiter der Food Standard Agency, der von Entgiftungskuren und Zusätzen abrät. In seinem Blog schreibt er: »Zum Thema Entgiftung kursiert eine Menge Blödsinn, und die meisten Menschen scheinen zu übersehen, dass wir einen eingebauten Entgiftungsmechanismus bereits besitzen, nämlich unsere Leber. Mein Rat wäre, sämtliche Entgiftungskuren und Präparate zu vergessen und sich für das Geld lieber etwas Schönes zu kaufen. Ich

persönlich empfehle die neuen Alben von Neil Young und Steve Earle.«
Was Sie also tun müssen, und dabei könnte Neil Young durchaus helfen, ist, zu einer gesunden Ausgeglichenheit zu finden.

14 KOCHEN SIE ÖFTER

Und jetzt möchte ich Ihnen meine liebe Freundin Marcie vorstellen. Marcie schläft in Bettzeug von Calvin Klein, hat eine Wohnung im Londoner Stadtteil Primrose Hill voller Lalique-Vasen mit exotischen Blumen, geht regelmäßig bei einer Dame namens Aurora zur Kosmetik, hat ihren eigenen Pilates-Lehrer, trägt unfassbar teures Kaschmir und verwendet Moisture Surge Gel von Clinique für ihre empfindliche Augenpartie. In ihrer Küche fehlt, wie sie selbst sagt, nichts, sie strotzt nur so vor Wolf und Smeg und Gaggenau, Espressomaschinen, Teppanyaki-Grills und Weinkühlern aus gebürstetem Aluminium, alles vom Feinsten. Ihre (ewig) leere Geschirrspülmaschine duftet nach Zitronen. Wundervolles weißes Knochenporzellan steht gestapelt und gespornt, um von Marcie in den Dienst genommen zu werden. Marcies eindrucksvolle ausziehbare Küchenschränke bieten dem müßigen Betrachter ihren Inhalt dar: Muskatnüsse, aromatische Nelken, ein seltsames Kraut namens Nigella, das sie einst als Zeichen ihrer Zuneigung für die Promiköchin Nigella Lawson erstand. Aber jetzt kommt der Klopper. *Nichts davon* wird von ihr benutzt. Weder der Kreuzkümmel noch die Koriandersamen. Weder der getrocknete Dill noch der Oregano, noch die zarten Safranfäden, die an goldene Wimpern erinnern. Obwohl ihre Küche geradezu danach schreit, kocht Marcie nicht selbst. Sie bestellt sich was nach Hause. Sie isst im Restaurant. Nein, sie kocht nicht selbst. Bei ihr muss ich immer an Jennifer Anistons herrlichen Kommentar denken, kurz nachdem sie vor so vielen Jahren mit Brad Pitt in die gemeinsame Villa in Malibu gezogen war: »Zu Hause bleiben ist das neue Ausgehen. Es macht Spaß, Freunde zum Essen einzuladen, Dinnerpartys zu geben, Poker zu spielen.

Nicht, dass ich kochen könnte, aber ich will's unbedingt irgendwann lernen, und wir haben eine tolle Küche.«

Vielleicht ist unsereins von der Kochfront nicht ganz so weit entfernt wie Jen und Marcie, aber in letzter Zeit haben viele von uns doch ein perverses Essverhalten entwickelt. In Großbritannien geben wir 133 Milliarden Pfund für Lebensmittel aus, werfen aber ein Drittel davon weg. Wir verschlingen geradezu die Kochsendungen im Fernsehen, können aber selbst nicht mehr kochen. Selbst wenn wir uns in der Küche auskennen und in der Lage sind, wie ein Profikoch zwischen Béchamelsoße und Crème brûlée zu rotieren – wer ist am Ende eines Arbeitstages nicht zu müde, zu beschäftigt, zu faul, um einen Kartoffelschäler in die Hand zu nehmen? Oder wie die Schriftstellerin Zoe Williams sagt: »Wir wissen alle, was man mit einer Aubergine macht, aber uns fehlt einfach die Lust.«

Wenn wir abnehmen wollen, wenn wir gut essen wollen, sollten wir Lust dazu haben. Das Kochen ist etwas so Wesentliches und Tiefverwurzeltes. Keine Angst, Sie sollen jetzt weder ein Kaninchen häuten noch einen Fasan aufhängen. Als berufstätige Mutter sehe ich ja selbst tagtäglich, wie einfach es ist, die Sache schleifen zu lassen – und wie verlockend am Ende eines hektischen Tages eine Mahlzeit aus der Tiefkühltruhe erscheint. Aber hat man sie erst mal aus ihrer knalligen Verpackung gezogen, was bleibt einem? Eine fahle Lasagne aus einer Fabrik irgendwo in Gott weiß wo. Eine anonyme Mahlzeit, die irgendein Mensch mit einem Haarnetz auf dem Kopf aus einem stählernen Fass gelöffelt hat. Kommen Sie. Tiefkühlgerichte sind etwas, mit dem wir uns wirklich nur im Notfall zufriedengeben sollten. Wie schwer ist es denn letztlich, ein Huhn mit Zitronensaft zu beträufeln, mit etwas Steinsalz einzureiben und in den Ofen zu schieben? Einen Salat zu waschen? Ein Dressing aus Dijonsenf, Olivenöl und scharfem Weißweinessig zusammenzurühren? Verglichen mit einem Fertiggericht dürfte sich die Frage eigentlich gar nicht stellen.

Damit Sie sich in Zukunft vor Ihren Rettungsringen retten können, müssen Sie erst mal Ihr Essverhalten in den Griff kriegen. Ihr Essen sollte nicht *Pling!* machen, sondern *Mmmm*. Folgen Sie also dem Rat Kelly Osbournes und schmeißen Sie Ihre Mikrowelle raus (vorausgesetzt, es steht gerade niemand unter Ihrem Fenster). Nehmen Sie sich fest vor, ein innigeres Verhältnis zu Ihrem Essen zu entwickeln. Nehmen Sie wieder Kontakt damit auf. »Essen!«, sollten wir denken, wenn's mal wieder so weit ist. »Lecker!«

15 IMMER MIT DER RUHE, UND RICHTIG VERDAUEN

So einfach es klingt, aber jetzt denken Sie mal darüber nach, wie oft Sie Ihr Essen schlingen. Hinunterstürzen. In sich hineinstopfen. Sie sollten sich Janet Street-Porters Rat für ein langes und gesundes Leben wirklich mit einem dicken Filzstift auf die Stirn schreiben. »Essen Sie so langsam, wie es geht, und versäumen Sie keine Mahlzeit!« – und genau das wird immer wichtiger sein in einer Kultur, wo alle ständig in Eile sind. Ebenso wie Slowfood – eine internationale Bewegung, die sich gegen die Fastfood-Kultur wendet und das Essen als eine lustvolle Tätigkeit propagiert – inzwischen im kollektiven Bewusstsein Fuß gefasst hat, sollte sich auch »Slow Eating«, Langsamessen, allmählich bei uns einbürgern. Damit meine ich, absichtsvolles Essen. Genüssliches Essen. Die Geschichtskenner unter uns werden sich vielleicht an jenen Aphorismus erinnern: »Die Natur wird diejenigen strafen, die nicht kauen«, der Slogan des Horace Fletcher – eines sehr peniblen Zeitgenossen, der den Gedanken popularisierte, dass richtig gekautes Essen den Appetit zügle, was wiederum zu Gewichtsabnahme und Gesundheit führe. Fletcher plädierte dafür, vor dem Schlucken jeden Bissen 32-mal zu kauen – oder bis das Essen im Mund flüssig wird. Er empfahl sogar, *Flüssigkeiten* ebenfalls zu kauen, um sie ausreichend mit Speichel zu vermischen. Henry James und John D. Rockefeller waren beide Anhänger dieser Methode, und vermutlich wenig unterhaltsame Tischgenossen. Aber ganz Unrecht hatte Fletcher nicht: Der Mund muss sich anstrengen, um alles, was hineinkommt, zu zerkleinern. Wenn Sie die Nahrung durchrauschen lassen wie ein ICE, ist der Ärger vorprogrammiert. Also kauen Sie doch einfach ein bisschen länger. Und nicht schlingen, nicht stopfen. Geben Sie sich bewusst Mühe, zu schmecken und Ihr Essen zu genießen. Legen Sie zwischen den Bissen Messer und Gabel hin. Lassen Sie Ihren Körper wissen, was Sie ihm gerade zugeführt haben. Richtiges Kauen, heißt es, sei die preiswerteste Form der Gewichtskontrolle, und das ist bestimmt kein billiger Verkaufstrick.

Und wo wir schon von innen nach außen schauen, versuchen Sie doch auch, regelmäßig zu essen. Ich habe die 70er Jahre erlebt, wo jeder Dritte auf der F-Plan-Diät war und Weizenkeime ohne Ende aß, um für einen reibungslosen Nahrungstransport durch den Körper zu sorgen. Noch immer spricht viel für Ballaststoffe: Sie stecken in den Zellwänden der Pflanzen – in Obst und Gemüse, in Vollkorn, Cerealien, Nüssen, Körnern und Bohnen –, und sie werden beim Essen nicht verdaut. Das heißt, sie sind die ideale Füllmasse, die uns länger sattmacht und länger im Magen bleibt als andere Nahrung. Sie verlangsamen unsere Verdauung – noch mehr lobenswerte Langsamkeit –, das heißt, wir bleiben von einer Ballaststoffportion bis zur nächsten länger satt. Sattsam bekannt ist ja inzwischen, dass Vollkornbrot doppelt so satt macht wie die schwammige weiße Alternative. Und als Bonus kommt hinzu, dass Ballaststoffe das Fett durch unseren Verdauungstrakt eskortieren, das heißt, es wird weniger davon absorbiert und im Körper festgehalten. Allgemein akzeptiert, wenn auch wenig diskutiert, wird der Umstand, dass ein Viertel der Bevölkerung chronisch an Verstopfung leidet. Schaffen Sie Abhilfe durch Trinken, Laufen und Ballaststoffe. Langsamkeit in der Küche, schön und gut, aber nicht auf der Toilette.

FAST FOOD:
Woran Sie merken, dass Sie's beim Essen zu eilig haben

➡ Wenn Sie mit vollem Mund reden, haben Sie's zu eilig.

➡ Wenn Sie Schluckauf bekommen, haben Sie's zu eilig.

➡ Wenn Sie schon am Ende dieses Absatzes sind, haben Sie's zu eilig.

➡ Wenn Sie die Rechnung verlangen, noch bevor Sie den Käsekuchen aufgegessen haben, haben Sie's zu eilig.

➡ Ebenso, wenn Sie sich bekleckern.

➡ Wenn Sie nicht mehr wissen, was Sie zu Mittag gegessen haben ...

➡ Wenn Sie beim Abendessen einen Anruf entgegennehmen ...

➡ Wenn Ihre Mittagspause zwölf Minuten dauert ...

➡ Wenn Sie bei Magentabletten einen Lieblingsgeschmack haben.

Das alles deutet darauf, dass Sie zu schnell essen, und dann ist es unwahrscheinlich, dass Sie Ihre Mahlzeiten effizient verdauen. Das ist nicht nur ein Problem für alle, die mit Ihnen zusammen essen. Es ist auch schlecht für Ihren geplagten Darm und kann sich negativ auf Ihr Gewicht auswirken.

16 WIDMEN SIE DEM ESSEN IHRE UNGETEILTE AUFMERKSAMKEIT

Sie sollten beim Essen weder lesen, fernsehen, SMS schreiben, Auto fahren noch jonglieren. Nur so merken Sie, wann Sie satt sind. (Und dann hören Sie auf zu essen. Punkt.)

In Japan gilt es offenbar als unschicklich, beim Gehen zu essen, im Westen dagegen wimmeln die Straßen nur so von Fußgängern, die sich auf dem Weg irgendwohin dauernd Muffins in den Mund stopfen. Ich staune immer wieder, wie viele Menschen in der Lage sind, im Gehen zu essen. Nudeln mit Stäbchen. Doppelwhopper mit extra Käse. Pizza, Rippchen, Burritos. Und sie alle hinterlassen ihre Spuren auf dem Bürgersteig oder im 94er Bus.

Wenn Sie ein gesundes Verhältnis zu Ihren Kalorien entwickeln wollen, geben Sie ihnen etwas Raum. »Essen ist kein Botengang«, so Will Clower in *The Fat Fallacy*. »Es ist nichts, was Sie unterwegs von A nach B machen.« Richtig. Es ist etwas, was Sie machen, wenn Sie hungrig sind (nicht nervös, nicht traurig, nicht auf Wolke sieben, nein, *hungrig*). Viel zu viele von uns schalten beim Essen auf Autopilot. Jeder Fünfte knabbert aus Langeweile; die meisten von uns essen, bis eine Fernsehsendung vorbei ist; und manche von uns wissen nicht mal, was sie dabei auf ihrer Gabel haben.

WIE MAN NICHT ESSEN SOLL:
Sie sind nicht richtig bei der Sache, wenn ...

- Sie Krümel in der Tastatur finden.
- Der Roman, den Sie gerade lesen, auf Seite 32 einen Marmeladenklecks hat.
- Sie die Kunst gemeistert haben, zu essen und sich dabei die Lippen anzumalen (oder dabei, möge Gott Ihnen vergeben, aufs Klo zu gehen).
- Ihr Gegenüber am anderen Ende der Leitung fragt: »Gesalzen oder Paprika?«
- Sie Ihre Haltestelle verpasst haben.
- Sie einen Ben & Jerry's Chunky Monkey-Eiscremefleck auf dem Nachthemd haben.
- Sie pünktlich zum Nachtisch das Sudoku gelöst haben.
- Sie beim Abendessen drei Essgeräte in Gebrauch haben: Messer, Gabel und Fernbedienung.
- Ihr Partner sagt: »Möchtest du noch etwas Gulasch?«, und Sie fragen: »Welches Gulasch?«
- Sie Ihr Kaugummi in die Backentasche schieben, um ein Croissant zu essen.

17 MACHEN SIE REINEN TISCH – NICHT BUNKERN!

Die Rede ist hier vom Mars im Kühlschrank, den Keksen in der Schreibtischschublade, den Weingummis im Handschuhfach. Räumen Sie Ihre Bunker leer. Haribo unterm Bett? Törtchen in der Tasche? Hören Sie auf, für schlechte Zeiten zu hamstern. Wenn Sie zu den Leuten gehören, die nichts wegschmeißen können, stellen Sie's als Deko ins Regal, statt es hinter Ihr Sofakissen zu schieben. Karl Lagerfeld, den ich bei all seiner unsagbaren Schrulligkeit verehre, hat angeblich zu Hause »rotes Fleisch, Alkohol und Schokolade als dekorativen Akzent zum Riechen und Anschauen, aber nicht zum Essen«. Für *Sie* ist das aber nichts, es sei denn, Sie sind ebenso unsagbar schrullig. Aber räumen Sie auf. Geben Sie Ihre kleinen Sünden unverhohlen zu und schaffen Sie sie aus der Welt.

Machen Sie sich bewusst (aber nicht bis zur Besessenheit), was sie tagtäglich essen, und zwar mitsamt der letzten fünf *Hoppla weg sind sie*-Champagnertrüffel. Studien belegen, dass jeder Zweite lügt, wenn es darum geht, wie viel wir gegessen haben, und obendrein essen wir auch noch heimlich. Ein ganzes Land von Frauen also, die unter der Treppe oder hinterm Gummibaum hocken und das letzte Stück Schokoladentorte in sich hineinstopfen. Ich mach's. Sie machen's. Eine Umfrage hat ergeben, dass 50 Prozent aller Frauen zugeben, schon mal eine ganze Packung Kekse auf einmal gegessen zu haben. Die Dunkelziffer der landesweiten Fressorgien in Küchen, Speisekammern und Waschkellern geht ins Astronomische. Wenn Sie dazugehören, machen Sie sich's klar.

18 ÜBERRASCHEN SIE SICH SELBST, INDEM SIE LEBENSLANGE GEWOHNHEITEN ABLEGEN

Studien haben gezeigt, dass bis zu 45 Prozent unserer täglichen Verrichtungen aus Gewohnheit geschehen – ohne nachzudenken, immer an der gleichen Stelle, immer zur gleichen Zeit und auf die immergleiche langweilige Art und Weise. E-Mails zu checken. Die Arbeitsplatte abzuwischen. Sich einzucremen. Sich schnell was zu essen zu holen. Genau so funktioniert Werbung. Deswegen folgen Sie Woche für Woche Ihrem alten Trampelpfad durch den Supermarkt. »Gewohnheiten kommen dann zustande, wenn das Gedächtnis bestimmte Handlungen mit bestimmten Plätzen oder Stimmungen assoziiert«, so Professor Wendy Wood von der Duke University in North Carolina. »Wenn Sie regelmäßig auf dem Sofa sitzen und Kartoffelchips essen, brauchen Sie irgendwann nur das Sofa zu sehen und greifen automatisch nach der Chipstüte.« Jetzt, wo wir bei Tipp 18 sind, wird es höchste Zeit für eine Fahrplanänderung. Werden Sie spontan, lassen Sie Zufallsbegegnungen zu, gönnen Sie sich Freiräume und schaffen Sie Platz für Überraschungen. Bekämpfen Sie die Ursachen der Gewohnheit, und Sie bekämpfen das Fett.

»Neurologisch gesprochen«, so die Psychologin Kerry Halliday, »müssen Frauen mit Gewichtsproblemen positive Wege finden, anstatt immer wieder die negativen zu beschreiten. Um eine Gewohnheit abzulegen, brauchen Sie 21 Tage – wenn Sie also den Zwang verspüren, zu viel oder ungesund zu essen, müssen Sie diesen Zwang konfrontieren. Versuchen Sie, ein Verhalten zu etablieren, mit dem Sie Ihrer üblichen Routine ein Schnippchen schlagen. Gehen Sie spazieren. Rufen Sie eine Freundin an. Gehen Sie aus dem Haus. Verlassen Sie Ihren Schreibtisch. Lenken Sie sich ab, durchbrechen Sie alte Verhaltensmuster und ändern Sie das Gesamtbild.«

Wir alle jedoch haben eine Neigung zum Status quo, unser tägliches Leben ist eingefahren und standardisiert. Wir steuern im Bus auf den gleichen Sitzplatz zu, wir bleiben bei demselben Sender, während eine Sendung in die nächste übergeht, wir trotten behäbig den Weg der geringsten Mühe hinunter. Was Sie also tun müssen, ist, die Sache aufzumischen. Kleine Veränderungen. Keine Obsessionen. Fühlbare Unterschiede. Bringen Sie Leben in Ihr Leben.

•• **Parken Sie so weit wie möglich weg vom Supermarkt/dem Büro/dem Konditor.** Auf diese Weise müssen Sie – richtig! – weiter laufen.

•• **Seien Sie radikal.** Wenn Sie gewohnheitsmäßig vor dem Fernsehen oder Ihrem Computerbildschirm essen, dann verbieten sie sich ab sofort beides. Versprechen Sie sich, niemals wieder im Büro, an Ihrem Schreibtisch oder auf dem Sofa zu essen. Nach etwa einer Woche werden Sie Ihre Gewohnheit – diese regelmäßige Nahrungsaufnahme, von der Sie kaum etwas merken – geändert haben. Außerdem finden Sie dann keine Toastkrümel mehr in der Tastatur oder in der Sofaritze.

•• **Merken Sie sich, wo Ihre Fallstricke gespannt sind.** Passen Sie auf, wenn Sie Gefahr laufen, Ihre Selbstbeherrschung zu verlieren. Wenn Sie jedes Mal völlig ausgehungert von der Arbeit nach Hause kommen, sorgen Sie dafür, für die Busfahrt immer eine Banane in der Tasche zu haben, damit Sie kein ganzes Brot verschlingen, kaum dass Sie durch die Tür sind. Und wenn es Sie spätabends auf Futtersuche zum Kühlschrank zieht, lassen Sie sich ein heißes Bad einlaufen. Meiden Sie die Fallen – diesen unsinnigen Blick in den Kühlschrank auf der Suche nach Inspiration, das einladende Grinsen des süßen Gebäcks im Brotkorb, die allabendliche Flasche Wein, die so praktisch auf dem Couchtisch bereitsteht. Liegt die Küche links, biegen sie rechts ab. Vielleicht stehen Sie am Ende vor dem Bücherregal oder auf dem Balkon und führen mit Ihrer Nachbarin ein angeregtes Gespräch über die Kirschblüte.

➽ **Wandern Sie nicht durch einen finsteren Kalorienwald und hoffen das Beste**, denn wahrlich, ich sage Ihnen, Sie werden dabei fett und selbstgefällig. Richten Sie Ihr Leben so ein, dass Sie einen großen Bogen um Ihre Fetische machen. Wenn Sie kein Starbucks betreten können, ohne einen Blaubeermuffin (380 Kalorien) zu essen, dann betreten Sie eben kein Starbucks mehr. Wenn Sie sich jedes Mal beim Zeitungholen ein Bounty kaufen, lassen Sie sich die Zeitung ins Haus liefern. Schauen Sie sich den Feind genau an und treten Sie aus seiner Schusslinie.

➽ **Erstellen Sie eine Landkarte Ihrer Gewohnheiten** – mitsamt derjenigen Stellen, wo Sie sich unweigerlich den Bauch vollschlagen. Meine eigene Landkarte würde in etwa so aussehen (feindliche Koordinaten und Waffengattung):

Marks & Spencer: Extrem schokoladige Leckereien.

Boots: Sandwich mit Brathähnchen und Füllung, Sechserpack Cadbury's Snack Shortcake.

Starbucks: Rise & Shine Muffin mit einem Double Tall Cappuccino

Pret à Manger: Zimtplunder

Carluccio's: Mandelcroissant(s)

Und so weiter; mein ganzer Tag ist gespickt mit Vorwänden, um an einem dieser Orte vorbeizuschauen. Sollten Sie sie in Angriff nehmen wollen, ist es Ihre Aufgabe, diese Gewohnheiten zu durchbrechen. Nehmen Sie einen anderen Weg zur Arbeit. Laufen Sie weiter. Kaufen Sie woanders ein. Wechseln Sie die Straßenseite, wenn Sie wissen, dass eine Fressmine im Weg liegt – ein Café mit Frühstück bis Mitternacht oder eine Espressobar, wo es diese köstlichen Schokocroissants gibt.

➽ **Kriegen Sie Ihr Essens-Gedächtnis in den Griff** – also Ihr Essverhalten, das mit Familie, Kindheit, den Proust'schen Augenblicken zusammenhängt und irgendwo in den staubigen Hinterzimmern Ihres Kopfes schlummert. Das müssen nicht unbedingt

Madeleines sein. Es könnte Brathähnchen sein oder eine ganze Tafel Vollmilchschokolade. Es könnte Fettgebackenes sein, oder Pastetchen, oder die Schokoladenfondants, die Ihre Großmutter im Halbschatten ihrer Wohnstube auf Spitzendeckchen servierte. Diese atavistischen Köstlichkeiten sind in Ihre Seele eingenäht, sind tief verwurzelt in Ihrem Reptiliengehirn, und als erwachsener Mensch reagieren Sie ausgesprochen stark darauf. Und zwar so stark, dass Sie sich doch noch mal einen Kartoffelkloß nachnehmen, einfach nur deshalb, weil er Ihnen das Gefühl vermittelt, sicher, geliebt und von den Zwängen und Sorgen des Erwachsenenlebens befreit zu sein. Machen Sie sich's nur klar, mehr nicht.

19 WIDERSTEHEN SIE DEN VERLOCKUNGEN

Ach ja, wir alle wissen, wie einfach es ist, hochtrabende Versprechen abzuliefern über die winzigen Portiönchen, die wir ab morgen zu uns nehmen werden, und wie viele Kilometer wir nächste Woche joggen werden. Im März laufen wir den Marathon! Ab Freitag nur noch Knäckebrot! Entschieden schwieriger ist es, Ihr gegenwärtiges Verhalten zu ändern – gerade jetzt das Sofa zu verlassen, noch bevor die Werbepause vorbei ist –, als Ihre leuchtende Zukunft zu planen. Sozialpsychologen bezeichnen dieses Phänomen als »dynamische Inkonsistenz« – die Kluft zwischen dem, was man im guten Glauben plant, und dem, was man in Echtzeit tatsächlich tut. Wie Richard Thaler und Cass R. Sunstein so eingänglich in ihrem viel gelesenen Buch *Nudge: Wie man kluge Entscheidungen anstößt* gezeigt haben, reagiert der Mensch seinem Erregungszustand entsprechend auf bestimmte Situationen, je nachdem, ob er »heiß« oder »kalt« ist. Befinden wir uns in kühlem, desinteressiertem Zustand, so neigen wir dazu, den heißen Effekt der Erregung zu unterschätzen. So schön es ist, Pläne auszuhecken, bei denen wir allein durch Nahrungsverweigerung fünf Kilo abnehmen – aber wenn dann der dicke Teller Pommes vor uns steht, so verlockend, knusprig und salzig frisch aus der Fritteuse, wenn man uns einen leckeren Käseteller oder eine zweite Flasche von diesem vorzüglichen Roten vor die Nase hält … ist auf einmal Widerstand zwecklos.

Die Lebensmittelindustrie hat jede Menge Geld und Mühe investiert, um subtile Fallen auszulegen und unsere Nase so in die Futterkrippe zu lotsen.

Das Problem besteht darin, dass alles um uns herum – Werbung, Düfte, Meinungen – einen subtilen Reiz auf unser Verhalten und unsere Speicheldrüsen ausübt. Die Lebensmittelindustrie, getrieben von Profitsucht, will, dass wir essen. Und zwar andauernd. Und sie hat jede Menge Geld und Mühe investiert, um subtile Fallen auszulegen und unsere Nasen so in die Futterkrippe zu lotsen. Wir alle wissen um den Duft von frischem Brot im Supermarkt und wie er einen wie ferngesteuert mit einer Tüte Zimtröllchen und einem Becher Sahne zur Kasse lenkt – die psychologische Manipulation reicht aber viel weiter. In einem Laden, wo es nach frisch gebrühtem Kaffee riecht, werden Sie mit größerer Wahrscheinlichkeit eine Zuckerschnecke kaufen. Es ist bekannt, dass Menschen in einem Restaurant allein wegen der Musik einen Nachtisch bestellen. Und offenbar verbringen wir mehr Zeit im Supermarkt, wenn wir gegen den Uhrzeigersinn einkaufen …

Das Beste, was Sie tun können, ist, im Voraus zu planen und dem Sirenengeheul dieses vierten Glases Chardonnay, dieser heruntergesetzten Schachtel kandierte Orangen oder dem Aufschnitt im Kühlschrank zu widerstehen. In den nächsten neun Kapiteln werden sie Hunderte von Wegen kennenlernen, genau das zu tun. Fürs Erste aber erkennen Sie einfach die Versuchungen als das an, was sie sind. Vorübergehend. Vergänglich. Flüchtig. Atmen Sie tief durch, gehen Sie weiter, und schon sind sie verpufft. Fühlen Sie sich stark. Wenn eine Verkaufsfläche köstlich duftet, sollten Sie stutzig werden. Ach, und übrigens, kaufen Sie rückwärts ein. Mobilisieren Sie Ihren inneren Querdenker.

20 VERSTEHEN SIE IHREN HUNGER

Viele von uns geben unserem Magen keinerlei Chance, sich auch nur das kleinste bisschen leer zu fühlen, so wie wir von einer Zwischenmahlzeit zur nächsten surfen. Studien haben ergeben, dass die meisten übergewichtigen Menschen überhaupt kein Hungergefühl mehr haben; Essen ist zu ihrer Reaktion auf jedwedes Gefühl geworden.

Versuchen Sie doch wenigstens, ein Mal am Tag das Essen zu verschieben, bis Sie wirklich Hunger haben. Keinen Mordshunger, aber mehr als nur leichten Appetit. Echten körperlichen Hunger, mehr als nur eine milde Lust auf Mittagessen. Geben Sie Ihrem Bauch die Chance, den Postboten anzuknurren – aber verzichten Sie nicht ganz auf Nahrung und bringen sich damit um den Verstand. Und zwar aus diesem Grund: Wissenschaftler haben herausgefunden, dass Ghrelin, ein Hormon, das im Magen produziert wird und Hungersignale ans Gehirn sendet, jedes Essen reizvoll erscheinen lassen kann. Für unsere Urahnen, die in mageren Zeiten alle möglichen schrecklichen Sachen essen mussten, schuf dieser Umstand sicherlich einen Überlebensvorteil. Aber heute? Eine Katastrophe.

Einem Aufsatz in der Zeitschrift *Cell Metabolism* zufolge stimuliert das Hormon dieselben Belohnungszentren des Gehirns, die mit der Drogensucht assoziiert werden. Aha! Das erklärt so einiges. Die Fleischklopsindustrie ... Hotdogs ... Sprühsahne ... Softeis ... Warum einem ein Brathähnchen so zuwider ist, sobald man die Hälfte davon intus und den Ghrelin-Gremlin besänftigt hat. Oder wie Beth McCollister einmal sagte: »Essen ist wie Sex: Wenn man abstinent ist, sieht selbst das ekligste Zeug zunehmend lecker aus.« Eingedenk dieses Wissens muss man seinen Hunger in den Griff bekommen; man muss ihn bemerken, ihn sich aber schön vom Leibe halten. Den Hunger erkennen, damit Sie unterscheiden können zwischen echtem Hunger und Lust zu essen, aus welchem Grund auch immer. Aber lassen Sie sich nicht vom Hunger überwältigen oder zu einem Fressanfall treiben, bei dem Sie alles verschlingen, was nicht niet- und nagelfest ist.

21 TRINKEN SIE MEHR WASSER

In der Diätfolklore hat sich der Grundsatz etabliert, dass Wasser irgendwie auf wundersame Weise beim Abnehmen helfe – als würde es durch den Körper rauschen, unterwegs die Fettzellen ausfindig machen und sie südwärts befördern wie Baumstämme über die Niagarafälle. Leider ist das ein Irrtum.

Dennoch deutet einiges darauf hin, dass ein erhöhter Wasserkonsum den Stoffwechsel (die Geschwindigkeit, mit der Kalorien verbrannt werden) beschleunigt. Eine Studie des klinischen Forschungszentrums der Franz-Volhard-Klinik in Berlin hat herausgefunden, dass die Stoffwechselrate von Menschen nach der Einnahme von 0,48 Liter Wasser um 30 Prozent anstieg. Ein erhöhter Wasserkonsum von 1,5 Liter pro Tag würde also über den Verlauf eines Jahres bis zu 17 400 zusätzliche Kalorien verbrennen, was einer Gewichtsabnahme von ungefähr fünf Pfund entspricht. Amerikanische Wissenschaftler sind zu dem Schluss gekommen, dass es zwar keinen wissenschaftlichen Grund gebe, die »empfohlenen« anderthalb bis zwei Liter Wasser pro Tag zu trinken, dennoch sei jeder Zweite heutzutage chronisch dehydriert (ein trockener Mund ist übrigens nicht das erste, sondern das letzte Anzeichen von Dehydrierung).

Es gibt weitere gute Gründe, mehr Flüssigkeit zu sich zu nehmen. Zum einen füllt Wasser den Bauch, weswegen so viele darauf schwören, vor jeder Mahlzeit ein Glas Wasser zu trinken. Es hält Sie auch davon ab, Hunger mit Durst zu verwechseln (37 Prozent

NO DIET

aller Menschen haben offenbar einen so verkümmerten Durst-
mechanismus, dass sie ihren Durst als Hunger fehlinterpretieren).
Wassertrinken hilft, den Mund zu beschäftigen, während er sich
andernfalls einem faustdicken Donut entgegenrecken würde.
Wasser ist ein natürlicher Appetitzügler, und es schwemmt zwar
keine Fettzellen weg, dafür aber Salze und Giftstoffe und anderes
überflüssiges Zeug, auf das Ihr Körper gut verzichten kann. Und
in einer Studie der University of Washington kurierte ein einfaches Glas Wasser vor dem Schlafengehen 100 Prozent der diät-
haltenden Versuchspersonen vollständig von mitternächtlichen
Hungerattacken. Wenn das keine Trefferquote ist – und es kostet
Sie keinen Cent.

WASSERWAHN versus WASSERHAHN

In Großbritannien geben wir jährlich zwei Milliarden Pfund für Mineralwasser aus, eines der Produkte, das die größte Zuwachsrate diesseits
des Universums erfahren hat. Dank zunehmenden ökologischen Be-
wusstseins kommt es aber immer mehr in Mode, Leitungswasser zu bestellen, und zwar zu Recht: Im Vereinigten Königreich gehen 99 Prozent des Leitungswassers durch eine Qualitätskontrolle und kostet bis
zu 10 000-mal weniger als abgefülltes Mineralwasser. Damit's am besten schmeckt, filtern Sie es, füllen es in einen Ton- oder Glaskrug und
stellen es in den Kühlschrank ...

Natürlich schätzen viele von uns immer noch das Flair und die
Sicherheit der Mineralwasserflasche – seine Verfügbarkeit, seine Trag-
barkeit, die subtilen kleinen Signale, die es aussendet. Wenn Leitungswasser für Sie nicht in Frage kommt, finden Sie ein Wasser, das Ihnen
schmeckt; dann trinken Sie auch mehr davon. Ich selbst habe eine
Schwäche für Badoit und San Pellegrino, weil die Kohlensäure so
hübsch und manierlich perlt und mir der Mineralgehalt zusagt. Jennifer Aniston soll am liebsten Fiji trinken, das viel Kieselerde enthält
(daher vermutlich auch die dicken glänzenden Haare und der strah-
lende Teint). Wenn Sie im Londoner Nobelhotel Claridges essen, wird
man Ihnen eine Wasserkarte reichen, auf der unter anderem ein Liter

»420 Volcanic« für 50 Pfund aufgeführt ist – aber wenn Sie sowohl gei-
zig als auch vernünftig sind, können Sie ebenso gut einen Krug »Londoner Wasserwerke« bestellen, der kostet Sie gar nichts.

KAPITEL DREI
BODY BASICS

Mit dem richtigen Höschen fängt alles an

Nachdem wir uns über ein paar prinzipielle Dinge verständigt haben, wird es nun Zeit, dass wir darauf aufbauen. Sich in seiner Haut unwohl fühlen führt meist dazu, dass wir uns unter Kleiderbergen verstecken und hoffen, dass niemand unsere Speckrollen und unser Unbehagen bemerkt. Aber so läuft's leider nicht. Wir sehen einfach nur aus wie ein Festzelt.

Ähnlich wie ein tolles Gebäude beginnt ein toll geformter Körper mit einem stabilen Fundament. Ihr Gewicht schwebt nicht im luftleeren Raum, es ist keine Ziffer, die vom Himmel fällt und Ihre ganze Existenz bestimmt. Ihr Gewicht ist gleich Ihr Körper – und zwar alles, von den Fingerspitzen bis zu den Wimpern, nicht nur die Rettungsringe und die überflüssigen Pfunde, die Ihnen das Leben so schwer machen. Also müssen Sie damit anfangen, eine positive Vision Ihrer eigenen Person zu entwerfen. Stellen Sie sich Ihr neues Ich vor, sehen Sie's vor sich, und schon bald werden Sie es sein. Beginnen Sie im Erdgeschoss und arbeiten Sie sich langsam hoch.

22 PERFEKTIONIEREN SIE IHRE HALTUNG

In unserem Gewerbe muss man schlaksig sein, stimmt's? Mager. Wir streben weniger nach dem Betonblock-Look als nach dem schmalen Wasserglas-Look. Jetzt denken Sie an den Orang-Utan. Ja, ja, ein herrliches Geschöpf. Aber nicht gerade das, was man schlaksig nennen würde. Eine Giraffe dagegen ist schlaksig. Sie wollen nicht aussehen, als wenn Sie beim Gehen Ihre Fingerknöchel hinter sich herschleifen würden. Sie wollen den Eindruck vermitteln, dass Sie beim höchsten Baum an die höchsten Blätter kommen, und zwar gilt das sowohl für eins sechzig kleine als auch für eins achtzig große Frauen. Und das wiederum ist allein eine Frage der Haltung.

Interessanterweise sind es oft große Frauen, die die schlechteste Haltung haben, vielleicht weil sie wegen ihrer Größe gehemmt sind. Andere schämen sich wegen ihrer Brüste und versuchen, sie kleiner zu machen, indem sie die Schultern nach vorn ziehen und den unteren Rücken krumm machen. Das Ergebnis ist ein Bauch wie eine Ziehharmonika und ein kleiner Buckel, von dem sich jeder Kaschmirpullover mit Grausen abwendet.

Eine gerade Körperhaltung ist in vielerlei Hinsicht gut für die Gesundheit. Alle Knochen sind an der richtigen Stelle und werden nicht unnötig belastet. Außerdem sehen Sie in einem Cocktailkleid um Längen besser aus, wenn Sie gerade stehen. Also, Kopf hoch (dann haben Sie auch kein Doppelkinn), Bauchmuskeln fest, Brustkorb hoch, den Hals strecken und losmarschieren.

Kleidung kann übrigens viel für eine gerade Haltung tun. Ein eng sitzendes Jackett und ein gutes Paar Schuhe können einen erheblichen Einfluss auf die Art und Weise haben, wie Sie stehen und gehen. Wenn Sie in Flipflops schon mal gewatschelt sind wie ein Hobbit, wenn Sie sich in einem Mohairpulli schon mal wie ein Kätzchen geräkelt haben, wenn Sie jemals im Hosenanzug wie ein Vorstandsvorsitzender vorangeschritten sind, dann verstehen Sie sicherlich, was ich meine.

KOMMEN SIE ZUM BERG

Sie wollen über sich hinauswachsen? Anstatt ein Lexikon auf dem Kopf treppauf und treppab zu balancieren wie eine höhere Tochter im Schweizer Internat, probieren Sie's mal mit Yoga. Es gibt kaum etwas Besseres als Yoga, um zu mehr Flexibilität, Körperbeherrschung und einer gesünderen Haltung zu kommen. Wenn Sie tagsüber zu eingespannt sind, um einen ganzen Kurs zu belegen, dann machen Sie einfach nur jeden Morgen fünf Minuten lang den Berg, im Sanskrit *Tadasana* genannt. Diese Übung wird sich positiv auf Ihr körperliches und geistiges Wohlbefinden auswirken und Ihre Körperhaltung sichtlich verbessern. Und so geht's:

- ➻ Füße hüftbreit auseinander.
- ➻ Alle zehn Zehen fest auf den Boden.
- ➻ Das Körpergewicht gleichmäßig auf beide Füße verteilen.
- ➻ Aufrecht stehen. Schultern nach hinten und unten ziehen.
- ➻ Pomuskeln anspannen.
- ➻ Kinn parallel zum Boden.
- ➻ Arme an der Seite hängen lassen.
- ➻ Entspannen. Atmen. Still stehen.

In einigen Yogahandbüchern liest man Sachen wie: »Lassen Sie Ihren Kopf vollkommen schwerelos über den Schultern schweben«, was ein Normalsterblicher erst mal schaffen muss. Aber versuchen Sie, den Kopf wenigstens *frei* zu bekommen – für heute ist es vielleicht Ihre einzige Chance. Also hören Sie auf zu überlegen, was Sie heute zum Abendessen kochen. Ja, die Fenster müssen wirklich mal wieder geputzt werden. Später. *Das* ist jetzt *Ihre* Zeit. Nutzen Sie sie.

23 LASSEN SIE SICH EINEN NEUEN BH ANPASSEN

Wie Kate Winslet einmal sagte: »Mit dem BH fange ich an. Wenn der BH stimmt, ergibt sich alles andere von allein.« Ist das nicht göttlich? So wunderbar mühelos, dass man sich am liebsten aufs Sofa hauen und Toffees essen würde. Der richtige Büstenhalter – einer, der nicht nur jeder Situation gewachsen ist (ob Sie nun den Müll rausbringen oder die Nacht durchtanzen), sondern auch *passt* – ist ein wahrer Diät-Traum.

Ein BH mit der richtigen Passform wertet den Körper augenblicklich auf. Er verbessert die Körperhaltung (siehe oben), macht Sie stromlinienförmig, trennt die Brust von der Taille, lenkt vom Bauch ab und verleitet den Beobachter zu dem Glauben, dass Sie drei Kilo oder ein halbes Jahrzehnt weniger mit sich herumschleppen. Besser können Sie 35 Euro kaum investieren.

Das Problem ist nur, dass so wenige von uns tatsächlich den richtigen BH anhaben. Vermutlich tragen ganze 86 Prozent aller britischen Frauen in diesem Augenblick den falschen, und ich würde meinen Poupie-Cadolle-Luxusspitzenbrassière verwetten, dass Sie dazugehören. Der Busen ist eine geniale Erfindung – fragen Sie, wen Sie wollen –, und doch bringen wir ihn meist gedankenlos unter, als wollten wir ihn bunkern, bis wir ihn vielleicht irgendwann mal gebrauchen können. Stecken vielleicht auch Sie in einer zu kleinen Körbchengröße, so dass Sie daraus hervorquellen wie ein Soufflé? Haben Sie vier Brüste statt zwei, weil Ihr BH schlecht sitzt? Passt das Zitat von P. G. Wodehouse auch auf Sie: »Sie sah aus, als hätte man sie in ihre Kleidung gegossen und sie hätte es versäumt, stopp zu sagen«?

Wenn das der Fall ist, wird's Zeit, Sie in Sachen Oberweite zu unterweisen. Es ist noch nicht lange her, da begab ich mich selbst zu diesem Zweck in die Conduit Street und betrat die heiligen Hallen von Rigby & Peller, Miederwarenmanufaktur vom Feinsten und Unterwäsche-Hoflieferant der Queen. In rigider Rigby-Montur, vollem Ornat und mit ehern gewölbter Brust, das Inbild der britischen Monarchie, blickt Ihre Majestät von einem Foto über der Kasse auf uns hernieder. Ich kam als 80 C in den Laden, und nach einem Tête-à-Tête in der Umkleide mit einer reizenden Dame namens Gina tauchte ich als 65 F wieder auf. Ich war baff. Es war, als hätte ich mit einer Puschelpantolette eins über den Kopf bekommen. Und es ging wahnsinnig schnell. Gina musste nur einen Blick auf meinen nackten Rücken werfen, um sofort zu erkennen, dass ich seit Jahrzehnten schon im falschen Geschirr durch die Lande zog. Sekunden später war ich in einen BH geschlüpft, der nicht nur bedeutend größere Körbchen, sondern auch ein erheblich engeres Unterband hatte als sonst. Dies ist wohl ein klassischer Fehler, und es gibt nichts Leichteres, als ihn zu beheben. Das Ergebnis? Die Dinge standen auf einmal erheblich besser. Ich hatte ganz neuen Auftrieb, und zwar allein kraft meines Büstenhalters. Ich schlenderte die Bond Street hinunter, und ein Bauarbeiter rief von seinem Gerüst: »Tolle Möpse!« Normalerweise hätte ich irgendetwas gekontert, wäre ich nicht viel zu beschäftigt gewesen, außerordentlich zufrieden mit mir zu sein.

Und so trug ich meinen neuen Busen spazieren. Mein Mann ist begeistert über die neue Wendung, und vor Freude über die elfengleiche Barbie, mit der er plötzlich verheiratet ist, hat er mir eine ganze Kollektion neuer BHs spendiert. So haben wir alle was davon.

Interessanterweise ist die durchschnittliche BH-Größe über die letzten zehn Jahre von 75 B auf 80 C/D gestiegen, wobei fast ein Drittel der britischen Frauen ein D-Körbchen trägt. In Großbritannien werden mehr D+-Körbchen verkauft als irgendwo sonst in Europa. Wenn auch Sie nicht husch, husch in Ihr Körbchen passen, sollten Sie bei Bravissimo vorbeischauen, einem Laden speziell für Damen mit großer Oberweite; ob so oder so, es lohnt sich auf jeden Fall, sich beraten zu lassen. Wobei die Verkäuferinnen in den normalen Geschäften einen nur ein Mal anschauen, ihr Maßband zücken, einem das Wort »Durchschnitt« auf die Stirn stempeln und damit zur Kasse schicken. Spezialisten wie Gina dagegen sind geschult in der Kunst des Büstenhalters, und Sie werden staunen, wie weit vom Schuss Sie mit Ihrem derzeitigen Exemplar liegen. Rigby & Peller zufolge sollten wir uns bei jedem neuen BH-Kauf ausmessen lassen. Hormonschwankungen, die Pille, Diäten und Gewichtsveränderungen wirken sich allesamt auf die Größe der Brüste aus; der Busen schwankt, also sorgen Sie dafür, dass er umso besser verpackt ist.

DER OPTIMALE BH:
Das Wichtigste auf einen Blick

- ➥ BHs sind wie Männer: Mit der Zeit verlieren sie ihr Standvermögen. Also lassen Sie sich alle halbe Jahre einen neuen anpassen. Sehen Sie's einfach wie einen Zahnarztbesuch (nur billiger und weitaus angenehmer).
- ➥ Lassen Sie sich beim Aussuchen Zeit. Wozu die Eile? Dieser Kauf entspricht drei Monaten Fitnessstudio. Oder sechs Wochen Kohlsuppe.
- ➥ Nachdem Sie erst mal die korrekte Größe gefunden haben, beugen Sie sich in den BH hinein.
- ➥ Schieben Sie zwei Finger unters Körbchen, um alles in die richtige Lage zu rücken.
- ➥ Stellen Sie die Träger ein – sie sollen fest, aber bequem sitzen.
- ➥ Wenn das Unterband am Rücken hochrutscht, ist der BH zu groß.
- ➥ Kaufen Sie einen BH, der mit dem engsten Häkchen gut sitzt. Er gibt ohnehin mit jeder Wäsche nach.
- ➥ Ihr Busen sollte die Körbchen ausfüllen, ohne überzuquellen.
- ➥ Wenn Sie plötzlich vier Brüste haben, ist das Körbchen zu klein.
- ➥ Größere Körbchengrößen brauchen Verstärkungen; der Draht sollte flach am Brustbein aufliegen.
- ➥ Heben Sie die Arme. Der BH sollte nicht hochrutschen. Wenn ein BH gut sitzt, sollte er Sie auf Partys nicht kratzen, piksen oder sonst wie belästigen.
- ➥ Kontrollieren Sie Ihren BH, indem Sie gerade stehen – die Mitte Ihres Busens sollte sich auf der Mitte zwischen Ellenbogen und Schulter befinden. Hängt er tiefer unten, müssen Sie ihn höherziehen.
- ➥ Wenn Sie's raffinierter wollen: Die Technik ist inzwischen schon ziemlich weit. Schauen Sie mal auf die Website von Fashion First Aid mit ihren Boostits, Liftits, Concealits und Tapeits – lauter raffi-

nierte Hilfsmittel, um die Brust zu heben, zu zähmen oder aufdringliche Brustwarzen zu kaschieren. Der Boostit lässt sich nach dem Gebrauch auch in die Hand nehmen, zusammenrollen und als Stressball zweckentfremden.

24 ERKENNEN SIE DIE WICHTIGKEIT DES SCHLÜPFERS

Manchmal ist einfach der Wurm drin. Wer kennt es nicht, dieses unangenehme Gefühl, wenn einem beim Flanieren das gewisse Stück Schlüpferstoff zwischen die Hinterbacken rutscht und sich dort, nun ja, *einnistet*. Man schüttelt sich. Man hüpft und springt. Man legt einen Charleston aufs Parkett, aber alles vergebens. Irgendwann – ach, verdammt – muss man stehen bleiben und das Höschen aus der Ritze zupfen, und man kann nur hoffen, dass einen niemand dabei beobachtet.

Und dann gibt es die Slips mit dem Gummizug, die einen Tick zu eng sind, in den Bauch schneiden und die Beine ab dem Oberschenkel von der Blutzirkulation abtrennen. Oder die, bei dem der Gummizug ausgeleiert ist, so dass man sich seltsam gelöst fühlt, wenn man seinem Bus hinterherrennt ... und die, die einfach zu viel Stoff haben, die einem ungewollte Rüschen und Taschen, Faltenwürfe und Falltüren verpassen und einem witzige Einzeiler aufs Hinterteil kritzeln ... und dann gibt's die, die sich eine Spur zu vertraulich an die Pobacken schmiegen und recht unvorteilhaft durchblicken lassen, dass es sie gibt. Perfekt, um möglichst feist auszusehen.

Natürlich sollte keine Frau des 21. Jahrhunderts so leiden müssen; schlecht sitzende Unterwäsche hätte zusammen mit den Pocken ausgemerzt werden sollen. Dennoch bringt sie uns immer wieder in Verlegenheit. Wenige Teile in unserem Kleiderschrank haben so gewaltige Auswirkungen – nicht nur auf unsere Körperform und unser Aussehen, sondern auf unseren ganzen Tag. Ein falsches Höschen kann einen total ablenken, beim Tennismatch um den Sieg bringen, zickig zum Partner sein lassen, es kann verheißungsvolle sexuelle Begegnungen im Keim ersticken und desaströse Auswirkungen auf das allgemeine Wohlbefinden haben.

Wie Sie vielleicht schon vermuten, habe ich meine halbe Karriere damit zugebracht, die Untiefen der Unterhose auszuloten. Ich habe – nur für *Sie*, liebe Leserin – die »Bodys« der 80er Jahre durchlebt, die 90er mit ihren aggressiven G-Strings, habe Schwangerschaftshöschen erkundet, in denen man locker eine vierköpfige Familie hätte unterbringen können, plus ein Schokoladeneclair. Ich habe riesige Schlüpfer und winzige Tangas getragen, Spitzenhöschen, Sportunterwäsche und saumlose Slips. Und das, was ich auf dieser Odyssee gelernt habe, lässt sich zu vier Unterhosengesetzen zusammenfassen, die ich Ihnen hiermit ans Herz legen möchte.

•• **Ein Tangahöschen ist eine tolle Sache.** Es ist eigentlich gar keine Unterhose, eher der Hauch einer Unterhose und somit der ideale Partner für Hosen aller Couleur, vor allem diese eng sitzenden Teile, die eigentlich überhaupt keine Unterwäsche vertragen. Stringtangas sind vielleicht heute nicht mehr ganz so angesagt wie in ihrer Blüte (als Alexander McQueen die tief sitzende Hüfthose erfand und wir alle in einem Anfall kollektiver Hysterie die Apotheose der Poritze erlebten), aber Sie sollten dennoch ein paar in Ihrem Arsenal haben, um in anspruchsvollen Kleidern auftrumpfen zu können.

•• **Pantys erledigen den Rest.** Der Schnitt zeigt sich gnädig gegenüber dem unteren Gesäßschwung, das heißt, er erledigt die Arbeit eines G-Strings, ist aber bequemer und weniger unanständig.

•• **Spitzenhöschen sind super für ein Date**, nützen aber wenig, wenn Sie auf glatte, geschmeidige Rückansichten aus sind. Allerdings sind sie ein vorzügliches Hilfsmittel, um Laune und Körpergefühl zu heben (siehe unten).

→ **Saumlose Höschen.** Saumlosigkeit ist der Clou. Sie sind wirklich vorteilhaft – weniger oh, là, là, sondern eher praktisch veranlagt. Saumlose Höschen sind unschlagbar unter gnadenlosen Hosen – weißen Hosen, Hosen mit hoher Taille und alles aus anschmiegsamem Jersey.

25 BRINGEN SIE SICH MIT FIGURFORMENDER WÄSCHE IN FASSON

Wenn Sie die Illusion einer makellosen Silhouette schaffen wollen (und wer will das nicht?), müssen Sie dafür Ihre Unterwäsche einspannen. Bevor Sie das nächste Mal tanzen gehen, machen Sie erst mal ein kleines Tänzchen vor Ihrem Spiegel. Wenn's an denjenigen Stellen wackelt und schwabbelt, an denen Sie lieber fest und stramm wären, hauen Sie rein und investieren in eines dieser Wahnsinnsteile. Aber lassen Sie den Kopf nicht hängen, wenn Sie zum ersten Mal Ihre neue Wäsche auspacken. Hier geht es nicht um Sex, sondern um Form. Ich schlage vor, dass Sie sich im privaten Rahmen miteinander bekannt machen. Was Sie erwartet, ist eine Salamihaut aus Lycra, die verspricht, Sie zu glätten und Sie mit einer Figur in die Welt zu entlassen, die die Männer reihenweise in die Knie zwingt.

Ja, diese Buxen sind einfach *enorm*. Sowohl was Größe als auch was Beliebtheit angeht. Alles begann vor zehn Jahren auf dem roten Teppich, als die Stars von gewieften Stylisten, die nur allzu gut um die Unerbittlichkeit der Paparazzilinse wussten, in diese Wäschestücke gesteckt wurden. Und schon bald taten wir's ihnen nach. Denn was Jessica Alba, Carmen Electra und Halle Berry konnten, können wir schon lange, dachten wir uns.

Und dann tauchte die Spanx auf (eine revolutionäre Stützstrumpfhose, wo nichts mehr wackelt oder zittert – Slogan: »Wir retten Ihren Hintern«), und es folgte nicht weniger als eine Revolution. Wie ich aus zuverlässiger Quelle weiß, sind dies die bevorzugten Schlüpfer von Diane Sawyer, Hillary Clinton, Susan

Sarandon und Joan Rivers. Renée Zellweger hat sich angeblich gar nicht mehr eingekriegt vor Begeisterung, als diese Wäsche im Jahr 2000 ihren Einstand feierte, und Oprah Winfrey zieht ihre kaum noch aus. Warum? Diese Superhosen, die sich je nach Modell vom Knie bis zum Busen erstrecken, halten einen wirklich zusammen. Klugerweise gelingt ihnen diese technische Meisterleistung, ohne dass das verdrängte Fett an anderer Stelle hervorquillt (etwa am Handgelenk).

Diese Wäschestücke sind nicht nur deshalb reizvoll, weil sie genau das tun, was sie tun sollen, sondern vermutlich auch, weil sie so gar nichts mit den robusten Miederhöschen zu tun haben, die Sie vielleicht noch von Ihrer Großmutter kennen. Meine eigene Großmutter brauchte Stunden, um sich mithilfe von Talkumpuder und einem Ehemann, der beide Augen zudrückte, in ihre gummierten Riesenschlüpfer zu stopfen.

Wie haben sich die Zeiten doch geändert! Noch heute Morgen trug ich eines dieser Power-Höschen, und ich kann Ihnen sagen, sie sind genial, um einen schlank und schön aussehen zu lassen, während man seinem Tagewerk nachgeht. Steht ein heißes Date bevor, sollten Sie von der Idee Abstand nehmen. Aber wenn's allein um die Optik geht, sind die Dinger einfach unschlagbar.

FIGURFORMENDE WÄSCHE: Wer, wie, was?

Das Problem ist heute bestimmt nicht der Mangel an Optionen. Es ist eher die schiere Masse auf dem Wäschesektor, die eine Frau schon mal in Verwirrung stürzen kann, und ein ganz normaler Gang durch die Dessousabteilung Ihres nächsten Kaufhauses gibt Einblick in den hochgerüsteten Krieg gegen die Fettröllchen, der heutzutage wütet. Auf Wunsch bekommen Sie Bauch-weg-Unterröcke, Hüft-Belts, Push-up-Pantys, Anti-Cellulite-Höschen und, wenn Sie wollen, sogar die guten alten Miederwaren.

Technologie ist heute das Zauberwort. Das Geld liegt bekanntlich auf der Straße, und hinter den Kulissen wird eine Menge Forschung und Entwicklung betrieben, um immer effektivere Wäsche zu produzieren, die Sie aus dem Bett holt und sicher ins gleißende Tageslicht entlässt. Bald werden wir uns in einen Bauch-weg-Superbody zwängen, der uns einfach wegzaubert, und unser Begleiter darf dann die Rechnung übernehmen.

Ein Grund für den Erfolg figurformender Wäsche ist der, dass sie den Frauen ermöglicht, jede Mode zu tragen, egal, wie viel sie enthüllt, egal, wie ratsam sie ist. Wenn Sie vorne und hinten einen Riesenausschnitt, den Schlitz bis zum Oberschenkel und den Saum unterm Po tragen, kann sich der Körper normalerweise nirgends verstecken. Aber dafür gibt es heute körperformende Dessous. In manchen werden Sie aussehen wie eine Kampfschwimmerin; in anderen wie Lance Armstrong. Das sehen Sie dann schon. Ihre einzige Aufgabe bleibt nur noch, genau herauszufinden, wo Ihr Körper die meiste Hilfe braucht, und dann das entsprechende Teil zu erwerben. In der Regel empfiehlt es sich, dafür in einen Laden zu gehen, statt etwa online zu bestellen; man muss die Dinger schon anziehen, um sie zum Leben zu erwecken. Wenn Sie partout nicht in ein Kaufhaus wollen, besuchen Sie die Seite figleaves.com, eine Website, die Spanx, Fleexes, Rago, Body Wraps usw. vertreibt.

Sie werden feststellen, dass sich die neuesten Modelle von der Schönheitschirurgie haben inspirieren lassen; gestrickte Elastikstoffe von unterschiedlichem Gewicht und Dehnverhalten ersetzen gewissermaßen die Eingriffe des Arztes, um Bäuche flacher, Oberschenkel glatter und Pobacken fester zu machen. Was dabei herauskommt, sind intelligente Miederwaren, die genau wissen, was fest und was entspannt sein muss, wie überschüssige Körpermasse verteilt und wo sie lockergelassen werden muss – was der Trägerin etwas mehr Komfort und sehr viel mehr Selbstvertrauen gibt, wenn sie aus dem Taxi steigt. Es leuchtet also ein, dass die Firma Dr. Rey, die sich auf dieses Produkt spezialisiert hat, an ihrem ersten Wochenende auf dem Markt bereits Wäsche im Wert von 1,5 Millionen Dollar verkaufte.

Mein persönlicher Favorit, im Hinblick auf meine eigenen Schwachstellen, ist Yummie Tummie – eine Kollektion von Schlauchtops und T-Shirts der Designerin Heather Thomson, die schon mit Beyoncé Knowles und Jennifer Lopez zusammengearbeitet hat. Die Tops, die auf yummietummie.com vertrieben werden, straffen den Bauch und halten Rettungsringe zusammen. »Ein Yummie-Tummie-Top hat für die Trägerin dramatische Auswirkungen, sowohl körperlich als auch mental«, sagt Thomson. Halleluja! Genau das Richtige für Frauen wie mich, die nichts lieber täten, als ihren Bauch auf Ebay zu versteigern oder ihn gegen einen hübschen Satz Kaffeelöffel einzutauschen.

Egal, für welches Stück Sie sich entscheiden, Sie werden damit garantiert ein paar Pfunde los, und es kostet Sie nicht mehr als ein Paar Schuhe. Sie wären dumm, wenn Sie's nicht täten. Und um die Sache abzurunden, sehen wir mittlerweile auch der Verbreitung von körperformender Männerunterwäsche entgegen. Das *Wall Street Journal* hat bereits über die neuen stützenden Boxershorts und Bauchbinden berichtet. Und wenn Ihr Mann schon ein Korsett trägt, was hält Sie noch davon ab?

26 LERNEN SIE, WIE MAN RICHTIG GEHT

Der hochverehrte Laurence Olivier erklärte einmal: »Geben Sie mir die Schuhe, und ich habe die Rolle!« Der Himmel weiß, warum, aber manche von uns brauchen alle Hilfe, die sie kriegen können. Ich nörgele ja nur ungern, aber gerade wir Britinnen scheinen besonders ungern aufrecht zu gehen; wir schlurfen über die feuchten Bürgersteige, als würden an der nächsten Straßenecke schlechte Nachrichten auf uns warten. Schlimmer noch, sehen Sie sich nur mal an, wie britische Bräute in ihren 1000 Pfund teuren Kleidern und zierlichen Satinpantoletten den Gang zum Altar hinuntertrampeln. Meine Freundin Josephine stapfte zum Altar wie ein Brauereipferd, wodurch sich ihr herrliches Vera-Wang-Kleid größtenteils erübrigte.

Die edle Kunst des Gehens ist einfach zu meistern und kann selbst eine krumme Gestalt erheblich leichter wirken lassen. Ich empfehle jedem, der (wie ich) schon mal die Treppe einer Kellerbar hinunter- und in eine versammelte Gruppe neuer Kollegen hineingefallen ist, oder der (wie ich) schon mal mit einem Becher Kakao in der Hand die Treppe *hinauf*gefallen ist, sowie jedem, der (wie ich) grundsätzlich kompliziertes Schuhwerk an den Füßen hat, ein gezieltes Training.

Hier ist eine 1a-Lektion, um anmutig zu gehen ... Die wunderbare Jean Broke-Smith (ehemals Schulleiterin der Lucie-Clayton-Benimmschule) sagte immer: Gerade stehen, Pobacken zusammenkneifen und sich so vorwärtsbewegen, dass die Fersen einer unsichtbaren Linie im Fußboden folgen, wobei die Zehen leicht nach außen zeigen. Stellen Sie einen Fuß vor den anderen, verlagern Sie anmutig das Gewicht erst in die Ferse des vorderen Fußes und rollen es nach vorn in die Zehen, während Sie den hinteren Fuß heben, nach vorne rollen, und so weiter. Die Kunst besteht darin, aufrecht und ohne zu wanken vorwärtszugleiten und unaufhörlich »Ferse – Spann – Zeh, Ferse – Spann – Zeh« zu denken.

LAUFEN WIE EIN SUPERMODEL

Auch wenn sie hin und wieder stolpern, können die meisten Models gut laufen, eine Kunst, die durch jahrelanges Üben perfektioniert wird. Oder wie das Model Jessica Stam sagt: »Der erste Eindruck ist alles, egal, ob man zu einem Vortrag aufs Podium raufgeht oder für ein Blind Date ein Restaurant betritt ... Eine Frau mit selbstbewusstem Gang wird von anderen anders gesehen – und es wirkt sich darauf aus, wie sie über sich selbst denkt.« Wenn Sie jemals Naomi Campbells Wiegeschritt oder Gisele Bündchens festen Gang gesehen haben, werden Sie verstehen, was Stam damit sagen will. Und so müssen Sie's machen, wenn Sie demnächst einen Raum im Sturm erobern wollen ...

↦ Schulter nach hinten und unten ziehen, Kopf gerade, Kinn hoch, den Blick entspannt auf ein Ziel in mittlerer Entfernung gerichtet.

↦ Das Becken leicht nach vorne schieben. Aber nicht zu sehr, sonst fallen Sie nach hinten über und landen auf jemandes Schoß.

↦ Anstatt à la Lucie Clayton zu gleiten, setzen Sie nicht die Fersen, sondern erst den Fußballen auf. Denken Sie an die Primaballerina Margot Fonteyn.

→ Die Zehen zeigen nach vorn. Ein Fuß wird genau hinter den nächsten gesetzt, so dass Ihre Fußstapfen im Sand eine gerade Linie bilden würden. Nicht watscheln. Sie sind keine Ente.

→ Eher längere Schritte machen, indem Sie den ganzen Fuß beim Gehen vom Boden hochheben.

→ Spannen Sie die Bauchmuskeln an, das gibt Stabilität, und lassen Sie in der Hüfte locker. So laufen Sie sogar in den frivolsten Schuhen wie ein Profi.

27 KAUFEN SIE SICH EIN KORSETT

In meiner Heimatstadt Brighton, in einem Gässchen wie aus einem Dickens-Roman, befindet sich ein windschiefer kleiner Laden namens She Said Erotic Boutique, die Heimat einer schillernden Kollektion von Straußenfedern und Marabus, seidenen Büstenhaltern und frechen Slips. Die Verkäuferinnen haben alle eine Wespentaille, kirschrote Lippen und einen kurzen Pony; es sind Meisterinnen der Burleske, und sie haben ein Händchen dafür, eine Frau zur Femme fatale zu machen. Ein einziger Besuch, und Sie werden allein durch die Macht der Mieder garantiert eine Kleidergröße kleiner. Victoria Beckham weiß das seit der Schauspielschule. Kylie Minogue auch. Und Dita von Teese sowieso. Also, worauf warten Sie noch?

Neulich schaute ich dort vorbei und erstand ein Korsett aus goldenem Satin mit schwarzer Spitze und acht verschärften Strumpfhaltern. Das Modell hieß »Moulin Rouge«, kostete 170 Pfund, und nachdem man mich hineinbugsiert hatte, war ich ein Kunstwerk aus Busen, Kurven und 55-Zentimeter-Taille. Nachdem ich jahrelang auf diese fürchterlichen Miederwaren und alles geschimpft hatte, was Frauen zu Puppen und Männer zu Hunden degradiert, wurde ich hier bekehrt. Ich war Madame

Pompadour, Nell Gwynne, Scarlett Johansson auf der roten Samttreppe ... denn eine Sanduhrfigur, wie ich zu meinem Spiegelbild sagte, ist einfach eine sensationelle Sache. Sie macht den Körper zu einer Landschaft aus Bergen und Tälern und rückt den Busen zurecht wie zwei Vanilletörtchen. Ein unwiderstehlicher Look.

Das kokette Zusammenspiel zwischen hochgeschobenem Busen, festgeschnürtem Bauch und verengter Taille ist natürlich Weiblichkeit pur, eine über alle Zeiten hinweg anerkannte Wahrheit. Denken Sie an die ironisierten Frauenbilder, wo fast immer die Taille eine Rolle spielt. *Die Venus mit Spiegel* von Velázquez. *Die Schaukel* von Fragonard. Scarlett O'Hara, wie sie sich an ihren Bettpfosten klammert, während ihr das Korsett geschnürt wird. Diors »Blütenkelch-Linie«. Monroe, Mansfield, Madonna ... Sie ist zeitlos, die erotische Verschmelzung von weitem Rock und Wespentaille.

Unsere etablierten soziokulturellen Normen schreiben vor, dass Frauen am Äquator zusammenlaufen. Tatsächlich wurde um die letzte Jahrhundertwende die Tauglichkeit eines Mädchens am Umfang ihrer Taille gemessen – und der sollte nach Schneidervorgaben Halsumfang mal zwei und *der* wiederum Handgelenksumfang mal zwei sein. Anthropologen erklären sich diese Konstante mit einem evolutionären Imperativ. Das ideale Taille-Hüfte-Verhältnis der Frau liegt bei 7:10. »Diese Silhouette wirkt auf ganz grundsätzlicher Ebene sexuell ansprechend«, so Desmond Morris vor vielen Jahren. »Sie betont den Beckengürtel, der mit der Geburt zusammenhängt. Das ist kein Geheimnis.«

Ein einziger Besuch, und Sie werden allein durch die Macht der Mieder garantiert eine Kleidergröße kleiner.

Obwohl wir Frauen mit der Zeit um die Taille herum fulliger werden, sehe ich keinen Grund, warum wir unser Kapital nicht mit etwas Unterstützung vermehren sollten. Ein Korsett bekommen Sie natürlich in diversen Läden, aber ich würde Ihnen ein Fachgeschäft empfehlen (Google ist Ihnen sicher gern behilflich) – und sei es nur um der prickelnden Erfahrung willen, einmal im Leben von einer Professionellen mit Ponyfrisur in eine dieser eigentümlichen Vorrichtungen gepackt zu werden. In so einem Teil würden Sie jetzt nicht gerade den Einkaufswagen durch den Supermarkt schieben oder die Kinder von der Schule abholen. Aber für die großen Highlights im Leben einer Frau gibt es nichts Vergleichbares. Das Korsett drunter zu tragen ist ein aufregendes Geheimnis, oder Sie ziehen es stolz über eine schlichte Bluse. So oder so nimmt es Ihnen einige Pfunde weg und bringt sie irgendwo unter – wo, weiß kein Mensch.

28 WISSEN SIE UM DIE MACHT DER BLICKDICHTEN STRUMPFHOSE

Blickdichte Strumpfhosen sind wirklich ein Geschenk des Himmels. Sie sind lebensnotwendig und gehören zu den zehn besten Erfindungen seit Anbeginn der Zeit (neben Sekundenkleber, Tweezerman-Pinzetten, Marmite, Mascara von Maybelline, Feuer, dem Rad, Ohropax und Manolo Blahnik). Damals in den 80ern, als meine jungen Beine kaum etwas anderes kannten, hatten die Blickdichten das eigenartige Talent, Schienbeine und Fesseln, Waden und Knie erheblich zu verschlanken. Und zwar ganz ohne Abnehmen und astronomisch teure straffende Bodylotions. Ganz ohne Aufhebens, ohne einem den Zeigefinger in die Rippen zu bohren und zu sagen: »Mädel, das *musst* du ausprobieren!« Es ging einfach so, lässig, als ob eine so wundersame Wirkung etwas ganz Normales wäre bei einem Kleidungsstück.

Zusätzlich zu diesem großen Geschenk an die Weiblichkeit vermochten blickdichte Strumpfhosen einen umfassenden Sündenkatalog zu verbergen, von hässlichen Knien bis zu eingewachsenen Beinhärchen, von rissiger Hornhaut an den Fersen bis zu käseweißen Beinen, von einem aufgeschürften Schienbein bis zu jenem Abschnitt auf der Rückseite der Oberschenkel, den man nie zu sehen bekommt, außer man macht sehr ausgiebig Yoga. Und obendrein waren blickdichte Strumpfhosen auch noch warm! Sie waren bequem! Man konnte sie in allen möglichen Fadenstärken kaufen – und die dicken hielten monatelang. Was wollte man mehr?

Na ja, nicht viel – nur das Versprechen, dass dieses Wunderwerk niemals aus der Mode kommt. Was leider nicht geschah. Genau wie Cowboystiefel sind blickdichte Strumpfhosen auf ewig in der Drehtür der Mode gefangen – und manchmal kommen sie auf der angesagten Seite wieder raus, machen einen Minirock zum Knaller und einen selbst zu einem der Gitarrenmädchen aus Robert Palmers Video zu *Addicted to Love*. Und gerade in dem Moment, wenn man überzeugt ist, dass seine Beine nie wieder to toll aussehen werden, landen die Blickdichten auf der anderen Seite, abgelehnt von allen außer den eingefleischtesten Modeverweigerern.

Genau wie Cowboystiefel sind blickdichte Strumpfhosen auf ewig in der Drehtür der Mode gefangen – und manchmal kommen sie auf der angesagten Seite wieder raus.

Der Ersatz ist im Allgemeinen die gemusterte Strumpfhose, die es – durch irgendein faszinierendes Stilgebot – schafft, genau das Gegenteil zu bewirken. Mir ist noch keine Frau begegnet (übrigens auch kein Mann), deren Beine von aufwändig gemusterten Strumpfhosen profitiert hätten. Netzstrümpfe, ja. Netzstrümpfe sind sogar ganz fantastisch. Strümpfe mit Naht? Natürlich (mit ein paar optischen Tricks lässt sich ein Bein verlängern wie eine Straßenbahn gen Norden). Auf keinen Fall sollten wir uns auf mattweiße Strumpfhosen einlassen, es sei denn, wir spielen Peter Pan. Keine Pucci-Wirbel, keine Rokoko-Schnörkel, kein witziges Gekritzel. Pfeile, Punkte, Spitzen und Regenbögen sollten für die 0- bis 5-Jährigen reserviert sein, und selbst da wäre ich vorsichtig. Stattdessen schlage ich vor, dass wir einfach alle schwarze blickdichte Strumpfhosen tragen, regelmäßig, konsequent, so oft, wie wir Jeans tragen, oft genug, um andere dazu zu bringen, dass sie es bemerken und denken: »Sieh an. Blickdichte Strumpfhosen sind wieder in. Da kann ich meine also beruhigt weitertragen.« Das, meine Lieben, nennt man Modedemokratie.

29 TRAGEN SIE IHRE SCHÖNSTE UNTERWÄSCHE

Einige Frauen in meinem Bekanntenkreis haben zu Hause eine ganze Kollektion von Dessous für »besondere Anlässe«. Diese vortrefflichen Spitzenteile liegen aufgebahrt in Seidenpapier oder Musselin in irgendeiner finsteren Schublade oder auf einem fernen Regal, während die Alltagsdrohnen der Wäscheabteilung – Tangas, Höschen und BHs aus verwaschener Baumwolle – ihren Dienst verrichten. Das vornehme Zeug darf nur selten raus zum Spielen, an hohen Feiertagen und Abenden, wenn wirklich die Aussicht besteht, gesehen zu werden – von einem Liebhaber etwa oder einer Konkurrentin.

Geben Sie's zu. Wann haben Sie zuletzt Ihren Balconnet-BH aus goldfarbenem Satin getragen? Das süße Set aus kaffeebrauner Spitze? Das bonbonrosa Spitzenhöschen mit dem mokkabraunen Besatz? Obwohl wir uns immer mehr von dem Zeug kaufen, tragen wir, weil in Eile oder im Trott, weder hauchzarte Slips noch megaheiße BHs. Wir halten uns an das, was wir am besten kennen. Meist läuft es auf die üblichen Verdächtigen im fahlen Farbspektrum hinaus, die wir in der ernsthaften Hoffnung tragen, bloß nicht unter einen Bus zu kommen, von einem schönen fremden Mann verführt zu werden oder urplötzlich in der Öffentlichkeit unseren Schlüpfer vorzeigen zu müssen (beim Umziehen in der Sauna zum Beispiel oder wenn wir auf der Landpartie von einem buckelnden Pferd fallen). Gerade diese Woche war ich bei einem Sportfest unserer Schule, und weil mein Sohn beim Sackhüpfen als Vierter durchs Ziel kam, ließ ich mich zu ein paar Luftsprüngen hinreißen. »Heißes Höschen«, flüsterte mir meine liebe

Freundin Lou ins Ohr. Und zum Glück war sie es, denn dieses Höschen war alles andere als heiß. Es war steinalt, und möglicherweise stand irgendwann mal »Mittwoch« drauf, bevor der Zahn der Zeit begann, daran zu nagen. Kann gut sein, dass ich in diesem Höschen mein Examen abgelegt habe oder meine Führerscheinprüfung, oder dass ich darin auf dem Schoß eines Kerls namens Keith saß, den ich vielleicht geheiratet hätte, wenn er nicht Keith gewesen wäre. Gut 20 Jahre waren vergangen, und noch immer klammern sich die Höschen verzweifelt ans Leben und jubeln meinem Jungen zu, der durch den warmen Sommernachmittag hüpft.

Geben Sie's zu. Wann haben Sie zuletzt Ihren Balconnet-BH aus goldfarbenem Satin getragen? Das süße Set aus kaffeebrauner Spitze? Das bonbonrosa Spitzenhöschen mit dem mokkabraunen Besatz?

Insofern verstehe ich sehr gut, wenn jemand auf Nummer sicher gehen will. Alte Schlüpfer sind bequem. Zuverlässig. Meine Freundin Nicky schwört auf mehrere Paar, die mehr als die üblichen drei Löcher aufweisen, und sie behauptet, dass sie wie alte Freundinnen mit ihr durch dick und dünn gegangen seien. Seidene Höschen bedürfen nun mal besonderer Pflege beim Waschen. Und ein Rüschen-BH in Leopardenoptik ist vielleicht doch ein bisschen zu viel des Guten für eine Besprechung morgens um neun mit der Buchhaltung. ABER. Es gibt nichts, das so entzückend, so genießerisch ist wie ein zarter, verletzlicher Hauch von Satin und eine winzige Seidenblüte im Dekolleté. Nein, Sie sollen sich jetzt nicht jeden Tag wie eine Schachtel Champagnertrüffel zurechtmachen, aber es lohnt sich, relativ regelmäßig die Reizwäsche auszupacken. Warum? Na, aus psychologischen Gründen. Wenn Sie sich etwas Gutes tun, werden Sie sich lieben. Sie werden sich, auf eine intime, leicht frivole Art, wohlfühlen in Ihrer Haut. Sich so anzuziehen, als würden Sie mit Regen rechnen, wirkt sich auf die Tagesstimmung aus. Ziehen Sie sich an wie eine

Göttin – ja, selbst unter Ihrem schlichten dunkelblauen Hosenanzug –, und Sie werden sehen, was das für Ihre Selbstwahrnehmung tut. Vielleicht haben Sie dann sogar mehr Sex. Wär das
nicht was (vgl. Tipp 86)?

KAPITEL VIER
WIE MAN SICH IN FORM ISST

Erster Teil: Was auf den Teller gehört

Jetzt, wo Sie schon beim vierten Kapitel sind, hat sich vielleicht schon ein leichtes Hungergefühl eingestellt. Wird ja auch langsam Zeit fürs Abendessen, stimmt's? Zum Glück kann man sich einfach und gesund ernähren, ohne das Prinzip der Mäßigung sowie die Badezimmerwaage zu vernachlässigen. Was Sie brauchen, ist ein wachsames Auge. Achtsamkeit. Ein wenig Zen-Buddhismus. Denken Sie nach, bevor Sie trinken, schauen Sie hin, bevor Sie essen. Sie müssen jetzt keinen Riesenwirbel veranstalten, sondern einfach nur darauf achten, was Sie zu sich nehmen. Das ist die kluge und nachhaltige Strategie, Kalorien unter Kontrolle zu halten, und zwar ganz ohne Diät.

30 TRINKEN SIE MEHR SUPPE

Es gibt einen erstaunlich einfachen Weg, weniger zu essen und trotzdem etwas Warmes in den Bauch zu bekommen. Nach Untersuchungen der Penn State University sind Suppen ein großartiger Appetitzügler, weil sie aus einer sättigenden Kombination aus flüssigen und festen Nährstoffen bestehen: Essen Sie einfach (ganz traditionell) vor der Mahlzeit einen Teller Suppe, und Sie können im Vergleich zu einer suppenlosen Mahlzeit Ihre Kalorienzufuhr bis zu 20 Prozent senken.

Aber das ist noch nicht alles. Eine einfache, nahrhafte Suppe zu Mittag statt des üblichen Sandwichs aus dem Laden könnte erhebliche Auswirkungen auf Ihre Taille haben. Nach Informationen der Verbraucherzentrale National Consumer Council enthalten viele der extravaganten Klappstullen aus den gängigen Geschäften – diese Irrsinnsbrote, die aussehen, als könnten sie einen Rückwärtssalto, eine Münze aus Ihrem Dekolleté zaubern und eine Abendgesellschaft unterhalten – gefährlich viel Fett und Salz. Das unbestreitbar leckere Sandwich mit rohem Schinken, Käse und Senf von Pret à Manger schlägt zum Beispiel mit 584 Kalorien zu Buche. Ein Big Mac dagegen enthält 495 Kalorien. Nimmt sich also nicht viel.

Allerdings müssen Sie schon die richtige Suppe essen. Vor einigen Jahren habe ich voll auf Suppe gesetzt und zum Mittagessen eine leckere Diätsuppe gegessen. Meine Lieblingssuppe »Champignoncreme mit Hühnchen«, die ich 14 Tage lang zu Mittag aß, enthielt genau 1,7 Prozent Champignons und 1,1 Prozent Hühnchen – noch weniger als die Menge Monokaliumphosphat (einem Säureregulator) und noch weniger als die Menge E471 (einem Emulgator). Wie ich bald erfahren durfte, hielt diese Suppe überhaupt nicht vor. Um 15 Uhr war ich kurz davor, meine Bürotür anzunagen (zum Glück hatte ich meist eine Tüte Haribo zur Hand). Hoffnungslos. Kohlsuppe zum Abnehmen ist ähnlich schlimm, so appetitlich wie ein warmer Fischshake und dank seines abstoßenden Aromas und der blähenden Wirkung ideal, um sämtliche Kollegen und Freunde nachhaltig zu vergraulen.

Was man wirklich braucht, ist eine ehrliche, nahrhafte, vorzugsweise proteinreiche Suppe (mit Bohnen oder Linsen zum Beispiel). In einer perfekten Welt würde man sich seine Suppe selbst kochen, und zwar aus einer Brühe aus Gemüse aus dem eigenen Garten. Wenn Sie eine solche Welt bewohnen, kann ich Sie nur dazu beglückwünschen, andernfalls sind die fertigen Suppen im Kühlregal der Feinkostläden und Supermärkte auch nicht schlecht. Schauen Sie aufs Etikett, damit Sie wissen, wie mächtig sie wirklich ist. In der Regel stecken die käsigen, cremigen Suppen und diejenigen mit Fleischeinlage voller überflüssiger Kalorien und können einer guten Gemüsebrühe nicht das Wasser reichen. Wunderbar ist zum Beispiel auch die feine vietnamesische Pho-Suppe mit einem Hauch Chili, einer Handvoll Nudeln und massenweise Koriander. Probieren Sie anstelle von dickem Chowder, Bisque und Potage lieber Borschtsch, klare Consommé, Garbure- und Miso-Suppe (die ganz viele lebenswichtige Aminosäuren, Vitamine und Mineralien enthält). Wenn Sie Messer und Gabel brauchen, um Ihre Suppe zu essen, haben Sie nichts gewonnen.

Falls Sie selbst kochen wollen: Suppen sind optimal, um Gemüse der Saison und auch Reste zu verarbeiten. Improvisieren und probieren Sie (nur bitte nicht wie mein Mann, der mal die Reste vom Sonntagsbraten im Mixer zu Bratensuppe pürierte). Geben Sie ein Ei und eine Handvoll Quadretti-Nudeln in eine starke, gut gewürzte Hühnerbrühe, und schon haben Sie »Pasta in Brodo«, einer der schlichten und leckeren Standards meiner Kindheit. Angeln Sie im hintersten Winkel des Kühlschranks nach vergessenem Gemüse – dem letzten Butternusskürbis, den schlappen Pastinaken, den Gummimöhren. Kochen Sie sie in der Brühe weich, werfen Sie das, was Sie gerade an Kräutern dahaben, und ein paar getrocknete Chiliflocken dazu, rühren Sie um und genießen Sie. Schmeckt himmlisch (und immer anders, was man von einem Big Mac oder einem Fertigsandwich von Marks & Spencer nicht behaupten kann).

Servieren Sie die Suppe jedoch nicht mit Brot, Croutons oder Crackern (oder gar mit Gruyère, Aioli, Rouille, Klößen ...). Aber das wissen Sie ja schon. Bereiten Sie im Sommer Gurken-, Erbsen- oder Pfefferminzkaltschale oder eine würzige Gazpacho. Wenn Sie für Freunde kochen, bringen Sie als Vorspeise eine leichte, schaumige Brühe auf den Tisch ... sie macht gleich satt und verhindert, dass Sie sich beim Hauptgang den Wanst vollschlagen.

Beim Essen können Sie sich darüber freuen, dass Sie Ihrem Körper jede Menge Gutes tun: Eine zweijährige französische Studie von 5000 Personen fand heraus, dass diejenigen, die fünf oder sechs Mal pro Woche Suppe aßen, einen Body-Mass-Index von unter 23 hatten (das bedeutet: schlank). Dagegen hatten diejenigen, die nur gelegentlich oder nie Suppe aßen, einen viel höheren BMI, nämlich um die 27 ...

SCHLÜÜÜRF!
Wie man in Gesellschaft Suppe isst

- Mit sanften Bewegungen vom Tischrand weg löffeln.
- Den Löffel nur drei Viertel voll machen.
- Überschüssige Flüssigkeit am Rand des Suppentellers abstreifen.
- Nach rechts drehen und ein angeregtes Gespräch mit dem Vikar beginnen.
- Nicht pusten. Warten.
- Nicht den ganzen Löffel in den Mund schieben; die Seite des Löffels zum Mund führen.
- *Leise!*
- Wenn Sie wollen, dürfen Sie aus der vom Körper weg geneigten Suppenschale den Rest herausschöpfen, aber nicht mehr als zwei Mal, sonst wirken Sie wie ein viktorianisches Waisenkind.
- Lassen Sie den Löffel zwischendurch im Teller ruhen. Legen Sie ihn nicht auf das Tischtuch, wo er einen schlimmen Fleck hinterlassen könnte, den Ihnen die Wirtin am Ende noch in Rechnung stellt.
- Wenn Sie fertig sind, nicht den Rest mit Brot auftupfen. Fertig ist fertig.

➻ Das *Vogue's Book of Etiquette* hat zum Thema Folgendes zu sagen: »Hat man die Suppe aufgegessen, wird der Löffel im Suppenteller belassen, wobei der Stiel nach rechts über den Tellerrand ragt und parallel zum Tischrand liegt; ein Löffel sollte niemals in der Suppentasse oder sonst einer Tasse belassen werden. Der Löffel wird auf die Untertasse gelegt. Niemals, nicht einmal für einen Augenblick, darf der Löffelstiel aus der Tasse ragen.«

➻ Ignorieren Sie das. Eine Tassensuppe ist etwas Wunderbares, fast so wunderbar wie ein Becher heiße Schokolade, und sollte in vollen Zügen genossen werden. Suppe in der Thermoskanne ist übrigens die ideale Mahlzeit für unterwegs.

31 ESSEN SIE FRISCH UND WERDEN SIE FIT

Wenn ausgewogene Ernährung für Sie bedeutet, in jeder Hand einen Keks zu haben, wird's Zeit zum Umdenken. Jede Menge Menschen – die 40-Kilo-Gerten genau wie die 100-Kilo-Whopper – sind mangelernährt, weil sie einfach nicht vitaminreich genug essen. Wenn Sie sich toll fühlen und fantastisch aussehen wollen, müssen Sie gut essen, das heißt ausgewogen und mit viel frischen Produkten. Nein, das ist nichts Neues, ich weiß, jetzt hören Sie auf zu maulen. Legen Sie die Kekse weg und kommen Sie an Bord. Hier sind sechs sichere Tipps, um vitaminreicher zu essen ...

➻ **Saisonal und regional essen hilft.** Studien belegen, was Ihr Herz schon lange weiß: dass die moderne Landwirtschaft, Wachstumsbeschleuniger, Lagerung und Transport über große Distanzen den Nährwert von Lebensmitteln verringern. Also treten Sie vor die Tür und schauen Sie sich um. Bemühen Sie sich, Lebensmittel aus einem Umkreis von 40 Kilometern zu kaufen; leben Sie in einer Riesenmetropole, dann dehnen Sie ihn auf 60 Kilometer aus und freuen sich, dass Sie damit auch dem Planeten Gutes tun. Mit ein wenig Recherche wird das funktionieren, egal, wo Sie wohnen.

Bei so ehrlichem und heimatverbundenem Essen kommt man sich vor wie eine Heldin aus einem Thomas-Hardy-Roman, aber mal im Ernst: Solche Wonnen in ein ausgefülltes Alltagsleben einzubauen ist alles andere als einfach. Kürzlich habe ich ein ganzes Wochenende damit zugebracht, auf den nahe gelegenen Feldern Brombeeren zu pflücken und einzu-kochen; Sonntagabend um zehn fiel mir ein, dass wir nicht zu Mittag gegessen hatten und die Schuluniformen der Kinder noch immer mit den Grasflecken der letzten Woche im Wä-schekorb warteten. Sicher, wir können nicht den ganzen Stammbaum der Äpfel in unserer Obstschale kennen. Aber wir können immerhin versuchen, Früchte und Gemüse gemäß ihrer heimischen Erntesaison zu essen. Erdbeeren im Dezem-ber gehören, wie jeder wissen sollte, auf die Abschussliste. Wenn Ihr Spargel aus Peru kommt und Sie nicht, wird es Zeit, Ihre Essgewohnheiten umzustellen.

➻ **Roh zu sein bedarf es wenig.** Sie nehmen ganz bestimmt ab, denn rohes Obst und Gemüse haben in der Regel weniger Ka-lorien als gekochtes Essen. Sie enthalten mehr Wasser, viele Ballaststoffe und haben noch alle Vitamine und Vitalität, die beim Kochen verloren gehen können. Die Forschung hat zudem bewiesen, dass Rohkostesser womöglich auch länger leben. Das sind natürlich fantastische Nachrichten für die Nicht-Köche der Nation. Wichtig ist, kein Lebensmittel über 48 Grad Celsius (der Punkt, ab dem Vitamine und Enzyme zerstört werden) zu erhitzen. Oder um mit David Wolfe, dem Rohkost-Guru der USA, zu sprechen: »Das halluzinatorisch beglücken-de Gefühl, qualitativ hochwertige, ungekochte Lebensmittel zu essen, lässt sich mit nichts anderem vergleichen ... Innere Reinheit ist ein unübertreffliches Gefühl! Hinzu kommt, dass rohe Pflanzenprodukte übermenschliche Kräfte verleihen!« Ja, die Macht der Alfalfasprossen!

Meine liebe Freundin Pen schwört auf die mystischen Kräfte ihres geriebenen Rote-Bete-Salats. Klingt erst mal nicht sehr aufregend, aber warten Sie mal, bis Sie ihn probiert haben:

Für vier Personen drei mittelgroße frische Rote Bete grob raspeln (einfach unter kaltem Wasser schrubben, schälen ist unnötig – tragen Sie wegen der Flecken Gummihandschuhe; und möglichst grob raspeln, sonst wird die Rote Bete matschig).

Mit derselben Reibe drei Karotten raspeln. Dazu, wenn Sie mögen, ein Viertel Knollensellerie oder etwas geriebenen Apfel. Folgendes zu einem Dressing zusammenrühren:

2 EL Meerrettichsoße

2 EL Olivenöl

1 EL frisch gepresster Zitronensaft oder Orangensaft

1 TL englischen Senf

Ein bis zwei Knoblauchzehen, gewürfelt, gehackt, zerquetscht, oder gar nicht, wenn Sie gleich ein Rendezvous haben.

Nach Geschmack salzen und pfeffern.

Das geraspelte Gemüse anmachen und mit Sesamsamen oder Kürbiskernen bestreuen.

Wenn Sie ein paar Extraproteine wollen, versuchen Sie's mit *crudo* – dem italienischen Sushi. Der hauchzarte rohe Fisch – Barsch, Brasse, Makrele – wird mit Olivenöl, Zitrone und frischen Kräutern gegessen (statt mit Wasabi, Sojasoße und geriebenem Ingwer).

 Haben Sie's griffbereit. Sind Sie der Weichkäsetyp, sorgen Sie dafür, dass Sie immer etwas vorgeschnittenes Gemüse in Eiswasser im Kühlschrank haben. Sind Sie wie ich, legen Sie sich einen Apfel in die Schublade. Sorgen Sie dafür, dass immer Obst zur Verfügung steht, und zwar hübsch angerichtet in einer Schale und nicht jenseits von Gut und Böse im untersten Fach

Ihres Kühlschranks. Birnen, wie Eddie Izzard festgestellt hat, sind in dieser Hinsicht besonders fatal. »Die kleinen Biester sind so hübsch, aber sie sind genau *eine halbe Stunde* lang reif, und zu diesem Zeitpunkt ist man nie zu Hause. Sie sind entweder steinhart oder matschig ... Man legt sie zu Hause in die Obstschale, und da liegen sie dann und tuscheln: Nein, jetzt noch nicht! Noch nicht reif werden! Wartet erst, bis er aus dem Zimmer ist. Dann reifen! Rei-fen, rei-fen, *jetzt!*« Das Geduldsspiel mit der Birne, sie mit Adleraugen beobachten, bis sie diesen einen kurzen Moment der Reife erlangt hat, scheint sich aber dennoch zu lohnen: Forscher an der Universität von Rio de Janeiro haben nämlich entdeckt, dass übergewichtige Frauen auf Diät, die drei kleine Birnen aßen, mehr Gewicht pro Tag verloren als diejenigen, die während der Diät kein frisches Obst aßen ...

•• **Kaufen Sie gute, grüne, frische Kräuter**, keine getrockneten – und bewahren Sie Ihr Olivenöl in einem luftdichten, abgedunkelten Behälter auf, damit es seinen tollen Geschmack bewahrt.

•• **Denken Sie ganzheitlich.** Früher haben mich Bioläden mit ihrer Hanf- und Juteaura eher abgeschreckt. Ich brauchte nur vor den Regalen stehen, und schon packte mich das schlechte Gewissen. »Du bist nicht bei Amnesty!«, brüllte meine Seele. »Du hast das Honigglas nicht zum Altglascontainer gebracht!« Die Lederschuhe, in denen ich über die Schwelle trat, strotzten nur so von Marken-Glamour und Preis. »Wir sind tote Kühe!«, posaunten sie in die Welt hinaus. »Teure tote Kühe!« Zum Glück bin ich inzwischen erwachsener geworden – nicht zuletzt, weil die Läden selbst den Öko-Muff der 70er hinter sich gelassen haben und in der Gegenwart angekommen sind. Wenn Sie es nicht längst tun, lohnt es sich wirklich, ein Mal die Woche durch den Bioladen zu streifen und zu schauen, was Ihnen so zusagt – ein Aloegetränk vielleicht oder ein Streifen unbehandelte Lakritze. Mir ist alles recht, solange es Sie vom Fabrikessen fernhält.

↝ **Wissen, dass es auf Kalzium ankommt.** Auch wenn Milchprodukte für gewöhnlich auf der schwarzen Liste aller Diätjunkies stehen, hat sich herausgestellt, dass Kalzium – eine der wichtigsten Komponenten der Milch – zur Gewichtsabnahme beitragen kann. Studien belegen, dass Menschen, die kalorienreduziert essen und dabei Milchprodukte zu sich nehmen, bedeutend mehr abnahmen als diejenigen, die bei derselben Anzahl Kalorien weniger Milchprodukte aßen. Forschungen an der University of Tennessee haben ergeben, dass Fettzellen, die einer kalziumreichen Umgebung ausgesetzt sind, Fett schneller spalten als unter kalziumarmen Bedingungen. Wenn Sie Ihre Kalziumdosis hochschrauben wollen, ohne auf fetthaltigen Käse zurückzugreifen, ist Brokkoli für Sie die ideale Lösung. Er hat außerdem einen hohen Vitamin-C-Gehalt, der bei der Absorption von Kalzium hilft. Wenn Sie's eilig haben, tut's auch ein Kalzium-Zusatzpräparat.

32 WERDEN SIE ZUR JAPANERIN

Wie Sie wahrscheinlich wissen, hat Japan die niedrigste Fettleibigkeitsrate aller Erstweltländer. Für diesen beneidenswerten Umstand ist zum Teil der traditionell niedrige Konsum von Milchprodukten verantwortlich (ebenso wie der Gebrauch von Stäbchen, mit denen man schlechter hastig essen kann); zudem sieht der Speiseplan vor, dass das Essen in verschiedenen Rohzuständen auf den Tisch kommt, so dass es nahrhaft und wunderbar naturbelassen bleibt. Der andere wesentliche Unterschied besteht darin, dass die Japaner erheblich weniger Fleisch konsumieren als die westliche Welt. Nach neuesten Schätzungen des *Economist Intelligence Unit* essen die Japaner pro Person pro Jahr

45 kg Fleisch. Zahlen für die Vereinigten Staaten belaufen sich auf 180 kg und in Großbritannien auf 82 kg. (In Deutschland sind es immerhin noch 60 kg.) Der Durchschnittsbrite schafft gerade mal eine Drittelportion Fisch pro Woche. Wenn das mal nicht beschämend ist. Fisch ist eiweißreich und fettarm (es sei denn, Sie wälzen ihn in Bierteig und ertränken ihn in Öl). Ölige Fische wie Lachs, Makrele und Aal enthalten bewundernswert viel Omega-3-Fettsäuren, die Ihnen im Alter beim Sudoku helfen – lauter gute Gründe, sich diese Fische öfter mal zum Abendessen einzuladen.

Roher Fisch enthält noch alle seine Nährstoffe. Wenn Sie Japanerin werden wollen, essen Sie statt Sushi lieber Sashimi (ohne Reis) und vergewissern Sie sich, dass der Fisch so frisch ist wie eine steife Brise an der Nordsee (verblüffend, wie der heiße Kuss des Wasabi einen nackten Streifen Lachs in Wallung bringen kann). Wenn roher Fisch Sie aber kaltlässt und Sie den Geschmack von Gekochtem brauchen, probieren Sie *Ceviche*. Die Säure des Zitronensafts »kocht« den Fisch ganz ohne Hitze, und vor Ihren Augen wird er durchscheinend bis opal. Dies ist eine traditionelle lateinamerikanische Zubereitungsart und erfordert selbstverständlich den frischsten Fisch, den Sie auftreiben können. Es funktioniert mit Barsch, Kabeljau, Makrele – aber besonders geeignet ist der Snapper, am besten an Deck mit einem kalten Bier. Und so wird's gemacht:

1 Red Snapper (oder Fisch Ihrer Wahl) pro Person, entgrätet, gehäutet und in zentimetergroße Würfel geschnitten.

Saft einer Limette, Saft einer Zitrone

1 rote Chili, ohne Kerne und feingehackt

Gewürfelte rote Zwiebel (wie viel oder ob überhaupt, bleibt Ihnen überlassen)

Etwas Salz, etwas Pfeffer, einen Hauch Tabasco

Ein wenig frisch geriebener Ingwer wäre noch gut

Eine Handvoll Koriander, lose gehackt

Alle Zutaten in eine Schüssel (aus einem nichtreaktiven Material) geben und sofort verzehren, oder ein paar Stunden im Kühlschrank marinieren und gelegentlich umrühren; oder immer dann, wenn Sie auf ein Bier vorbeischauen.

Teilweise wird allerdings von häufigerem Fischessen abgeraten. Informieren Sie sich, was die »sichere« Menge für den Fischverzehr anbelangt. Während Verbraucherzentralen wie die FDA (Food and Drug Administration) in den USA und die FSA (Food Standards Agency) in Großbritannien eine Beschränkung auf zwei Portionen Fisch pro Woche empfehlen, um sich keinen potenziellen Schadstoffen auszusetzen, plädieren andere Gesundheitsexperten wiederum für drei Portionen pro Woche, um den optimalen gesundheitlichen Nutzen zu erzielen. In Fragen der Menge für Ihre persönlichen Bedürfnisse sollten Sie sich auf Ihren gesunden Menschenverstand verlassen. Sollte Ihnen der Fischbestand am Herzen liegen, kaufen Sie Produkte aus nachhaltiger Fischerei, die das Siegel des MSC (Marine Stewardship Council) tragen – oder drucken Sie sich den jährlich erscheinenden »Fischführer« des World Wildlife Fund aus (wwf.de).

Wenn Sie alle Ansprüche an einen guten Fisch bündeln wollen, halten Sie Ausschau nach Sardinen und Sprotten: Sie sind außerordentlich eiweißreich, enthalten Omega-3-Fettsäuren satt, sind billig wie Pommes und erstaunlich wenig schadstoffbelastet, da sie in der Nahrungskette ganz unten stehen. Kaufen Sie Sardinen, die traditionell in Treib- oder Ringnetzen gefangen werden, damit haben Sie einen sehr schmackhaften Fisch, vor allem, wenn Sie ihn mit Knoblauch einreiben, mit etwas Olivenöl bestreichen und dann auf den Grill legen.

33 KAUFEN SIE MEHR LEBENSMITTEL OHNE ETIKETT

Nehmen Sie sich vor, frische Produkte mit einer Schicht Erde statt Zellophan zu kaufen. Dass es besser ist, Lebensmittel zu essen, wie die Natur sie geschaffen hat, ist jetzt keine bahnbrechende Erkenntnis – aber ich wollt's trotzdem noch mal gesagt haben. Wenn Sie Kartoffeln in Form von Kroketten und Hühnchen in Form von Nuggets essen, tun Sie weder Ihrem Gaumen noch Ihren Hüften einen Gefallen.

Also wenn, dann nackt. Angeblich bewahrt sich auf diese Weise Nicole Kidman ihre beneidenswerte Figur. »Sie hat gesunde Essgewohnheiten«, sagt eine Freundin. »Sie ist wählerisch und isst bei weitem nicht alles – zum Beispiel nichts, was aus einer Schachtel oder einer Dose kommt.« Dasselbe sollte für Ihren Einkaufskorb gelten, und zwar nicht nur, was die frische Ware anbelangt. Produkte ohne aufwändige Verpackung haben meist weniger Stabilisatoren, Zusatzstoffe und E-Nummern. Sie könnten sie theoretisch sogar selbst machen ...

DIE KUNST DER KULTUR:
Warum selbstgemachter Joghurt ein Genuss ist

Ich will Ihnen keine Angst machen, aber was hält Sie eigentlich davon ab, Ihren Joghurt selbst herzustellen? *Das* kann wirklich jeder, und Joghurt ist ein Wunderwerk aus Kalzium und Eiweiß – wobei ich gestehen muss, dass ich zehn Jahre lang keinen gegessen habe, weil mir als 8-Jährige mein Kumpel Eddie erzählte, Joghurt sei lebendig und man könne ihn bei genauem Hinhören sogar schreien hören. Ich hörte genau hin und verbrachte somit meine Jugend mit Joghurt in den Haaren. Aber ohne jemals einen Schrei zu hören.

Bevor er mir madig gemacht wurde, spielte Joghurt in meinem jungen Leben eine große Rolle. Eine meiner prägendsten Kindheitserinnerungen dreht sich um die laubgrüne Thermoskanne, die meine Mutter zur Herstellung von Joghurt verwendete. Verheißungsvoll stand sie bei uns auf dem Fensterbrett, bis die Zeit um war und meine Mutter Löffel für Löffel der frischen Köstlichkeit herausschöpfte, die keinen Deut weniger lecker war als Panna cotta, vorausgesetzt, man durfte sie mit einem Klecks goldgelbem Sirup krönen. Sie können auch einen elektrischen Joghurtmacher nehmen, aber die eigentliche Kunst besteht darin, ihn in einer alten Thermoskanne an einem warmen, trockenen Ort herzustellen. Und so wird's gemacht:

➼ Sterilisieren Sie einen Liter Milch (egal welche – das ist ganz Ihnen überlassen), indem sie sie *fast* bis zum Kochen bringen; immer wieder umrühren, damit sie nicht anbrennt.

➼ Abkühlen lassen – Sie können die Spüle auch bis zur Hälfte mit kaltem Wasser füllen und den Topf hineinstellen.

➼ Ein paar Teelöffel lebende Joghurtkulturen einrühren. Dabei kann es sich um ganz normalen Joghurt aus dem Laden handeln, der sich als »probiotisch« ausweist, oder Sie nehmen – um auf Nummer sicher zu gehen – gefriergetrocknete Bakterien, die Sie online oder im Bioladen bekommen, wo man Sie inzwischen mit Namen kennt.

➼ Gießen Sie das Ganze in die laubgrüne Thermoskanne (oder Ähnliches).

➼ Lassen Sie sie vor sich hin brüten, zum Beispiel auf einer sonnigen Fensterbank.

➼ Innerhalb eines Tages wird er fest. Und dann ab damit in den Kühlschrank.

➼ Behalten Sie genügend davon zurück, um die nächste Ladung herzustellen. (Ist das nicht toll, wie er sich von einer Generation zur nächsten fortpflanzt? Hat fast was Biblisches!)

➼ Den Rest mit frischen Himbeeren, gehackten Haselnüssen und – na los, machen Sie schon – einem Klecks goldgelbem Sirup garnieren.

34 SCHULEN SIE IHREN GAUMEN UM, AKTIVIEREN SIE IHREN GESCHMACK

Haben Sie Ihren Kühlschrank satt? Sind Sie ermattet von der Langeweile Ihrer Küche? Befällt Sie eine bleierne Schwere beim Gedanken ans Abendessen? Geht mir nicht anders. Sich ständig zu überlegen, was man kochen soll, ist unglaublich lästig, wie jeder weiß, der einen Haushalt führt. Ich persönlich habe nichts dagegen, einzukaufen, zu schnippeln, zu kochen und nachher die

Küche sauber zu machen, ich tanze notfalls sogar auf dem Tisch – wenn mir nur jemand sagt, was ich kochen soll. Leider hat es nicht den geringsten Sinn, verzweifelt durch den Supermarkt zu irren und auf Inspiration zu hoffen. Flüchtig triumphierend kommt man aus dem Laden, nur um zu Hause festzustellen, dass man eine große Pastete und drei verschiedene Nudelsorten gekauft hat. Viel besser ist es, wenigstens ein paar mögliche Mahlzeiten für die nächste Woche in petto zu haben.

Anstatt sich auf alte Standards und treue Lieblingsgerichte zu verlassen, tun Sie gut daran, Ihre Mahlzeiten ein bisschen aufzumischen. In Japan zum Beispiel sollte jede Mahlzeit fünf verschiedene Farben beinhalten: Rot, Blaugrün, Gelb, Weiß und Schwarz. Probieren Sie's aus, und Ihr Gemüsekonsum wird in die Höhe schießen. Die ayurvedische Heilkunst sagt, eine gute Mahlzeit umfasse alle sechs Grundgeschmäcker (süß, sauer, salzig, bitter, scharf und adstringierend). Alles Schnickschnack? Und selbst wenn. Ein ausgewogenes und abwechslungsreiches Essen macht auf jeden Fall satter und glücklicher als eine Pizza, wo jeder Bissen mehr oder minder gleich schmeckt, es sei denn, Sie beißen auf eine Peperoni. In der Regel gilt: Wenn der ganze Teller von nur einer Lebensmittelgruppe bedeckt wird, sind Sie auf dem Holzweg.

Entwickeln Sie ein lockeres Repertoire für Ihre Abendmahlzeiten, die schnell gemacht sind, gut schmecken und vor allem wenig Fett und schnell verbrennende Kohlenhydrate enthalten. Schreiben Sie sie auf. Die Liste sollte immer in Ihrer Handtasche stecken, nicht an Ihrem Kühlschrank kleben. (Wer schleppt schon seinen Kühlschrank zum Einkaufen mit?) Nein, Sie müssen sie nicht in Stein meißeln oder laminieren lassen und jeden Morgen einen Blick drauf werfen und sagen: »Ah! Dienstag! Dann gibt's wohl heute mal wieder Tofu-Döner.« Aber denken Sie nur ein klein wenig voraus. Wenn Sie durch den Supermarkt streifen, sollten Sie eine grobe Vorstellung einer nicht-ganz-so-aufwändigen Mahlzeit vor Augen haben, die Sie nicht gleich komplett aus der Bahn wirft. Meine Lieblingsrezepte sind:

⇰ OK-Fisch. Den habe ich so getauft, weil er aus der Küche unserer Freunde, den O'Kellys, stammt, die mit Kindern und Hühnern im Windschatten der South Downs leben. Dabei geht es darum, ganz nach Art von Jamie Oliver alles in den Ofen zu werfen (die Zutaten, nicht die Kinder und Hühner) und zu schauen, was dabei Köstliches rauskommt. Es schmeckt jedes Mal anders, und Sie dürfen nichts gegen Oliven haben, aber OK-Fisch ist immer nahrhaft und sättigend und umschifft auf raffinierte Weise die vielen Kohlenhydrate, die einem das britische Abendessen normalerweise auf den Teller häuft. Aber fangen Sie nicht an, den Sud mit einem dicken Stück Brot aufzutupfen!

Ein Päckchen grüne Bohnen in kochendem Wasser blanchieren

Ein Bund Spargel, blanchiert. Brokkoli geht auch

Ein paar Kirschtomaten. Für den Geschmack den Stiel ruhig mit reinwerfen

Griechische Oliven – die schwarzen schrumpeligen, keine Kalamata

Natives Olivenöl extra, nicht zu wenig

Saft einer Zitrone. Auch die Schale kommt mit in die Pfanne

Ein Lachsfilet pro Person, gewürzt mit grobem Salz und grobem Pfeffer und auf das Gemüse gelegt

Chiliflocken je nach Geschmack. Kräuter wie Koriander, Thymian oder Dill sind ebenfalls optional

In den Ofen schieben und bei 200 Grad 20 Minuten lang kochen, oder bis der Fisch durch ist. Servieren. Essen. Lächeln.

⇰ Fagioli mit Thunfisch. Eine der ungezwungenen kleinen italienischen Mahlzeiten, mit denen ich aufgewachsen bin, während alle anderen bei Toast Hawaii und Biskuitrolle saßen. Dieser Tage scheint es mir das ideale Abendessen zu sein – mit beruhigend wenig von allem, was man lieber vermeiden sollte, aber lecker ohne Ende. Die Zubereitung ist der Inbegriff der

Einfachheit, ein echter Standard, die Zutaten hat man immer im Haus, und wie Chili con Carne schmecken Fagioli am zweiten Tag sogar noch besser. Verwenden Sie ein wirklich gutes Olivenöl (je teurer, desto besser. Ist leider so. Dasselbe gilt übrigens für Schuhe). Die klassischen Fagioli mit Thunfisch werden mit Cannellini-Bohnen gemacht, man kann sie aber auch bunt zusammenwürfeln. Probieren Sie dicke Bohnen, Adzukibohnen, Schwarzaugenbohnen, wie Sie wollen. Ich gebe immer eine großzügige Menge Zitronensaft und eine Handvoll frisch gerupfte großblättrige Petersilie dazu – vielleicht nicht streng florentinisch, aber deshalb nicht weniger köstlich.

> 1 Dose Thunfisch (im eigenen Saft; zweitklassiges Öl verdient dieses Essen nicht)
> 2 Dosen Bohnen
> 1 rote Zwiebel, in dünne Scheiben geschnitten oder gehackt
> Saft einer halben Zitrone
> 1 zerdrückte Knoblauchzehe
> Ein paar EL gutes Olivenöl
> 2 TL Weißweinessig
> Großblättrige Petersilie, zerrupft
> Steinsalz und frisch gemahlener Pfeffer

Alles in eine Schüssel geben. Vermengen. Sofort verzehren oder für später in den Kühlschrank stellen. Mit dicken roten Tomaten servieren – die, die wirklich nach Tomaten schmecken, Tomaten wie ein heißer Tag in der Toskana – geviertelt, gesalzen, olivengeölt und verspeist.

Was noch? Es gibt noch andere tolle Rezepte, die wenig Kalorien haben, aber dafür unglaublich gut schmecken. Sie haben sicher Ihre eigene Hitliste, aber hier ist meine:

➻ **Orientalischer Hühnersalat.** Vier Hähnchenbrüste im Ofen backen, bis sie etwas mehr als gar sind. Ruhen lassen. In Stücke reißen. Aus einer großzügigen Handvoll Koriander und Minzeblättern, gehackter Frühlingszwiebel, Olivenöl, 1 TL thailändischer Fischsoße, 1 TL Sesamöl, dem Saft von 2 Limetten ein Dressing zusammenrühren. Anmachen und auf einem knackigen Bett von Eisbergsalat und Gurkenscheiben servieren. Das Ganze noch mal mit dem restlichen Dressing beträufeln.

↝ **Thunfisch Niçoise.** Ich koche dafür kleine Kartoffeln, Eier und dünne grüne Bohnen im selben Topf (sobald das Wasser kocht, mit einem Schaumlöffel nach fünf Minuten die Bohnen, nach zehn Minuten die Eier und nach 15 Minuten die Kartoffeln entnehmen). Abkühlen lassen; die hartgekochten Eier in eiskaltes Wasser tauchen, damit das Eigelb nicht grau wird. Richten Sie ein üppiges Nest aus angemachten Salatblättern in einer hübschen Schüssel an; geben Sie Kirschtomaten, Kerne, Oliven, Sardellen nach Geschmack und anschließend die gekühlten Bohnen, Kartoffeln und geviertelten Eier hinzu. Braten Sie die gewürzten Thunfischsteaks (für jeden eins) kurz an, so dass sie innen rosa bleiben – nicht mehr als ein paar Minuten in einer heißen gusseisernen Pfanne. Beim Braten mit Zitrone beträufeln, ruhen lassen, dann mit Liebe auf den fertigen Salat betten. Dazu Zitronenscheiben, grobgemahlenen Pfeffer und einen Hauch Seesalz. Spektakulär. Erhöhen Sie Ihr Bohnen-Kartoffel-Verhältnis, wenn Sie ein paar Kohlenhydrate sparen wollen, oder besser noch, verzichten Sie ganz auf die Kartoffeln – hier ist so viel los, dass sie eigentlich überflüssig sind. Thunfisch aus der Dose tut's genauso, wenn Sie die frische (und weitaus teurere) Variante gerade nicht zur Hand haben.

↝ **Rindercarpaccio** – roh und in ultradünne Scheiben geschnitten – mit Rucola. Gutes Rind. Guter Rucola. Zitrone. Olivenöl. Das Übliche.

↝ **Büffelmozzarella**, Prosciutto, Tomaten (wieder von der leckeren Sorte) und Basilikum mit Olivenöl und hochwertigem Balsamicoessig beträufeln.

- **Räucherforelle**, zerkleinert und mit fettarmer Crème fraîche verrührt. Dazu knackigen Sellerie und Meerrettich nach Gusto und mit einem grünen Salat serviert.

- **Omelette** mit Chili und Zwiebeln statt Käse und Schinken.

- **Gegrillter Kabeljau** mit gedämpftem grünem Gemüse. Zuckerschoten, Brokkoli mit zarten Stielen, Spargel. Schmeckt alles sehr gut.

- **Geräucherter Schellfisch** mit gekochtem Ei und einer kleinen Portion Blattspinat (auf einem Stück Küchenrolle gut abtropfen lassen; das Essen soll nicht untergehen, sondern überzeugen).

- **Ein ganzer Fisch im Ofen gebacken** – Seebarsch zum Beispiel –, mit Kräutern im Bauch und Salsa verde als Beilage.

- **Endivienblätter** mit frischer Birne und Walnüssen, gewürzt mit ein paar Krümeln Roquefort.

- **Mezze.** Belohnen Sie sich mit kleinen Geschmacksproben, zum Beispiel ... na ja, Sie wissen schon, kernlosen Oliven, grobem Hummus, Vollkorn-Pitta. Geben Sie etwas Feta dazu, ein paar halbgetrocknete Tomaten, einen Klecks Auberginendip, Selleriestangen, rote Paprika und Mohrrübe, Artischockenherzen, eingelegte Schalotten. Oder machen Sie's wie die Griechen mit einer klassischen Gurken-Tomaten-rote Zwiebeln-Feta-Kombination mit extra nativem Olivenöl und einem Spritzer Zitrone.

35 ESSEN SIE FETTVERBRENNER, KEINE FETTE

Es gibt Sachen, von denen muss man mehr essen. Sie bezirzen einen, sie lösen Heißhunger und Gelüste aus, sie sehen einen aus der offenen Packung an und sagen: *Na, komm schon, nur noch eins.* Mitgefangen, mitgehangen, hüpft der Blutzuckerspiegel hin und her wie ein Strandball, und – wumms – haben Sie den letzten Kartoffelchip intus, noch bevor Sie Zeit hatten, Ihren Gürtel zu öffnen.

Andere Sachen wiederum machen satt – zum Glück. Sie enthalten intelligente Inhaltsstoffe, die den Stoffwechsel anregen und einem für den ganzen Tag Energie liefern. Diese nährstoffreichen Nahrungsmittel gelten aufgrund ihrer Eigenschaft, den Appetit zu zügeln und die Fettverbrennung des Körpers anzukurbeln, fast schon als Zaubermittel. Hier aufgelistet finden Sie in keiner besonderen Reihenfolge neun waschechte Fettverbrenner (und der Grund, warum sie funktionieren). Keine Panik. Sie müssen nicht alles davon zu jeder Mahlzeit essen. Sie sind nicht Gwyneth Paltrow, und dies ist keine Modediät. Aber versuchen Sie doch, sie wenigstens hin und wieder in Ihren Speiseplan einzubauen. Nehmen Sie diese anstatt ihrer weniger wirksamen Geschwister. Und lassen Sie den Gürtel zu.

⇢ **Grapefruit.** Nein, nein, nein, *nein*, nicht die Grapefruitdiät, die von Ihnen verlangt, in ständiger Begleitung mehrerer Grapefruits Ihrem Tagewerk nachzugehen, wobei die einzige Abwechslung aus der einen oder anderen rosafarbenen besteht, oder hier und da einem Glas Grapefruitsaft. Derart eingleisig zu essen ist sowohl langweilig als auch desaströs. ABER es deutet einiges darauf hin, dass die Grapefruit ein saugter Fettverbrenner ist. Forscher an der Scripps Clinic in La Jolla, Kalifornien, haben ihre Wirkung auf die Gewichtsabnahme untersucht und dabei festgestellt, dass eine halbe Grapefruit vor den Mahlzeiten tatsächlich helfen kann. Auch wenn sie noch nicht ganz in trockenen Tüchern ist, lässt diese Theorie eine physiologische Verbindung zwischen der Grapefruit und einer Senkung des Insulinspiegels vermuten, wodurch die Fettspeicherung erschwert wird. Hinzu kommt, dass die Grapefruit Inhaltsstoffe wie Citrus-Liminoide und Lycopin enthält, die krebshemmend sind und pro Hälfte mit nur 39 Kalorien zu Buche schlagen.

→ **Äpfel.** Es lohnt sich wirklich, immer einen Apfel dabeizuhaben. Nicht nur ist er ein tragbares, fertig verpacktes, knackiges Kraftwerk voller Vitamin C, Ballaststoffe und Fruchtzucker, sondern stammt – wenn man schlau einkauft – wahrscheinlich eher aus der Region als eine Banane, und das wiederum bringt Vorteile sowohl für die Gesundheit als auch für die Umwelt. Äpfel sind auch eine hervorragende Pektinquelle, ein löslicher Ballaststoff, der vom Körper nicht aufgenommen wird, aber auf der Reise durch den Körper hindurch umso nützlicher sein kann. Pektin macht den Apfel zu einem ungeheuer funktionalen Lebensmittel; offenbar sorgt es dafür, dass geringere Mengen Fett von den Fettzellen absorbiert werden, es hilft, den Blutzuckerspiegel im Gleichgewicht zu halten, und kann sogar den Magen dazu anregen, sich langsamer zu leeren. Das heißt, man bleibt länger satt. Zusätzlich zu all diesen Vorteilen fand man kürzlich heraus, dass Pektin antikarzinogene Wirkung im Darm hat. Hinzu kommt, dass der Apfel auch ästhetisch ansprechend ist: Er liegt gut in der Hand, hat rosige Bäckchen, erklärt einem das Gesetz der Schwerkraft und macht sich wunderbar mit Nelken in einer Torte. Hätte ich die Wahl zwischen einem einzigen Cox Orange und sechs Kiwis – keine Frage, was ich nehmen würde.

→ **Olivenöl.** Wissenschaftler haben kürzlich entdeckt, dass Ölsäure – eine Fettsäure, die im Olivenöl (aber auch in Nüssen und Avocados) reichlich vorhanden ist – eine Reaktion im Körper auslöst, die den Appetit hemmt. Sie wird vom Verdauungssystem in ein Hormon namens Oleoylethanolamid umgewandelt: unaussprechlich, ja, aber ein sehr effektives Anti-Diätmittel, das einen auch zwischen den Mahlzeiten sattmacht, wie es eine Tüte Skittles niemals fertigbrächte.

↝ **Leinsamen.** Diese Samen sind ganz klein, aber jeder einzelne ist ein Cocktail voller guter Sachen. Sein lateinischer Name, *Linum usitatissimum*, bedeutet »höchst nützlich« – und ein kurzer Blick auf seine Vorteile beweist, warum er so heißt: Leinsamen sollen gut gegen hohen Blutdruck sein, sie sollen für gesunde Knochen sorgen, den Cholesterinspiegel senken und – was für uns sehr wichtig ist – den Stoffwechsel anregen, was wiederum die Gewichtsabnahme unterstützt. Die winzigen Samen sind reich an Alpha-Linolensäure (ein Omega-3-Fett), und sie sind eine hochkonzentrierte Quelle antiviraler Antioxidantien, davon abgesehen, dass sie alle möglichen Vitamine und Mineralien und nicht zuletzt eine Menge verdauungsfördernde Ballaststoffe enthalten. Sie haben einen leicht nussigen Geschmack und lassen sich hervorragend unter Ihre morgendlichen Getreideflocken oder in Ihr Porridge rühren. Nehmen Sie kaltgepresstes Leinsaatöl für Ihr Salatdressing (aber nicht damit kochen, denn all die guten Wirkstoffe gehen beim Erhitzen verloren).

↝ **Lecithin.** Klingt wie ein künstlicher Zusatzstoff, aber tatsächlich ist Lecithin ein wichtiger Bestandteil Ihres Körpers. Etwa ein Drittel vom »Trockengewicht« Ihres Gehirns – ja, ja, ist nicht so lecker, aber geben Sie mir einen Moment – besteht daraus. Lecithin ist eine fettähnliche Substanz, die in der Leber produziert wird und im Wesentlichen für den Bau der Zellmembrane und damit für die Aufnahme und Ausscheidung von Nährstoffen verantwortlich ist, ähnlich wie der Türsteher vor einem Club. Es enthält sehr viel Vitamin B, vor allem Cholin, das mit der waschmittelähnlichen Fähigkeit begnadet ist, Fett zu spalten. Fakten hin oder her, was Sie eigentlich nur wissen müssen, ist, Lecithin gehört zu den Guten. Sie finden es in Soja-bohnen, Eiern (das Wort selbst stammt vom griechischen Wort *likithos* und bedeutet Eigelb), Getreide und Bierhefe. Es ist Ihr Fettschild. Tragen Sie's und ziehen Sie in den Kampf.

↪ **Knoblauch.** In Labortests mit Ratten haben Wissenschaftler am Weizmann-Institut in Israel herausgefunden, dass Knob-lauch offenbar die Gewichtszunahme verhindert und durch einen Prozess, der noch nicht vollständig analysiert ist, sogar zur Gewichtsabnahme führen kann. Als Mittel gegen Vampire wurde es wohl nicht getestet – aber es würde mich wirklich nicht wundern, wenn auch das noch wissenschaftlich belegt wird. Knoblauch, wie der Biochemiker David Mirelman sagt, sei eine multifunktionale »Wunderdroge«, die sowohl blutdruck-senkende Eigenschaften habe als auch gut gegen Diabetes sei – dank eines Bestandteils namens Allicin. Diese schwefel-haltige Verbindung ist es, die dem Knoblauch seine Würze gibt und, so glaubt man, sowohl die Zellen schützt als auch gespeichertes Fett abbaut. Auch wenn Ihnen das alles spa-nisch vorkommt, sollten Sie zumindest den hohen Stellenwert des Knoblauchs in der Geschichte anerkennen. Er half beim Bau der Pyramiden; er gab den griechischen Athleten Kraft; er schützte die römischen Zenturionen; Hippokrates empfahl Knoblauch gegen Infektionen, Wunden, Lepra und Verdau-ungsstörungen. Ich empfehle es für Spaghetti alla Puttanesca. Oder ganze ungeschälte Zehen mit Haut mitbraten, wenn Sie ein Stück Fleisch im Ofen garen.

↪ **Blaubeeren.** Im Pantheon der Superlebensmittel sind wenige so reizend und schmackhaft wie die Blaubeere. Diese Mega-beeren enthalten massenweise Antioxidantien und sind ge-rammelt voll mit funkelndem Vitamin C – welches, wie Sie bereits in Punkt 11 gelernt haben – ein wichtiges Werkzeug für die Gewichtskontrolle darstellt.

Mandeln. Man sollte sich immer wieder vergegenwärtigen, dass die Lebensmittelindustrie sehr gut darin ist, ihre Produkte als Wunder-, Super-, Über- und Ähnliches anzupreisen. Mandeln jedoch sind so ziemlich die göttlichste aller Speisen. Vergessen Sie Milch und Honig. Essen Sie Mandeln. Schon seit Jahren ist unter Wissenschaftlern bekannt, dass Menschen, die regelmäßig Mandeln essen, tendenziell weniger wiegen als Menschen, die keine essen. Warum, war bislang nie ganz klar – bis in einer Reihe von Untersuchungen das Rätsel der Mandel aufgedeckt wurde. Eine Studie an der Purdue University in Indiana fand heraus, dass zwei Portionen Mandeln zusätzlich zu einer Diät keinerlei Wirkung auf das Körpergewicht oder den Prozentsatz des Körperfetts hatten, aber dafür sehr sättigend waren. Die Forscher fanden zudem heraus, dass die Ballaststoffe in den Mandeln offenbar die Fettverdauung und -absorption zum Teil blockieren. Vorläufige Studien an der University of Toronto legen nahe, dass Mandeln die Wirkung von kohlenhydratreicher Nahrung auf den Blutzuckerspiegel verringern. Zu schön, um wahr zu sein? Wer weiß? Mein Gefühl sagt mir: Probieren Sie's einfach aus. Mandeln stecken voller Proteine, sind nahrhaft und ballaststoffreich; sie riechen nicht, sie laufen nicht aus und sie passen (wie ich zufällig weiß) wunderbar in die Innentasche einer Hermès Kelly Bag.

Sonnenblumenkerne. Zum Bersten gefüllt mit guten Fetten. Und Eisen, Zink, Kalium, Ballaststoffen, Vitamin E und B1, Magnesium, Selen ... ich könnte noch stundenlang so weitermachen, aber das wirklich Bahnbrechende daran ist, dass man ewig braucht, um sie zu essen, vorausgesetzt, man nimmt die ungeschälte Variante. Ein ganzer Abend kann vorbeiziehen, an dem man eifrig wie ein Wiesenpieper daran herumgepickt und kaum sieben Kerne geschafft hat. Einfach genial.

36 SCHMEISSEN SIE DIE BRATPFANNE RAUS UND KAUFEN SIE SICH EINEN DAMPFKOCHTOPF

Indem Sie von Gebratenem zu Gegrilltem wechseln und einen Dampfkochtopf verwenden, werden Sie so viele Kalorien sparen, dass es Sie vom Hocker haut. Wenn Sie Pommes lieben, bloß keine Packung Tiefkühlpommes öffnen und in die Fritteuse geben; zerschneiden Sie lieber eine Kartoffel und legen Sie die Scheiben mit einem Strauch Rosmarin und einem Spritzer Olivenöl auf ein Backblech in den Ofen. Anstatt eine ganze Mahlzeit in der Bratpfanne aufzubauen, bauen Sie sie lieber in einem mehrstöckigen Dampfkochtopf. Beginnen Sie im Erdgeschoss mit einem zarten weißen Fischfilet, im nächsten Stock Zuckererbsen und im Penthouse eine Handvoll jungen Spinat. Auch hier wieder: kleine Veränderungen, großes Kaloriensparen. Selbst ist die Frau, packen Sie's an!

37 ÜBERLEBEN SIE DIE KNABBERATTACKEN

Ich bin keine Xanthippe. Ich weiß, dass Sie eventuell hin und wieder mit etwas Naschwerk Ihr Ghrelin unter Kontrolle bringen müssen. Aber wenn Sie schon naschen müssen, tun Sie's mit Verstand und suchen Sie sich eine leckere, kalorienarme Knabberei. Statt irgendwelches Zeug zu futtern, das in Reagenzgläsern gezüchtet und an Ratten getestet wurde, naschen Sie lieber Natur pur. Hollywoodlegenden zufolge greifen viele A-Promis auf Spargel und Petersilie als Snack zurück, weil sie überzeugt sind, dass die Häppchen den Appetit zügeln und nicht blähen (das stimmt nicht, auch wenn Spargel leicht harntreibend ist und einem dadurch das Gefühl geben kann, leichter zu sein). Man muss es auch nicht gleich übertreiben und nichts als eine Handvoll Rosinen essen wie Elizabeth Hurley oder ein paar Zuckerschoten wie Victoria Beckham. Probieren Sie's lieber hiermit:

●▸ **Seien Sie gewappnet.** Verlassen Sie niemals hungrig das Haus, sonst werden Sie direkt auf die nächste Bäckerei zusteuern (vgl. dazu Tipp 35, dann verstehen Sie auch, warum). Meine liebe Freundin Valerie hat immer ein gekochtes Ei in ihrer Mulberry-Handtasche, aber sie ist auch sonst ein bisschen komisch.

●▸ **Schmeicheln Sie Ihrem Mund** gelegentlich mit einem Leckerbissen. Es ist Ihr Mund, und Sie entscheiden, was hineinkommt. Ob's was für Sie ist, weiß ich nicht, aber ich bin im Moment ganz auf Fisherman's-Friend-Kirsch-Minzbonbons abonniert, ein Geschmacksbömbchen von eigentümlicher Schlagkraft in Form einer Tablette von nur drei Kalorien, die man in jeder Drogerie neben der Kasse bekommt, gleich neben den Vitamin-C-Tabletten und den Erdbeer-Kondomen. Ich bin ebenfalls ein Fan von Proctor's-Pinelyptus-Pastillen, schön altmodisch und »genossen von Lords, Ladys, öffentlichen Rednern, Sängern und Parlamentsmitgliedern für eine klare Stimme«. Vielleicht bevorzugen Sie orangefarbene Tictacs. Oder dieses Pfefferminzkaugummi, das so scharf ist, dass einem die Augen tränen und die Haare zu Berge stehen. Was immer es sei, die Idee ist, von Zeit zu Zeit mit Ihrem Mund zu flirten – ihm ein paar kräftige Geschmacksschübe zu gönnen –, damit er Sie nicht in Versuchung führt. Lieber ein Tictac als drei Runden Toast mit Erdnussbutter.

●▸ **Packen Sie die Päckchen ein.** Sie brauchen keinen Doktortitel in Ernährungswissenschaften, um zu erkennen, dass Sie nur das naschen sollten, was irgendwo *wächst* – Oliven, Blaubeeren, Cocktailgürkchen, Mini-Rote-Bete, Kerne aller Art, Kirschtomaten, geschnittene Gurken und Karotten. Tragen Sie immer etwas davon bei sich. Tauchen Sie's notfalls in Hummus oder Tsatsiki. In diesem Moment steht neben meiner Tastatur ein hübsches Schälchen Kirschtomaten am Strauch (deren Aroma mich an den intensiven Duft im Gewächshaus meiner

Großmutter im Hochsommer erinnert, die stickige warme Luft und das Sirren der Insekten und die grün und erdig duftenden Tomatenpflanzen). Eine Handvoll dicke Radieschen liegen auch dabei – diese langen, die immer leicht beschämt aussehen – und helle weiße Blumenkohlröschen frisch aus dem Kühlschrank. Puddingteilchen sind's nicht gerade, ich weiß, aber immerhin füllen sie dieses kleine Loch im Bauch, wenn man mit müßigem Unterkiefer bei der Arbeit sitzt und der Magen zwar noch nicht nach Mittagessen schreit, aber einem zu verstehen gibt, dass er ein bisschen Aufmerksamkeit gebrauchen könnte.

↝ **Essen Sie scharf.** Meiden Sie langweiliges Essen und knabbern Sie stattdessen feurig heiße Chilis und intensive Geschmäcker, an die sich Ihr Gehirn erinnern wird. (Ich stehe zurzeit auf kleine Piquillo-Paprikas; sie wachsen in Nordspanien, werden von Hand gepflückt und über einem offenen Feuer geröstet, geschält und im eigenen Saft in ein Glas gepackt.) Sie bevorzugen vielleicht Manzanilla-Oliven, gefüllt mit Sardellen für den salzigen Kick, oder süß eingelegte Guindilla-Chilis oder dünne Streifen Paprika-Chorizo. Während Sie an diesen leidenschaftlichen Snacks naschen, freuen Sie sich darüber, dass Forscher an der Laval University in Kanada kürzlich entdeckt haben, dass scharfe Peperonis den Stoffwechsel ankurbeln, den Heißhunger kühlen und helfen, Kalorien zu sparen. Offenbar kann Capsaicin (der Stoff, der für die Schärfe von Chilis, Cayennepfeffer etc. verantwortlich ist) »den Körper kurze Zeit dazu anregen, mehr Stresshormone freizusetzen, wodurch der Stoffwechsel angekurbelt wird und mehr Kalorien verbrannt werden«. Ingwer, Mischgewürz und schwarzer Pfeffer sollen laut Forschungen an der Universität von Maastricht eine ähnlich thermogene Wirkung haben. Also, heizen Sie sich von innen ein.

↝ **Als letzte Instanz:** Also gut, wenn's unbedingt sein muss, essen Sie einen Jaffa Cake. Diese weichen Plätzchen enthalten zwar Zucker und natürlich auch Kalorien, aber relativ wenig Fett (1 g pro Stück). Bei 100 g macht das allerdings 8 g Fett, also nehmen Sie sich nicht gleich das nächste vor. Aber Sie werden die Illusion von Fett gehabt haben, in Form von sehr viel Geschmack. Oder aber Sie essen ...

➤ **Selbstgemachtes Popcorn.** Madonnas Lieblingsknabberei ist genauso frech, hat aber nur wenig teuflische Kalorien (solange man das Popcorn nicht mit Butter, Zucker oder einer Kombination aus beidem überschüttet).

38 WENN SIE HUNGER BEKOMMEN, PUTZEN SIE SICH DIE ZÄHNE

Funktioniert immer. Wenn Sie sich nach einer Mahlzeit die Zähne putzen, glauben manche, dass der neue Geschmack dem Gehirn ein Signal sendet, man sei satt. Ihren Zahnarzt wird's jedenfalls freuen.

39 BESTELLEN SIE EINEN NACHTISCH MIT ZWEI GABELN

Doppelt so viel Spaß, nur die Hälfte der Kalorien. Es gibt natürlich noch unzählige andere Tricks, um beim Essen Kalorien zu sparen.

➤ **Bestellen Sie zwei Vorspeisen und keine Hauptspeise.**

➤ **Schwören Sie sich, keinen Nachtisch zu essen,** und gewähren Sie sich jeden dritten Dienstag eine Amnestie.

➤ **Wählen Sie Speisen, die umständlich zu essen sind** – Hummer oder Krebse zum Beispiel. Sie beschäftigen Hände und

Mund, sind außerordentlich gesellig und veritable Zeitfresser. Ich fand schon immer, dass es wenig Geselligeres gibt als eine Platte eisgekühlter *fruits de mer* bei Bofinger in der Rue de la Bastille, der ältesten Brasserie in Paris und Stammlokal von Präsidenten und Ministern wie den Chiracs und Chevaliers. Ein ganzer vergnüglicher Abend kann vorbeiziehen, und Sie haben mit den Wellhornschnecken noch nicht mal angefangen.

↬ **Dasselbe gilt für eine knusprige Pekingente** im Chinarestaurant; sie dauert lange und macht Spaß, indem sie sowohl die Unterhaltung in Gang hält als auch tatkräftige Mitarbeit erfordert.

↬ **Und für Artischocken.** So gesellig – aber tauchen Sie die Blätter in Vinaigrette, nicht in geschmolzene Butter.

↬ **Und für Edamame-Sojabohnen aus der Sushi-Bar.** Oder aus einer kleinen Keramikschale auf Ihrem Schreibtisch (pro 100 g nur 3 g Fett!). Saté, möchte ich nebenbei bemerken, ist zwar umständlich zu essen, aber aus allerlei Gründen weniger geeignet. Das Fleisch ist meistens gebraten, wird mit einer schweren Erdnusssoße serviert und birgt immer die Gefahr, dass es Ihnen so geht wie mir damals in einem vornehmen Lokal. Beim Versuch, ein Stück Huhn vom Spieß loszueisen, ging ich etwas zu energisch vor, und auf einmal schoss das Fleisch wie Superman durch den Raum und landete zwei Tische weiter in der Handtasche einer Dame. Die aber ahnungslos weiteraß. Bis heute habe ich geschwiegen. Jetzt ist es raus. Mir fällt ein Stein vom Herzen.

40 SÜNDIGEN SIE AUF HOHEM NIVEAU

Ich wäre die Erste, die sich dem anonymen Sprichwort verschreiben würde, dass es vier Grundnahrungsmittel gibt: Milchschokolade, Zartbitterschokolade, weiße Schokolade und Trüffel. Wir alle wissen, es gibt Zeiten im Leben und Zeiten im Monat, da kann eine Prise Kakao einen wesentlichen Beitrag dazu leisten, dass man sich geliebt und geborgen, ja wieder wie ein Mensch fühlt. Niemand verlangt von Ihnen, den lieben langen Tag ausschließlich gesunde Sachen zu essen. Und geben Sie nichts auf die Kardiologendiät, die da lautet: Wenn's schmeckt, sofort ausspucken. Verzicht ist schließlich kein Leben – und darum geht's uns hier doch: um erreichbare und bleibende Veränderungen. Aber *wenn* Sie sich schon mal was gönnen, dann sollte es wirklich etwas Gutes sein und kein Müll. Wie wär's mit einem köstlich zerlaufenen Brie statt überbackenem Käsetoast; einem Château Chic statt dem billigen Fusel; einem Riegel Geranienblütenschokolade statt der berüchtigten XXL-Tafel Luftschokolade. Und sorgen Sie dafür, dass die gelegentlichen Gratifikationen wirklich eine Ausnahme bleiben – sonst folgen Sie wie Hänsel und Gretel einer Spur von kleinen Leckerbissen und sind im Nu wieder bei Ihrem alten, dicken Ich angekommen.

Wenn Sie schon außerplanmäßig naschen, dann Nahrungsmittel, die wenigstens auch gut für Sie sind:

➻ **Rotwein.** Ein Gläschen *vino rosso* ist zwar relativ kalorienreich, enthält aber auch jede Menge Resveratrol, einen Stoff, der sich in verschiedener Hinsicht positiv auf die Gesundheit auswirken soll – zum Beispiel, indem er den Folgen der Völlerei entgegenwirkt. Studien an der Universität von Maastricht belegen, dass Traubenextrakt die Kalorieneinnahme verringern kann; gleichzeitig haben Forscher an der Harvard University entdeckt, dass Resveratrol den Alterungsprozess bei Nichtsäugetieren aufhält. Was zwar noch nichts heißen will, aber man kann's ja mal drauf ankommen lassen, oder?

→ **Butter.** Glücklicherweise enthält Butter konjugierte Linolensäure, die angeblich das Brustkrebsrisiko vermindert. Umso besser. Dennoch sollten Sie nicht gewohnheitsmäßig, sondern nur zu besonderen Anlässen Butter essen. Kochen Sie mit Oliven- oder Rapsöl und essen Sie nur hin und wieder einen Klecks Butter. Sonntags zum Beispiel, mit warmem Toastbrot und der Zeitung.

→ **Vernünftige Schokolade.** Neueste Forschungen haben ergeben, dass Kakao womöglich noch mehr Antioxidantien enthält als grüner Tee. Außerdem soll Schokolade, wie jeder Werbefachmann weiß, ein Aphrodisiakum sein und den Serotoninspiegel hochtreiben, und sie kann einen schrecklichen Montag wenigstens halbwegs retten. Wie Gwyneth Paltrow mal in der *Grazia* gestand: »Gelegentlich esse ich ein gutes Stück Schokoladenkuchen.« Die Vokabeln, auf die es hier ankommt, sind »gelegentlich« und »gut«, nicht »Schokoladenkuchen«. Denken Sie stets daran, dass jede Art von Schokolade Fett und Zucker enthält, manche aber fetthaltiger und süßer ist als andere. Kaufen Sie immer die hochwertigere Schokolade. Wenn Sie das nächste Mal in ein Stück Zartbitter-Chili oder Erdbeerrosa Pfeffer beißen, denken Sie jedenfalls nicht: »O weh, Kalorienbombe!« Denken Sie: »Mhmm, Antioxidantien!«

Und wenn Sie doch mal vom rechten Weg abgekommen sind, betrachten Sie's als kleinen Ausrutscher, nicht als griechische Tragödie. Machen Sie einfach weiter. Es gibt Besseres zu tun, als Trübsal zu blasen. Nämlich? Das nächste Kapitel zu lesen.

KAPITEL FÜNF
WIE MAN SICH SO ANZIEHT,
DASS MAN DÜNN AUSSIEHT

... und die ganze Welt hinters Licht führt

Sie haben schon viel geschafft, meine Liebe. Sie haben entdeckt, wie man sich striegelt und bügelt, wie man sich dünner denkt und intelligenter isst. Und jetzt kommt etwas himmlisch Einfaches. Sie wollen nur deshalb abnehmen, weil Sie glauben, Sie sähen dick aus? Dann sehen Sie doch einfach nicht dick aus! Was Sie brauchen, ist das Insiderwissen einer Modefachfrau zum Thema Kleidung, die schlankmacht – raffinierte Tricks und Kniffe, um Ihrer Garderobe die ganze Arbeit aufzuhalsen, damit Sie es leichter haben.

41 BESORGEN SIE SICH EIN DIÄTKLEID

Mark Twain bemerkte einmal sehr treffend: »Die Kleidung macht den Mann. Nackte Leute haben wenig oder keinen Einfluss in der Gesellschaft.« Absolut korrekt. Was er dabei allerdings nicht berücksichtigte, war, dass Kleidung allein noch keine Frau macht. Sie kann sogar das Gegenteil bewirken. Alles hängt von Dutzenden von kleinen Entscheidungen ab, die einem durch den nicht mal völlig klaren Kopf schießen, wenn man morgens vor dem Kleiderschrank steht. Soll man die Latzhose wagen, um die Kinder zur Schule zu bringen? (Eher nicht.) Ist ein Hosenrock akzeptabel für ein Treffen mit seinem Makler? (Möglicherweise, wenn Sie sich Wohnungen mit Eckbadewannen zeigen lassen wollen.) Können Sie mit dem Ausschnitt in die Kirche? (Ja, aber tragen Sie ein Tuch drüber.)

Unablässig läuft man Gefahr, falsch angezogen zu sein – eine lästige Sache, die Männer so gut wie nicht kennen, da sie wissen, dass sie im Anzug immer mehr oder weniger passend angezogen und ansehnlich sind. Wir Frauen aber brauchen Kleider, denen wir vertrauen und auf die wir uns bei Sturm oder Hitzewelle verlassen können, Kleider, die uns behutsam an die Hand nehmen, mit uns durch dick und dünn und alles Mögliche dazwischen gehen. Und vor allem brauchen die meisten von uns, in den meisten Fällen, ein Diätkleid.

Dieses fabelhafte Teil ist Dreh- und Angelpunkt eines dünneren Daseins, und obwohl die Details gänzlich individuell sind, gibt es einige Regeln, die für uns alle gelten. Der Erfolg eines Diätkleids hängt fast gänzlich von seinem Schnitt ab, und aus diesem Grund lohnt es sich, Zeit und Geld in den Kauf zu investieren. Es gibt Modemacher, die die Kurven der weiblichen Figur studiert und ein wahres Händchen für Diätkleider entwickelt haben. Alber Elbaz zum Beispiel, Designer bei Lanvin, hat ein ärmelloses Kleid der Superlative entworfen, dem es irgendwie gelingt, den von uns so verhassten schlackernden Oberarm zu kaschieren. Vielleicht lieben Sie Ihre Arme, können aber Ihre hängenden Schultern nicht ausstehen? In dem Fall brauchen Sie etwas Polsterung in dem Bereich, um sie etwas anzuheben. Vielleicht wollen Sie ja Ihre Taille wiederentdecken, oder Sie spielen mit dem Gedanken an ein Top mit Dreiviertelärmel, um ein elegantes Handgelenk besser zur Geltung zu bringen. Was es ist, spielt eigentlich keine Rolle: Der Punkt ist, dass Sie, und Sie allein, Ihr Kapital ausfindig machen und in dieses Kapital investieren müssen.

Obwohl es bewundernswert hart arbeitet, sogar Überstunden macht, sollte ein Diätkleid das unauffällige Element in Ihrem Kleiderschrank sein – nicht die verschärfte, sexy, offensive Nummer, die auf Partys fremde Männer anbaggert. Nicht das, das jedem sofort ins Auge fällt und an das sich alle noch erinnern, wenn's mal wieder rausdarf. Nicht das, das Ihre Aufmerksamkeit braucht wie ein Säugling, weil es an Ihrem Oberschenkel hochgeklettert ist oder nach unten gerutscht ist und den Träger Ihres BHs freigelegt hat. Nein. Ein Diätkleid ist stark und schweigsam. Zuverlässig. Selbstbewusst.

Der Schnitt wird im Großen und Ganzen von Ihrem Körper abhängig sein. Mein Diätkleid zum Beispiel ist aus köstlichem mitternachtsblauem Seidenjersey, die Farbe von tiefem Wasser. Es ist hochgeschlossen – was bei mir schon eine Seltenheit ist –, hat einen asymmetrischen Saum, Glockenärmel und eine tiefe Taille. Hört sich schlimm an? Dann Finger weg, ist eben meins. Der Punkt ist, dass *ich* in diesem Kleid das Gefühl habe, toll auszusehen. Genauer gesagt, ich habe das Gefühl, dünn zu sein. Es ist glatt und geschmeidig und verlängert optisch meinen Körper, anstatt ihn in die Breite zu ziehen. Es liegt an den richtigen Stellen eng an und geht taktvoll über die falschen hinweg, und vor allem aufgrund meines Körpers darin ist es mein Diätkleid. Ihr Diätkleid ist wahrscheinlich ganz anders geschnitten. Es könnte in der Taille eng sein oder einen weiten Rock haben, um kräftige Oberschenkel zu kaschieren. Es könnte Ihr märchenhaftes Dekolleté zur Geltung bringen oder die Betrachter von Ihren hübschen Knien überzeugen. Es könnte sich tänzelnd über Ihren

Brustkorb bewegen oder Ihrer entzückenden Wespentaille zu ihrem großen Auftritt verhelfen. Nur Sie erkennen sofort, wann Sie das perfekte Kleid gefunden haben – Sie werden es an Ihrem Lächeln erkennen, wenn Sie zum ersten Mal damit in den Spiegel schauen.

Einen vorteilhaften Schnitt zu finden erfordert Beharrlichkeit und Fantasie. Wenn Sie es einmal gefunden haben, drücken Sie's an ihren dankbaren Busen und lassen es nie wieder los. Hier nun ein paar Tipps, um Sie auf den richtigen Weg zu bringen:

➺ **Ein Rock mit A-Linie ist ein gnädiger Rock.** Dieser Schnitt beherrscht die diplomatische Kunst, die Schulterpartie weniger breit erscheinen zu lassen, während er geschickt über die üblichen Problemzonen Bauch, Po und Oberschenkel hinweggleitet. Er ist das, was Modejournalisten gern einen »No-Brainer« nennen, weil er Form mit Funktion verbindet und weil man sich nicht eine Sekunde lang darüber den Kopf zerbrechen muss.

➺ **Soll ich's Ihnen als Geschenk einwickeln?** Wenn Sie eine üppigere Oberweite besitzen, dann dürfte Folgendes ideal für Sie sein: Es geleitet das Auge nämlich am tiefen Dekolleté entlang nach unten, um zu einer Taille zu gelangen, die wegen des so strukturierten Oberteils und des sich kräuselnden Rocks umso schmaler wirkt. Das Wickelkleid kam als Erfindung von Diane von Fürstenberg in den 70er Jahren in Mode, hatte zu Discozeiten im Studio 54 und auf der Park Avenue seinen großen Auftritt und machte überhaupt eine Menge Wind. Um die Mitte jenes Jahrzehnts produzierte DvF 15 000 Kleider pro Woche. Wie von Fürstenberg sagt: »Im Wickelkleid fühlten sich die Frauen so, wie sie sich wirklich fühlen wollten ... frei und sexy ... Es passte auch in die Zeit der sexuellen Revolution: Wer es drauf anlegte, hatte das Kleid in weniger als einer Minute ausgezogen!« Es war eine Befreiung für die Frauen und zudem überraschend gnädig. »Das Besondere daran ist«, sagte DvF, als sie das Kleid im Jahr 1997 erneut lancierte, »dass es sich dabei um ein ganz traditionelles Kleidungsstück handelt. Es erinnert an eine Toga, einen Kimono, ohne Knöpfe und ohne Reißverschluss. Meine Wickelkleider aber waren aus Jersey und modellierten den Körper.« Aha! *Modellieren* ist das Zauberwort – und solange Sie noch keins angehabt haben, werden Sie seine segensreichen Eigenschaften nicht wirklich zu schätzen wissen können: die Art, wie es die Figur aufleben lässt, kleine Pölsterchen geflissentlich übersieht und ungewöhnlich liebenswürdig ist zu einer Taille, bei der eine Hose ein klein wenig kneift. »Ich würde fast behaupten, das Wickelkleid sitzt bei Kurven besser«, sagt seine Erfinderin. Also los, schlagen Sie zu!

↪ **Das Empire schlägt zurück.** Wenn Sie, wie ich, einen Bauch haben, der sich gern in den Vordergrund drängt, gehört er in die Empireform. Warum, liegt auf der Hand – der knapp unterm Busen liegende Saum und der locker fallende Stoff kaschieren allerhand Problemzonen. Tief durchatmen. Das Diätkleid als Retter in der Not.

↪ **Tragen Sie die Taille tiefer, tragen Sie eine Nummer kleiner.** Wenn Sie um die Mitte herum eher vollschlank sind – ja, meine Damen, wir wissen, wer gemeint ist –, dann wird die schlichte Zweckmäßigkeit einer tieferen Taille so ziemlich denselben Effekt erzielen wie der Empireschnitt, nämlich das Auge von der Bauchgegend weg und in diesem Fall hübsch auf die Hüfte zu lenken. Und dort kann der Blick ruhig ruhen – wie Frauen, die Hüfthosen lieben, Ihnen jederzeit attestieren werden: Der Körper wird gestreckt, der Po schrumpft, die Frau darin leuchtet wie ein Sonnenstrahl und rockt den Raum.

↪ **Im Zweifelsfall geht immer das Lucky-Kleid (oder das Galaxy-Kleid oder das Power-Kleid ...).** Meist gibt es ein Kleid der Saison, und durch irgendein geniales physikalisches Modegesetz ist dieses Kleid meist ein Diätkleid. Insofern war Roland

Mourets Galaxy-Kleid vor einiger Zeit der absolute Höhepunkt dieser Kunst. Es saß perfekt, machte dich größer und beherrschte den tollen Trick, Lockeres und Schwammiges (Bauch, Beine, Po) in etwas insgesamt Festeres und Reizvolleres zu verwandeln. Und zwar allein durch seinen Schnitt: die figurbetonten, bedeckten Schultern, den dynamischen Verlauf vom Ausschnitt bis zum Saum, den Hightech-Stoff, der den Körper umspielt wie tausend kleine Küsse.

In jüngster Zeit wird Ihnen vielleicht das Lucky-Kleid der Issa-Designerin Daniella Helayel aufgefallen sein, das Scarlett Johansson, Hilary Swank, Kristin Davis und Kate Middleton trugen. Die Modewelt ist sich einig: Dieses Kleid kann alles, und man fühlt sich garantiert umwerfend darin. Wie das geht? »Das Lucky-Kleid ist wohl deswegen so ein Hit, weil es bei jeder Körperform vorteilhaft ist«, sagt Helayel. »Ich habe angefangen, Kleider zu entwerfen, weil ich nie etwas finden konnte, was mir wirklich gut stand – ich bin Brasilianerin, und ich habe Kurven. Es scheint einfach eines dieser Kleider zu sein, in dem sich jede Frau wohlfühlt.« Der eckige Halsausschnitt ist bei fast jedem Busen vorteilhaft, das gesteppte Mieder zähmt den Oberkörper, der ausgestellte Rock gibt den Beinen, der Taille, der ganzen Frau die willkommene Illusion von Schlankheit (während es großzügig über den Po hinweggeht). Der Power Dress von Preen dagegen – ein Standard in der Kollektion des Labels – tut Ähnliches, nur mit einem heißeren Schnitt und sehr viel mehr PS. »Wir haben es als ultimatives Cocktailkleid entworfen, das festigt und Selbstvertrauen gibt«, sagt Justin Thornton, Designer bei Preen. Diese Illusion kommt durch diverse raffinierte Tricks zustande: Breite Träger machen die Schultern schlank (und man kann, sehr wichtig, einen BH drunter tragen); Abnäher und Falten aus dehnbarem Elastan umschwingen den Körper, betonen Vorteile und umschiffen Problemzonen; der schlauchförmige Rock (der alles umzingelt wie ein Hütehund) wird durch eine zweite Lage weicher – damit man nicht aussieht wie eine Barschlampe; das ganze Teil ist gefüttert mit einer zweiten Haut aus »Power-Netz«, einem strapazierfähigen, figurformenden Geflecht, das normalerweise bei der Herstellung von Miederwaren verwendet wird. Gang rein und Gas geben.

WOZU EIN KLEID?

Es gibt immer ein besonderes Teil, das eine Modesaison in sich zusammenfasst und Sie blitzschnell vom letzten Monat in den nächsten katapultiert. Wenn Sie die richtigen Veranstaltungen besuchen, werden Sie gelegentlich Modeleute, auf einem noblen Bankett beispielsweise, in kleinen Grüppchen zusammenstehen und tuscheln hören: »Ich sag nur: Cardigan« oder »Hosen! Wir setzen jetzt auf Hosen!« Diese Saison ist es der Ballonrock, nächste könnte es die Caprihose oder der Marinemantel sein. Aber in den allermeisten Fällen ist es ein Kleid, die unumstrittene feste Burg der Mode. Der Grund für seine alles überragende Beliebtheit ist seine Vielseitigkeit, seine Wandelbarkeit, seine Weiblichkeit und – in erster Linie – der Umstand, dass man sich's über den Kopf zieht, und fertig. Wie der Lanvin-Designer Alber Elbaz einmal sagte: »An Kleidern liebe ich, dass sie nicht nur hübsch und romantisch sind, sondern auch schlicht. Ich liebe dieses Reißverschluss-auf-Reißverschluss-zu. Ein Kleid ist die modernste aller Uniformen.«

42 FINDEN SIE DIE RICHTIGE JEANS

Manchmal habe ich das Gefühl, als wäre ich von perfekten Pos umgeben. Wohin das Auge reicht, perfekte Pos – da steigt wieder einer in ein Taxi, da rutscht einer vom Barhocker, da joggt einer an mir vorbei. Über die Jahre habe ich mir einiges Wissen zum Thema Rückansichten angeeignet, ähnlich wie die Bauarbeiter, die gleichzeitig einem Po eine Note zwischen 1 und 10 geben, eine Ladung Zement auf einen Betonbaustein hauen und in ein Eibrötchen beißen können. Ich bin fasziniert von den Gesäßen fremder Frauen, ebenso wie von fremden Küchen (wenn sie toll sind) und Beziehungen (wenn sie nicht so toll sind). Natürlich ist das ein Hobby, das aus Neid erwächst, aber durch den Gedanken geadelt wird, dass auch ich mit etwas Mühe und Abstinenz einen Po haben könnte, der sich im Bikini tadellos benimmt.

Der schönste Po, den ich kenne, gehört meiner Freundin Freya, und er steckt immer in extrem verschärften Jeans. Verschärfte Jeans sind von der richtigen Marke (True Religion, Sass & Bide, Citizen of Humanity, Hudson, J Brand), ebenso wie blöde Jeans von der falschen Marke sind. Aber jetzt kommt der Knüller. Erst als ich mit Freya und ihrem Superpo mal in Urlaub fuhr, erkannte ich, dass es *allein* an den Jeans lag. Von Stoff befreit, sah ihr Hinterteil ziemlich durchschnittlich aus. Die Jeans waren es also, die ihren Po so zum Hingucker machten.

Also, Mädels. Nichts auf der Welt kann Ihre Vorzüge so hübsch verpacken wie die perfekte Jeans. »Jeans«, sagte einmal Mary Quant, »sind die großartigste Erfindung überhaupt.« Die Frage ist nur, wie erlegt man dieses flüchtige Tier, wie kommt man an die perfekte Jeans? Wie bei den meisten Modefragen hängt viel von dem ab, was man mitbringt. Eine Birne kann durch Jeanstherapie allein nicht zum Pfirsich werden. Aber man kann aus der Birne das Beste machen. Und zwar so:

- **Anprobieren, anprobieren, anprobieren**, und dann, wenn Sie die perfekte Jeans gefunden haben: Kaufen, kaufen, kaufen.

- **Im Allgemeinen sieht ein dicker Po in einem Männerschnitt besser aus** – da ist weniger Abstand zwischen Schritt und Bündchen, und der abgedeckte Bereich wirkt kleiner. Hüfthosen haben den gleichen Effekt.

- **Jeans sind ungeheuer bauchstraffend.** Dazu Katharine Hamnett: »Eine Jeans hat ähnliche Eigenschaften wie ein Mieder – der Stoff ist grob genug, damit man nicht daraus hervorquillt.« Ein flach anliegendes Bündchen genau unterm Bauchnabel ist meist das Vorteilhafteste – das kommt aber ganz auf Ihren Körper an. Wenn Sie ein Bäuchlein kaschieren müssen, ist ein höherer Bund ideal. Tragen Sie ein längeres Top drüber, um sich nicht in die Karten schauen zu lassen.

→ Frauenjeans sind traditionell unterm Knie ausgestellt und am Oberschenkel etwas weiter geschnitten, wodurch die Figur optisch verkürzt wird und klobig wirken kann. Suchen Sie stattdessen nach einer **Jeans mit geradem Bein**, wobei ich unbedingt für die Auferstehung der Bootcut bin, dem für Frauen bei weitem vorteilhaftesten Schnitt, weil er das Bein optisch verlängert und den Po kleiner macht. Mal ehrlich, was will man mehr von einer Jeans? Achten Sie darauf, dass Ihre Jeans am Oberschenkel eng sitzt und vom Knie abwärts bis zum Saum zu beiden Seiten weiter wird.

→ **Kaufen Sie eher eine Größe, die bequem sitzt**, als eine, die sich an Ihre Oberschenkel klammert wie ein Kind am ersten Tag im Kindergarten.

→ **Kaufen Sie sie lang und tragen Sie hohe Absätze.** Hohe Schuhe sind natürlich die offensichtlichste Art, an längere Beine zu kommen, wenn man von Natur aus keine hat. Um nicht nuttig auszusehen, tragen Sie Stiefel mit dickeren Absätzen. Nur der Originalsaum ist akzeptabel, also kaufen Sie eine Jeans für flache und eine für hohe Schuhe.

→ Wenn Sie eher kräftige Oberschenkel haben – ich schaue niemanden an, ich sag's nur –, **hüten Sie sich vor Jeans mit trendig gebleichten oder zerrissenen Stellen** am Bein, die den Blick auf Ihre Schwachstellen lenken.

→ Wenn Sie 17 Jahre alt und hochgewachsen sind wie ein junger Baum, nehmen Sie die Gebleichten. Ansonsten: **Kaufen Sie dunkle Jeans. Das sind die gnädigsten.**

- Was immer Sie kaufen, **achten Sie unbedingt auf die hinteren Taschen**, die die Dimensionen einen Pos verändern, indem sie das Auge in eine bestimmte Richtung lenken: Die Meisterleistung der zeitlosen Levi's 501 ist V-Naht, die den Po fester und kleiner macht.

- Wenn Sie einen Houdini-Bauch haben (einer, der immer wieder versucht, sich zu entfesseln), werfen Sie mal einen Blick auf die so genannten **Tummy-Tuck-Jeans** der amerikanischen Firma Not Your Daughter's Jeans. Diese Hosen haben einen hohen Lycra-Anteil und einen patentierten Zickzackstoff, der festigende Eigenschaften hat.

- **Sobald Sie Ihre Jeans gefunden haben, tragen Sie sie oft.** Tragen Sie sie als modisches Statement, nicht als gelangweilten Standard. Noch besser, tragen Sie Ihre dünnste, engste Jeans vor allem dann, wenn Sie sich dick fühlen (tun Sie's zu Hause, wenn Sie nicht unter Leute gehen wollen) – nichts hält einen von einem Stück Kuchen ab wie eine zu enge Jeans.

43 KLEIDEN SIE SICH FIT – NICHT FETT

Tragen Sie niemals einen unförmigen Pullover in der Hoffnung, dass er einen ganzen Sündenkatalog kaschiert; er wird den Teufel tun. Was Sie brauchen, sind Kleider, die vernünftig passen, am Oberkörper eng und Ihrer Figur angepasst sind. Das ist immer noch die vorteilhafteste und schlankmachendste Silhouette, egal, für welche Körperform, und Sie profitieren sofort davon. Wenn Sie sich's leisten können, werfen Sie Ihre gewohnte Sparsamkeit über Bord (billig heißt oft schlechte Passform) und investieren Sie in weniger, aber dafür besser geschnittenere, teurere Kleidung. Scheuen Sie sich nicht, die Sachen entsprechend Ihren Bedürfnissen ändern zu lassen – nicht zu eng, aber genau richtig –, auch wenn sie von der Stange sind. Sie werden darin nicht nur ein paar Gramm, sondern einige Pfund dünner aussehen. Maßgeschneidertes gehört genialerweise zu den wenigen modischen Dingen, die besser an einem aussehen, je älter man ist. Man muss es einfach nur aussitzen. Und ein toller Schneider – wie Ihnen manch ehemaliges Model bestätigen wird – kann weitaus mehr für Sie tun als ein toller Chirurg.

Im Zweifelsfall (vorausgesetzt, Sie haben noch was auf dem Konto) kann ich Ihnen wärmstens den Couturier Antony Price empfehlen. Der Mann, der Roxy Music, Duran Duran, Jerry Hall, Prinzessin Diana und jedes Glamourgeschöpf dazwischen eingekleidet hat, ist auch unter dem Namen »der Doktor« bekannt. Nach jahrzehntelangen Verfeinerungen und Raffinessen ist seine Stärke die optische Täuschung (einmal entwarf er eine Hose mit hoher Taille und seltsamen Säumen am Hintern und nannte sie »arse-pants« – und irgendwie weiß man genau, was er damit meinte). »Ich bin der Mann, der 40 Jahre lang Frauenkörper ausgemessen und studiert hat«, sagt Price. »Und nicht nur dünne Frauen. Ganz normale Frauen. Richtige Busen. Richtige Probleme. Frauen, die keinen Busen haben, aber gern einen hätten, und Frauen, die gern weniger Busen hätten. Ich *baue* Kleider.«

Letztlich, sagt er, sähen »Frauen mit weiblichen Formen in maßgeschneiderten Sachen besser aus. Mit zu viel Stoff am Leib sieht man aus wie ein welkes Salatblatt. Mieder machen's möglich, ein Kleid direkt auf der Haut zu tragen, wodurch man sofort ein bis zwei Kleidergrößen kleiner wirkt. Glatt, keine Falten, keine Verwerfungen.« Fragen Sie nur den Doktor.

So etwas ist natürlich nicht ganz billig. Aber es gibt inzwischen auch große Modeketten, die sich unserem Bedürfnis nach Trickserei angenommen haben: Topshop zum Beispiel, mit ihren hochelastischen, hochstrapazierfähigen Kollektionen. Auch die Leute bei Karen Millen wissen, wie man Struktur in ein Outfit bringt. Ihre Herausforderung besteht nun darin, den Schritt zur guten Passform zu wagen.

Reißen Sie sich ein Bein aus, bis Sie eine gefunden haben, die Ihnen steht. Kaufen Sie gleich drei Paar. Achten Sie darauf, dass sie immer picobello, chemisch gereinigt und gebügelt sind und nicht in einem verknäuelten Haufen auf dem Boden liegen. Warum? Weil schwarze Hosen die gnädigsten, freundlichsten, fantastischsten Kleidungsstücke sind, die je das Licht der Welt erblickt haben. Ich weiß, auf den ersten Blick wirken sie nicht so wahnsinnig spannend, wie sie da auf dem Bügel hängen. Nun schauen Sie nicht so enttäuscht. Ich will's Ihnen erklären. Eine schwarze Hose ist mein Kleidungsstück für die einsame Insel. Sie kann die Stunde, den Tag, ein Outfit retten. Sie geht mit Ihnen zur Arbeit, begleitet Sie ins Kino, auf eine Cocktailparty, ins Restaurant und dann nach Hause, um sich's mit Ihnen vor dem Fernseher gemütlich zu machen. Sie kommt mit allem aus: T-Shirt, Jackett, Seidentop mit Perlen und silbernen Pailletten; sie stellt sich jeder Farbe und bringt alles zum Leuchten. Sie ist wendig und lebendig, komfortabel und cool. Sie ist die modische Entsprechung zu dem Freund, den Ihre Mutter damals so toll fand, der Ihnen aber zu solide war; und Sie haben ihn eigentlich erst schätzen gelernt, als es aus war. Solide, vielleicht. Aber extrem ansehnlich.

Achten Sie aber darauf, dass sie nicht zu trendy geschnitten ist. Ich habe eine umwerfende schwarze Hose mit weitem Bein, hoher Taille, Umschlag und jede Menge Chichi. Super für Tage, an denen man sich ständig sagen lassen will: »Das ist ja eine Wahnsinnshose, die du da anhast!« Die perfekte Hose jedoch muss schweigen können und einfach ihren Job machen. Wählen Sie also eine Hose mit geradem Bein und einer Form, die den Eigenheiten Ihrer eigenen Figur angepasst ist. Das bedeutet – ja –, dass Sie immer wieder welche anprobieren müssen. Bei mir sieht eine Hose ohne Bundfalten, aber mit messerscharfer Bügelfalte am besten aus, bei Ihnen vielleicht eher eine Karotten- oder Hüfthose. Auch das Gewicht spielt eine Rolle. Nicht Ihr Gewicht, sondern das der Hose; schaffen Sie sich mehrere Paar Hosen an, um für alle Eventualitäten und Wetterlagen gewappnet zu sein. Um schneller zu Ihrem Modeglück zu kommen, rate ich zu folgenden Anschaffungen:

- **Eine schwarze Anzughose aus Wolle.** Nicht Synthetik, nicht mehrlagig, nicht zu gezwungen. Es sollte eine Hose sein, die man kaum wahrnimmt, wie den Jungen damals in der Schule, der nie etwas sagte und später den Nobelpreis für Physik bekam.

- **Eine schwarze Jeans.** Relativ unauffällig, das gebe ich zu, aber so gut wie immun gegen Flecken und Scheuerstellen und somit ein echter Gewinn für den Kleiderschrank. Sie wird alles für Sie tun, Tag- und Nachtschichten einlegen und notfalls sogar mehrere Tage hintereinander für Sie schuften.

- **Eine schwarze Baumwoll-Caprihose.** Tragen Sie ein Broderie-Anglaise-Top dazu oder ein weites Leinenhemd, und Sie haben den Sommer in der Tasche.

- **Eine schwarze Samthose.** Ein Teil, das mit Ihnen die Nacht durchtanzt und dann aufsteht und die Kinder zur Schule bringt.

- **Eine schwarze Satinhose.** Sieht einfach nur gut aus.

LANGE Rede, KURZER Sinn

Der Saum einer Hose sollte locker auf dem Fußspann aufsitzen wie ein Bataillon auf einer Hügelkuppe. Ihre Einsame-Insel-Hose könnte so gedacht sein, dass man sie aufkrempelt oder über den Boden schleifen lässt wie eine liebestolle Ophelia, aber wenn nicht, dann achten Sie darauf, dass der Saum endet, wo er enden soll. So wirken Ihre Beine auf magische Weise länger und Ihre Füße gleichzeitig kleiner und zierlicher.

SEIEN SIE WÄHLERISCH, WO SIE EINKAUFEN

Sich im 21. Jahrhundert einzukleiden ist, wie wir alle wissen, eine heikle Angelegenheit, die durch unsere zunehmend ungebärdigen Leiber und die offenkundige Weigerung der Modewelt, auch nur im Geringsten darauf einzugehen, zusätzlich verkompliziert wird. Während die Hersteller nach wie vor für die klassische Sanduhr-Figur entwerfen, sind nach einem neueren Bericht der North Carolina University nur noch acht Prozent aller Frauen entsprechend gebaut. Das ist ein bisschen so, als würde ein Autohersteller beharrlich Polsterbezüge für Wagen aus den 50er Jahren herstellen: Vieles von dem, was auf dem Markt ist, passt einfach nicht mehr.

Die Designerin Katharine Hamnett – die auf Linientreue noch nie viel gegeben hat – ärgert sich schon lange darüber. »Die Modeindustrie ignoriert die wahren Maße der Frau, und zwar auf ihre Kosten«, warnt sie. »Dummheit ist dafür der einzige Grund, der mir einfällt. Es kommt daher, dass die Industrie gedankenlos an alten Traditionen festhält.«

Daisy Lowe, Model und Muse, scheint sich eingehend mit dieser Frage beschäftigt zu haben und kam zu folgendem klugen Ergebnis: »Ich liebe Kurven«, sagt sie. »Kurvige Mädchen sind total sexy. Gäbe es mehr Mode für kurvige Frauen, also für den Großteil der Bevölkerung, würden erstens die Leute besser aussehen, zweitens die Modemacher mehr verdienen, und drittens gäbe es keine dürren, magersüchtigen Models mehr.« Zweifellos richtig. Aber bis die Modeindustrie aus ihrer stumpfsinnigen Haltung erwacht, findet man figurfreundliche Labels am besten, indem man gezielt eine Stylistin anheuert. Es gibt da draußen jede Menge unentdeckte Marken, die genau das Richtige für Sie sein könnten und die eine Expertin schon aufgespürt hat, bevor Sie »Haben Sie das auch in Hellgrün?« sagen können. Stylistinnen wissen zum Beispiel, dass Kleidergrößen nicht standardisiert sind, dass eine 40 bei der einen Marke wie eine 42 bei der anderen ausfällt;

sie wissen um die markentypischen Schnitte und Tricks. Ein bisschen Expertenrat ist viel wert, solange Sie die Augen offen und Ihre Kreditkarte unter Kontrolle halten. Viele britische Modeketten bieten einen gratis »Personal Shopping-Service« an. Warum sollte so etwas nur Promis vorbehalten sein? Nutzen Sie solche Angebote ruhig. Dazu empfehle ich hübsche Unterwäsche und eine ordentliche Bikinizonenbehandlung, bevor Sie sich zu einem Stelldichein in die Umkleide begeben.

Warum man ÄPFEL nicht mit BIRNEN vergleichen kann

Aus irgendeinem Grund ist es gerade in Mode, einen Körper anzusehen, ihn abzuwägen und ihm einen Stempel aufzudrücken – und sich dementsprechend zu kleiden. Landauf, landab heißt es: Äpfel oder Birnen. Regelmäßig höre ich, wie Frauen vergeblich versuchen, ihren Körper in ein Schema zu pressen, als würde er dadurch in einem bodenlangen Neckholder-Kleid besser aussehen. »Bin ich löffelförmig?«, fragt eine Frau aus Wolverhampton in einer E-Mail. »Ich glaube, ich bin geformt wie ein Blumentopf«, schreibt Rita aus Devon. »Ist das normal?« Nein, Rita, ist es nicht. Es ist lächerlich.

Unsere unschuldigen Körper in Schablonen zu pressen zielt am eigentlichen Sinn der Mode total vorbei. Mode, wenn Sie sie lieben und leben, ist eine intime und wunderbare Sache. Sie gedeiht durch unsere Persönlichkeit und Lebenseinstellung, unseren Teint und unseren Lebenswandel; sie wird entfacht durch unser Alter, beschränkt durch unser Budget, inspiriert durch Träume und von so vielen anderen Faktoren beeinflusst, die nichts mit dem Po-Hüfte-Verhältnis zu tun haben. Was der einen Frau in Größe 40 passt, muss nicht notwendigerweise auch der nächsten passen; was an einem »Löffel« wundervoll aussieht, kann eine andere Frau zur Suppenkelle machen. Wenn sich Mode wirklich auf ein Schema reduzieren ließe, wären wir alle gleich angezogen, nichtssagend, neutral – und auf Partys sterbenslangweilig.

Sie sind keine abstrakte Form, die irgendwo charakterlos und frei von persönlichen Vorlieben in der Luft hängt. Sie sind ein Mensch, und wie Sie sich kleiden, hängt in erster Linie davon ab, was Sie gut finden.

Um Ihre Form zu ermitteln, brauchen Sie nicht extra ein Buch aufzu-schlagen. Lassen Sie sich von Ihrer Kleidung leiten: Ihre Lieblingsjeans wird Ihnen viel mehr sagen als Ihre Waage – oder Äpfel und Birnen.

46 VORSICHT ETIKETTENSCHWINDEL!

Ich kann mir vorstellen, dass sich irgendwann die Bekleidungs-hersteller aller Länder mal zu einer PowerPoint-Präsentation zum Thema »Kundenzufriedenheit« zusammengefunden haben. Ganz oben auf der Themenliste stand in großen Neonbuchstaben die einfache Anweisung: LÜGEN!

Näht in eine größere Hose ein kleineres Größenetikett! Es gibt nichts Einfacheres und kaum etwas Wirksameres als das. Ja, Leu-te, aber es ist eine Falle, und man braucht kein Volltrottel zu sein, um darauf reinzufallen. Und hier nun ein kleines Märchen, damit Sie wissen, worauf ich hinauswill. Eines Tages vor nicht all-zu langer Zeit hatte ich im Laden eine Jeans in der Hand, die mit Größe 36 ausgezeichnet war. *Größe 36!* Wie Sie sich denken kön-nen, war ich total aus dem Häuschen, und noch bevor die Ver-käuferin papp sagen konnte, hatte ich mir gleich zwei Paar davon gekauft. Ich habe natürlich Freundinnen – na ja, eher Kolleginn-en –, die 36 tragen und in Shorts so toll aussehen, dass man sofort nach draußen rennen und sich vor den nächsten Eiswagen werfen möchte. Aber jetzt war auch ich eine 36! Ich wollte es der ganzen Welt erzählen, ich wollte es von den Dächern rufen, und alle würden mir zujubeln und –

Moment mal. Diese Jeans waren verdächtig geräumig. Ich trug sie nach Hause und stellte fest, dass sie exakt die gleichen Maße hatten wie meine alten in Größe 40, die ich in die hinterste Ecke meines Kleiderschranks geschoben hatte. Man hatte mich rein-gelegt.

»*Vanity sizing* soll den Frauen das Gefühl geben, sie seien dün-ner, als sie's in Wirklichkeit sind«, sagt Yasmin Sewell, Fashion

Director bei Browns in der Londoner South Molton Street, in der *Times*. »Wir wollen Marken tragen, die gut an uns aussehen. Wir arbeiten auch mit Promistylistinnen zusammen, die *Vanity sizing* praktizieren, um ihre Kundinnen zufriedenzustellen. Zur Not schneiden sie das Etikett mit der Größe 38 raus und nähen eins mit 36 rein. Gleiches Prinzip.«

Mir persönlich ist es schnurz, welche Größe Sie tragen, nur müssen Sie wissen, dass diese »Eitelkeitsgrößen« überhaupt nichts darüber aussagen, wie viel Platz wir tatsächlich im Minibus oder in der Badewanne einnehmen. Und die Wahrheit sieht nun mal so aus – und jetzt stählen Sie sich –, dass die Frauen seit den 50er Jahren immer breiter und schwerer geworden und die Größenetiketten mit unserem neuen Leibesumfang mitgewachsen sind. Eine neuere Studie des UK National Sizing Survey belegt, dass die Frauen über die letzten fünf Jahrzehnte hinweg im Schnitt 6,5 cm an den Hüften und 16,5 cm an der Taille zugelegt haben. Die durchschnittliche britische Frau misst heute 99–86–104. Wenn Sie stolz darauf sind, schon seit 30 Jahren 36 zu tragen, werden Sie dennoch an Taille und Brustumfang bis zu 27,5 cm zugenommen haben. Wir können in unseren Rock in 36 schlüpfen und uns die Hände reiben, dass Marilyn Monroe Größe 42 trug. Ha, denken wir und ziehen den Bauch ein, um den verflixten Reißverschluss zuzukriegen, *das* war 'ne richtige Wuchtbrumme. Marilyn, nur zur Erinnerung, hatte eine 55-cm-Taille. Nach heutigem Standard wäre das eine schmal geschnittene 36.

Seit den 50er Jahren sind die Frauen immer breiter und schwerer geworden, und die Größenetiketten sind mit unserem neuen Leibesumfang mitgewachsen.

Etikettenschwindel ist inzwischen so weit verbreitet, dass sich am unteren Ende des Spektrums ein gewisses Vakuum gebildet hat. Weil kleineren Größen größere Kleidung zugeordnet wird, kommen Größen wie 0 und 00 zustande, auf die in letzter Zeit die

Presse immer wieder abhebt. Bald haben wir Minusgrößen, getragen von Frauen in der Form von gestifteltem Gemüse. »Ich trage minus 4!«, zwitschert es dann hinter dem Vorhang der Umkleidekabine. »Physikalischen Gesetzen zufolge existiere ich gar nicht mehr!«

Die Psychologie hinter dieser Praxis lässt in einem fast den Wunsch aufkeimen, nie als Frau auf die Welt gekommen zu sein. Offenbar entfernen zehn Prozent aller Frauen die Größenetiketten aus ihren Sachen, um nicht tagtäglich damit konfrontiert zu werden. Andere ziehen die Lebenslüge vor, die durch jene gewieften Hersteller begünstigt wird, die Folgendes genau wissen: Je kleiner die Größe, desto besser fühlen wir uns – und desto mehr kaufen wir.

Für die arme Kundin – egal, welche Größe sie trägt – heißt das Anprobieren, da dem Größenetikett ja nicht zu trauen ist. Bei Marks & Spencer zum Beispiel fällt die 36 wesentlich größer aus als bei Topshop mit seiner jüngeren Klientel. Die 36 bei Miu Miu fällt notorisch winzig aus. (Brix Smith-Start von der Designerboutique Start in Shoreditch sagte in der *Times* mit bewundernswerter Offenheit, dass »die Größen der Modemacher deswegen so gemein sind, weil sie keine Dicken in ihren Sachen sehen wollen. Wenn dicke Leute ihre Sachen tragen, schadet es dem Image der Marke. Das ist nun mal so.«) Die grausame Wahrheit ist, dass bestimmte Modehäuser einfach keine kräftigeren Menschen in ihren Kollektionen wollen – vielleicht deshalb, weil schöne und schlanke Menschen den Mythos untermauern, dass nur schöne und schlanke Menschen diese Kleider tragen. Bei vielen Luxusmarken sei genau das der Fall, so Smith-Start: »Wenn Sie Kurven und Po haben – vergessen Sie's.«

Die Modehäuser haben extrem unterschiedliche Ansichten über das, was eine 36, 38 oder 44 ausmacht. Einmal (ganz kurz, vor Jahren), weil ich zufällig in der Nähe war, um das Archiv aufzuräumen, diente ich Nicole Farhi als Hausmodell, und sie nahm mich als Vorlage für eine 36. So willkürlich kann's zugehen in der Modewelt.

Kein Wunder also, dass 60 Prozent aller Britinnen zugeben, nicht genau zu wissen, welche Größe sie haben. Wenn auch Sie Ihre Koordinaten nicht kennen, wird es Zeit, dass Sie sie herausfinden. Sie brauchen keine Sachen, die schmeicheln oder betrügen, egal, was Ihnen das Etikett an Komplimenten ins Ohr träufelt. Sie brauchen Sachen, die *passen*. Wenn Sie sich in Kleider zwängen, die die falsche Größe haben, werden Sie höchstwahrscheinlich darin dick aussehen. Oder doof. Vielleicht sogar beides. Ignorieren Sie die Zahlen und konzentrieren Sie sich auf den Look. Denn darauf kommt es schließlich an.

WIDER DEN GRÖSSENWAHN

Was macht man mit Boutiquen, die nur Sachen bis Größe 38 verkaufen? Mit Modedesignern, die nur Kleider für Mannequins entwerfen? Boykottieren Sie ihre Handtaschen, meine Damen! Beschämen Sie sie, indem Sie sich an der Kasse lautstark beschweren! Schreiben Sie Leserbriefe an die *Times*! Gehen Sie auf die Barrikaden! Es müssen ja nicht gleich alle Marken alle erdenklichen Größen führen, aber auch diejenigen unter uns, die immerhin noch unter normalgewichtig fallen, hätten gern eine reelle Chance. Ja. Das wäre ganz fantastisch. Herzlichen Dank.

47 FINDEN SIE *IHREN* LADEN

Alexandra Shulman, Herausgeberin der britischen *Vogue*, sagte einmal zu mir: »Es hilft, eine Marke zu haben, die gut zu einem passt, seinen Laden zu finden, damit man nicht jedes Mal bei Adam und Eva anfangen muss ... Es hilft auch, eine Vorstellung vom eigenen Stil, den eigenen Stärken und Schwächen zu haben – wobei die sich natürlich mit dem Alter verändern. Ich persönlich finde es inzwischen schwieriger, mit dem Boho-Look davonzukommen, als früher. Da läuft man schnell Gefahr, auszusehen wie eine alternde Wahrsagerin.«

Das soll wohl so sein. Meiner Erfahrung nach ist ein produktiver Besuch in einem Geschäft, das man mag, allemal mehr wert als ein Dutzend schizophrener Bummel durch die Einkaufspassage auf der verzweifelten Suche nach einem neuen Look. Überlassen Sie Madonnas Stylistinnen das Experimentieren und konzentrieren Sie sich lieber auf solides, erbauliches Shoppen. Warum, glauben Sie, trägt Kate Moss immer nur J-Brand-Jeans? Warum schwört Angelina Jolie auf ihre Anya-Hindmarsh-Tasche? Warum ist Kate Middleton so gut wie verheiratet mit Issa? Nicht deshalb, weil diese Frauen keine Wahl haben, sondern weil sie eine Wahl *getroffen* haben: Sie haben einen Modepartner gefunden und wenden sich nicht gleich von ihm ab, nur weil sich der Wind gedreht hat.

Wenn Sie erst mal gefunden haben, was für Sie ideal ist – das könnte eine bestimmte Boutique sein, ein bestimmter Designer, eine Modekette, die sich heimelig anfühlt –, dann bleiben Sie dabei. Nicht auf Teufel komm raus, aber immer wieder gern. Wechseln Sie die Läden nicht allzu häufig. Ich persönlich bin so auf GAP abonniert, dass ich nervös werde, wenn ich nicht mindestens ein Mal im Monat durch den Laden gestreift bin. Das muss nicht unbedingt was für Sie sein. Aber wenn Sie einen Laden entdeckt haben, bleiben Sie dabei, bleiben Sie beständig, verwenden Sie ihn als Fundament Ihres Looks. Schießen Sie nur hin und wieder mal überraschend aus der Hüfte, um die Sache aufzumischen und der Fankurve Gesprächsstoff zu liefern.

48 KAUFEN SIE DEN RICHTIGEN BADEANZUG

Jedes Jahr dasselbe. Gerade noch Ostereier gesucht, du blickst auf, und siehe da: Bikinizeit. Da lauern sie wieder am sonnenverwöhnten Horizont, die heikelsten Wochen Ihres Lebens, gerade wo Sie die letzten zwei Wochen bis zur Taille in Schokolinsen saßen. Vor Ihrem inneren Auge sind Sie Ursula Andress, die den

Fluten entsteigt. Sie sind Halle Berry in *Stirb an einem anderen Tag*. Sie sind Brigitte Bardot im Club 55. Aber in Wirklichkeit sind Sie auf dem Holzweg, Sie brauchen alle Hilfe, die Sie kriegen können, und zwar schnell. Also, hört her, die ihr gerade die Segel setzt, um Kurs auf die Einkaufspassage zu nehmen und euch auf die Suche nach jenem seltenen Schatz zu begeben: dem Bikini, der Sie mit einem einzigen Flitschen des Bündchens in Scarlett Johansson verwandelt ... Jetzt, meine Lieben, geht's ans Eingemachte.

- **Bei diesem Spiel gibt es gewisse Klassiker**, und keine Frau sollte ohne einen gut sitzenden schwarzen Einteiler bei einer Hitzewelle aus dem Haus gehen. Jetzt wird nicht gegähnt. Genau wie das kleine Schwarze stellt dieser Einteiler das Rückgrat einer erfolgreichen Garderobe dar, einen Klassiker, ohne den Sie auf ewig an der Peripherie des Strandschicks entlangwackeln werden. Wenn Ihnen einfarbig schwarz zu langweilig erscheint, greifen Sie auf berauschende Accessoires zurück: eine Strandtasche mit Blumenmuster, glitzernde Flipflops, eine Halskette mit großen Holzperlen (aber nehmen Sie sie ab, bevor Sie einen Kopfsprung ins Tiefe machen, sonst schlagen Sie sich damit selbst k.o.).

- Wenn Sie wollen, dass Ihr Bikini **etwas für Sie tut**, statt nur im Liegestuhl zu liegen, empfiehlt es sich, nach Folgendem Ausschau zu halten: **Bügeldraht**, der Ihren Busen von einer Reise nach Mexiko abhält.

- **Ein Trägeroberteil (kein geschnürtes):** Diese geben zusätzlichen Halt, statt herumzuschlabbern wie allzu viele schlecht sitzende Bikinis.

- **Ein geschnürtes Höschen** dagegen ist gnädig und beißt Ihnen nicht so in den Rumpf wie manch breites.

- **Ein hoher Beinausschnitt verlängert optisch das Bein**, erfordert aber auch erstklassige Enthaarungsarbeit.

- Wenn Sie ins Meer gehen, **zupfen Sie nach Möglichkeit nicht an Ihrem Bikini herum**. Ehrlich, es ist alles in Ordnung. Den Stoff zwischen Ihren Pobacken hervorzuzupfen macht die Sache keinen Deut besser. Im Zweifelsfall macht sie sie nur schlimmer.

- Besser noch, Sie legen sich einen **Miraclesuit** zu. Nachdem ich den größten Teil meines Lebens – zumindest den Urlaubsteil – in frechen azurblauen Bikinis verbrachte, ist mir in letzter Zeit aufgefallen, dass ich etwas Unterstützung brauche, wenn ich so aussehen will wie Kelly Brook oder Helen Mirren (eine 20 Jahre ältere Frau, bei deren Anblick ich am liebsten vor Neid den Mond anheulen würde). Wie aber auch Helen weiß, brauchen wir ab einem gewissen Alter hier und da einen kleinen Schubser, ein wenig Stabilität. Etwas optische Täuschung. Und genau da, liebe Leserin, tritt der Miraclesuit auf den Plan, dessen Werbeslogan lautet: »Zehn Pfund leichter in zehn Sekunden!« Das lassen wir uns natürlich nicht zweimal sagen. Der Schnitt gemahnt an die 50er Jahre, mit viel Stoff im unteren Bereich, eleganten Raffungen am Dekolleté und der besonderen Fähigkeit, den Körper dank eines Hightech-Elastikmaterials wirklich unfassbar gut zusammenzuhalten. Das Ergebnis: Man geht wie eine Leinwandgöttin und sieht aus wie eine Sexbombe. Ein echter Knüller. Das alles hat natürlich seinen Preis (um die 115 Euro, wobei zunehmend auch weniger teure Versionen auf den Markt kommen). Es bleibt zudem ein leichtes Unbehagen, in eine Zeit zurückversetzt zu werden, wo die Frauen an den Herd gebunden und in riesiger formstabiler Unterwäsche gefangen waren. Aber wenn der Strandlook stimmt, nimmt man das schon mal in Kauf.

- Natürlich können Sie sich auch in einen luftigen **Strandkaftan** hüllen. Ist vielleicht nicht der schärfste aller Fummel, aber er

ist kein Grund, sich zu schämen; er gehört zu den besten aktu-
elleren Modeerfindungen und verbindet lässigen Ethno-Look
mit entspannter Eleganz. Wichtiger noch, er breitet einen Mantel des Schweigens über ganze Sündenkataloge und gibt der
Trägerin das Gefühl, für kurze Zeit denselben Planeten zu bewohnen wie Elizabeth Hurley. Welch eine Wonne – und ein Plus
für jeden, der hinter Ihnen sitzt, während Sie im weichen Sand
nach dem Frisbee schnappen.

49 ERKENNEN SIE, DASS ES SACHEN GIBT, DIE SIE NIEMALS TRAGEN SOLLTEN

Als ich neulich in der *New York Times* blätterte, stieß ich auf folgende Perle der Modeweisheit: »Ein Ledergürtel macht sich gut
über Strick.« Ach ja? Schon mal ausprobiert? Im Dienst der Wissenschaft (für Sie mache ich alles, sogar Überstunden) schnürte
ich mir über meinem alten Fischerpullover um die Taillengegend
einen breiten Ledergürtel – und wie sah ich aus? Wie eine Rolle
Dachbodenisolierung. Fazit: Ein Ledergürtel macht sich *niemals*
gut über Strick, es sei denn, Sie sind gebaut wie ein Besenstiel,
und selbst dann würden Ihre Freunde hinter Ihrem Rücken tuscheln, dass Sie in letzter Zeit ganz schön zugelegt haben.

Das gab mir zu denken. Während ich es in Modefragen mit der
Wahrheit immer sehr genau zu nehmen pflege, habe ich manchmal meine Zweifel, was meine Zeitgenossen da draußen angeht.
Sicherheitshalber habe ich eine Checkliste der Modelügen zu-
sammengestellt, die Sie sich vielleicht ausschneiden und in die
Handtasche stecken wollen, damit Sie einen Blick darauf werfen
können, wenn Sie beim nächsten Friseurbesuch auf einen trüge-
rischen Haufen Hochglanzmagazine stoßen.

•• Ab 39 ist man zu alt, einen Minirock zu tragen. Ich bin 41.
Glauben Sie mir. Irgendwann ist Schluss.

➻ **Ein Karomuster ist nicht die Antwort auf die Frage: Was ziehe ich im Winter an?** – Es sei denn, Sie gehören zum MacDonald- oder Campbell-Clan oder sind Model für Burberry.

➻ **Handtaschen in Drachenform (Hundeform, Blumentopf-form, Bedrohte-Arten-Form usw.) sind nicht lustig.** Sie sind bescheuert. Kaufen Sie sich lieber einen Chihuahua.

➻ **Ocker ist keine Trendfarbe.** Neben diversen anderen Schattierungen ist die Farbe Ocker extrem grenzwertig, egal, was Georgio Armani uns predigt. Auf diese Liste gehören auch: Mandarine (und wo wir schon mal dabei sind, das gesamte Orange-Spektrum, da muss man wirklich höllisch aufpassen) sowie Lachs (und alle rosa Zwischentöne, einschließlich Pflaster und Salbe). Schlucken Sie nicht jede Laufstegfarbe, nur weil sie als Befehl von oben kommt (oft werden diese Farben Jahre im Voraus in einem Konferenzraum in Genf entschieden). Ihr Teint sollte die Farben Ihrer Garderobe bestimmen. Finden Sie eine Farbpalette, die Ihnen steht und zu der Sie stehen. Oder um meinen Freund Tim zu zitieren: »Es schadet nie, nachzufragen, ob sie das Teil auch in *Nichtgelb* haben.«

➻ **Nein, Sie brauchen nicht jede Saison eine neue Handtasche.** Wie war das noch gleich? Sparen Sie nicht gerade für eine Reise nach Paris?

➻ **Die Einzigen, die in einem Cape gut aussehen, sind Superman und Superwoman.** Wenn Sie keiner von beiden sind, lassen Sie die Finger davon. Und Ponchos sind für Gauchos. Dasselbe gilt für Cowboy-Überhosen.

➻ **Ein Chaneljäckchen macht weder schlank noch schön.** Aber glücklich.

Mit dieser nützlichen Liste sind Sie nun in der Lage, sich eine Schneise durch das Dickicht der Modelügen zu schlagen. Und schon fühlen Sie sich frei, fantastisch und fünf Pfund leichter. Okay, stimmt nicht. Aber hören Sie einfach nur auf, Ledergürtel über Strick zu tragen. Das ist schon die halbe Miete.

DIESES BITTE *NICHT* ANZIEHEN:
Eine Checkliste

Es gibt Kleidung, die Sie um jeden Preis meiden sollten, wenn Sie auch nur andeutungsweise schlank aussehen wollen. Dazu gehören:

- ➡ Steppjacken
- ➡ Strickjacken mit Gürtel
- ➡ Übergroße Strickwaren
- ➡ Die Jeans Ihres Partners
- ➡ Hotpants und Schlauchtops
- ➡ Kleider aus Strick
- ➡ Tweed im Allgemeinen. Dicker Tweed im Besonderen.
- ➡ Gleichermaßen würde ich empfehlen, *sehr* genau über alles Trägerlose nachzudenken (vor allem an Ihrem Hochzeitstag). Es gibt ungefähr zwölf Personen auf der Welt, denen trägerlose Kleider stehen, und – glauben Sie mir, denn ich meine es gut mit Ihnen – es ist unwahrscheinlich, dass Sie dazugehören. Im Zweifelsfall werfen Sie sich ein Bolerojäckchen über.

50 KAUFEN SIE NIEMALS KLEIDUNG FÜR DIE FRAU, DIE SIE GERN WÄREN. KAUFEN SIE WELCHE FÜR DIE FRAU, DIE SIE SIND

Wir alle haben solche Sachen im Schrank, oder? Marokkanische Pantoffeln. Eine Lederhose. Ein Kleid im Babydoll-Stil, ein Trilby, so eine superkurze Shorts, wie sie Kate Moss auf dem Glastonbury-Festival trug. So viele Teile, die wir für das Leben gekauft haben, das wir gern führen würden, statt für das, das wir tatsächlich führen. Meine Welt ist zum Bersten gefüllt mit Sachen, die ich irgendwann mal aus einer Laune heraus für die Frau gekauft habe, die ich nie sein werde: ein Massagehandschuh für die Oberschenkel (viel zu anstrengend), ein Handy, mit dem man Musik hören und Fotos machen kann (viel zu viele Knöpfe), ein weißes Chaneljäckchen (viel zu schön zum Tragen), ein Neoprenanzug (viel zu hässlich zum Tragen) ...

Selbst Stilikonen wie Sarah Jessica Parker leiden unter dieser Form von Ersatzshopping-Syndrom. »Es gibt so viele Klamotten, die ich haben will«, sagte sie kürzlich in einem Interview. »Goldene Manschetten, tolle Fendi-Taschen und alles, was Nicolas Ghesquière für Balenciaga gemacht hat. Und natürlich will ich Schuhe, Schuhe und nochmals Schuhe ... Und dann Vintage, von Vintage kann ich gar nicht genug bekommen ... Aber so vieles davon ist gedacht für die Frau, die ich glaube, sein zu müssen, während die Frau, die ich bin, leider immer weniger shoppen geht.«

Mein Problem dagegen ist, dass ich *keinerlei* Problem damit habe, shoppen zu gehen. Aber wenn, bin ich immer sehr schnell davon überzeugt, dass es noch Platz in meinem Leben gibt für den x-ten knallroten Lippenstift, obwohl ich damit aussehe wie ein Transvestit und außerhalb meines Badezimmers noch nie welchen getragen habe. Der Traum, also das, was uns da draußen umtreibt, sieht natürlich so aus, dass wir ein Leben anprobieren und uns eine Zukunft kaufen, wie sie uns garantiert nicht bevorsteht. Genau so funktioniert Werbung – man verkauft uns die Idee, dass wir in einem Strandhaus in Neuengland leben, obwohl relativ deutlich ist, dass wir in einer Doppelhaushälfte in Manchester wohnen. Also kaufen wir die Rattanmöbel, die sich auf einer Rundumterrasse mit Meeresblick tatsächlich großartig machen würden. Wir quetschen sie in unser Wohnzimmer und drücken die Daumen. Dummerweise verbringen wir aber so viel Zeit damit, in einer Fantasiewelt zu schwelgen, einer Welt, in der

NO DIET

wir dünner, geistreicher, bessere Taucher oder Schachspieler sind, dass wir ganz vergessen, ein eigenes Leben zu führen.

Sich schlanker zu kleiden heißt, seinen wahren Zustand zu erkennen und an sich zu glauben. Entsprechend gibt es Sachen, die ich aus meinem Leben rausgeworfen habe, weil sie mir einfach nicht stehen. Sportliche Racerback-Tops, bei denen man keinen BH tragen kann? Hm. Wenn ich keinen BH anhabe, erschrecke ich kleine Kinder. Karierter Mantel? Als Picknickdecke gar nicht übel. Das entzückende Gepunktete wäre ein Traum, wenn ich einen Busen hätte, der sich etwas weniger ins Zeug legen würde. Also weg damit. Die Wahrheit ist nämlich, dass Sie nicht Sienna Miller sind. Sie sind nicht Helena Christensen. Sie sind Sie. Das ist ja gerade das Tolle daran.

51 ENTDECKEN SIE DESIGNER*INNEN*

Das wird Sie jetzt nicht vom Sockel hauen vor Verblüffung, aber Modemacher*innen* zeigen sich dem weiblichen Körper gegenüber oft verständnisvoller. Wenn Sie Ihre Formen also betonen wollen, lohnt sich ein genauerer Blick auf die weiblichen Designer. Die meisten davon geben zu, dass sie sich selbst Modell stehen – was kaum verwundert, schließlich ist das der Körper, den sie jeden Tag anziehen müssen, und im Atelier ist er immer gleich zur Hand. Betty Jacksons behutsame Schnitte stehen zum Beispiel vor allem Frauen, die, genau wie sie, größer und schlanker aussehen wollen. Donna Karan, eine meiner Heldinnen, die sehr gut um hochelastische Materialien weiß, entwirft prinzipiell nichts, was nicht auch einer 40 oder 42 passt.

»Der weibliche Körper ist nun mal nicht unfehlbar«, sagte Karan einmal zu mir. (Es war auf einer dieser Partys, wie sie relativ häufig in der Modebranche vorkommen – aus irgendeinem Grund, den allein die Presseabteilung kannte, fand das Fest in einer riesigen Lagerhalle im Londoner Stadtteil Shepherd's Bush statt und war für den Abend in eine Art Harem verwandelt worden. Vielleicht war's auch ein balinesischer Tempel. Egal, jedenfalls lagen überall Kissen.) »Ich selbst habe eher rundliche Formen«, sagte sie vor dem Hintergrund einer 24 Mann starken kongolesischen Trommlercombo. »Ich habe keinen perfekten Körper ... Zeigen Sie mir die Frau, die einen hat.« Offenbar testet Karan die Kleidung an sich selbst, um unschöne Ausschnitte und Konturen von vornherein auszumerzen, wobei sie, wie es heißt, nackt vor dem Spiegel entwirft. »Ich teile meine Geheimnisse mit anderen Frauen«, sagte sie neulich. »Ich tausche mich mit ihnen darüber aus, was vorteilhaft ist und was nicht. Mal ehrlich, wir wollen doch eigentlich alle lang und dünn aussehen.«

Katharine Hamnett dagegen begann genau deshalb Mode zu entwerfen, *weil* sie lang und dünn ist: Alle Ärmel und Hosenbeine waren ihr zu kurz, und sie sah immer aus wie ein Komparse bei *Oliver*! Wie Helen Storey – eine große Modemacherin der 90er Jahre – einmal sagte: »Es gibt Teile, denen kann ich trauen und von denen weiß ich, dass es anderen Frauen genauso geht. Von Frauen entworfene Kleidung leugnet nicht, was drunter ist – wir kleiden keinen Männertraum ein, sondern das, was wirklich ist.«

Weibliche Modeschöpfer verpassen einem weder konische Brüste noch Stahlkorsetts, noch superkurze Miniröcke. Und weniger nuttige Schuhe (Rei Kawakubo und Vivienne Westwood sind die Ausnahme, die die Regel bestätigen). Weibliche Designer – von Stella McCartney bis Nicole Farhi, von Vera Wang bis Donatella Versace – wissen offenbar, wie es ist, wenn man sich dick, traurig oder blöd fühlt und die Haare eine Katastrophe sind. Sie kennen das Problem eines überquellenden BHs. Bestimmt haben auch sie schon mal irgendwann versehentlich den Rock in die Unterhose mit hineingesteckt oder einen Absatz auf dem Bürgersteig verloren. Während männliche Designer ihrer Fantasie auf eine kreative Reise folgen, sind es eher mal die Frauen, die wissen, wie es sich anfühlt, wenn ein Bleistiftrock zu eng geschnitten ist, und die erkennen, dass ein durchdachter Schnitt, ein raffinierter Faltenwurf und ein Blick für Säume genau das sind, was eine

Frau zu einer gut angezogenen Frau macht. Wie Diane von Fürstenberg, selbst Meisterin der feinfühligen Ausstattung, einmal sagte: »Mir persönlich haben Kleider von Frauen immer mehr zugesagt. Coco Chanel, Vionnet, Norma Kamali, Donna Karan. Sie haben ein bisschen mehr – wie soll ich sagen – *Einfühlungsvermögen*.« Also, Mädels, spitzt die Ohren. Hier könnt ihr noch was lernen.

52 PRAKTIZIEREN SIE GARDEROBEN-FENG-SHUI

Als ich in mein jetziges Haus zog, fiel mir ein begehbarer Kleiderschrank in den Schoß. Welch eine Wonne, ihn zu betreten, Pirouetten zu drehen und mit leichter, besonner Hand nach dem Schuh, der Seidenbluse und dem Spitzen-BH des Tages zu greifen! So stellen Sie sich das vor, stimmt's? Reihenweise Manolos, aufgereiht wie die Zinnsoldaten. Etagenweise farblich sortierte Kaschmirpullover. Kartons mit Querverweisen auf Accessoires und ein praktischer Polaroid-Index, wo und wann jedes Stück zuletzt zum Einsatz kam. Fertig gebügelte Hosen. Ein Traum.

Und genau das war es auch. Vor nicht allzu langer Zeit verirrte sich meine Freundin Lucy in meinen Kleiderschrank und stolperte erst mal über eine ausrangierte Matratze. »Gibt's hier auch Licht?«, rief sie mit erstickter Stimme, und sie klang wie eine kleine Frau, die von einer schweren Matratze erdrückt wird. »Ich hab mir gerade das Kinn aufgeschlagen. Ist das hier ein Rasenmäher?«

Nachdem Orlando, ihr neugeborener Sohn, ihr aufs T-Shirt gekotzt hatte, hatte Lucy auf der Suche nach Ersatz den Höllenschlund betreten. Da ich selbst gerade bis zu den Ärmeln in Tomatenketchup steckte und mein eigenes Kind davon abhalten musste, sich eine Pommes in die Nase zu schieben, hatte ich sie munter in Richtung Kleiderschrank gewunken, mit der Bitte, sich irgendetwas zu nehmen, was ihr gerade in die Hände fiel.

Was ihr in die Hände fiel, waren eine alte Tagesdecke, zwei Rollkoffer, ein Becher kalter Kaffee, ein Pucci-Schal und mein Staubsauger. (Kein Rasenmäher. Ganz so schlimm ist es auch wieder nicht.)

Aus diesem Chaos gelang es mir, jeden Tag mein Outfit zusammenzustellen, wobei das eigentlich immer eher Glückssache war. Einmal beglückwünschte mich eine alte Stilexpertin zu meiner inspirierten Kombination aus Matrosenhose und Schluppenbluse – natürlich ohne zu wissen, dass sie, wie viele große Kunstwerke, dem Zufall geschuldet war.

Jetzt aber hatte mich Lucy kalt erwischt. Ja, es war beschämend. Nun genieße ich ja einen gewissen Ruf, mich in Modedingen auszukennen. Man fragt mich um Rat – wie die Frau damals, die mir als Dank für meine Hilfe, ihr zur Tischdeko der Hochzeit ihrer Schwester passende »holunderfarbene Schuhe« aufzutreiben, eine Massage gab. Meine eigene Kleidung aber behandelte ich extrem stiefmütterlich. Blusen lagen über den Boden verstreut, verworfen und vergessen. Ich hatte einzelne Ohrringe, deren Partner auf der Suche nach einer besseren Zukunft das Weite gesucht hatten. Einmal rückte ich eine Trittleiter zur Seite und stellte fest, dass sich mein schwarzes Gucci-Kleid um einen der Gummifüße verknäuelt hatte. Ich hatte das Kleid seit Monaten gesucht und schon Violetta, unsere ukrainische Putzfrau, im Verdacht gehabt.

Und ich wusste, ich war mit dem Problem nicht allein. Die einzigen Leute mit einem ordentlichen Kleiderschrank, sagte ich zu Lucy, seien Zwangsneurotiker, gelangweilte Hausfrauen, schwule Männer und Leute, die bei Benetton arbeiten. »Nein«, gab sie spitz zurück, »du bist einfach nur schlampig. Du solltest deinen Schrank mal auf Feng-Shui umstellen, so wie Elton John und Boy George. Das gibt inneren Frieden.« Und mehr Platz für neue Schuhe! Die Idee fand ich gut.

Also nahm ich mir Lucys Rat hinsichtlich einer Reorganisation des Höllenschlunds zu Herzen. Stunden brachte ich damit zu – denn bei meinem Versuch, ein genügsames, ökologisch bewuss-

tes und stromlinienförmiges Leben zu führen, hatte sich ungeheuer viel Kram angesammelt. Handschuhe zum Beispiel. Ich
besaß fünf Paar Abendhandschuhe, zwei Paar zum Autofahren,
15 Paar Wollhandschuhe, zwei Paar zum Snowboardfahren und
ein Paar Bigfoot-Fellhandschuhe von Yohji Yamamoto. Ich besaß
zwölf Paar Turnschuhe und eine Schlaghose aus orangefarbener
Viskose. Ich besaß noch immer meinen heißgeliebten roten
Kaschmirpullover, der vor Jahren auf tragische Weise in einer zu
heißen Wäsche verstorben war, und einen halbfertigen Rock,
den mir Alexander McQueen geschenkt hatte, bevor er berühmt
wurde. Im allerhintersten Winkel meines Kleiderschranks entdeckte ich sechs Kissen, die ich *noch nie gesehen hatte*. Wie konnte
das sein?

Es war aber nicht nur die Quantität. Der ganze Vorgang des
Kleiderschrankverschlankens dauerte auch deswegen ewig, weil
ich so fürchterlich sentimental bin. Im Kielwasser jedes Klei-
dungsstücks trieb eine Geschichte. Hier, die Dior-Pantoletten in
Zebraoptik, die mal im strömenden Regen durch den Hyde Park
gelaufen waren und bei der Parade der berittenen Garde einen
Absatz verloren hatten. Da, das 40er-Jahre-Sommerkleid, das ich
1998 vier Monate lang gar nicht mehr ausziehen wollte; ich
konnte damals ohne dieses Kleid nicht leben, bis ein neues Modell des Weges kam und mein Herz eroberte. Und dann war da
die Mohairstrickjacke, die ich an dem Tag aufhörte zu tragen, an
dem P. J. Rourke zum Thema Frauenkleider sagte: »Tragen Sie
niemals etwas, das Ihre Katze in Panik versetzt.« Das leuchtete
mir ein.

Schon komisch, wie lieb einem doch diese alten Klamotten
sind, obwohl wir sie eigentlich nur schnöde im Schrank liegen
lassen, umgeben von heißerem, flotterem Ersatz. Noch stürzt
mich der Geruch meiner Jeansjacke – mit der ich nach Mexiko ge-
reist und in Cabo San Lucas am Strand entlanggeritten bin, die
am selben Tag wie ich meinen Mann kennenlernte und eine
ganze Woche lang vermisst gemeldet war, bis sie im Fundbüro in
St. Pancras wieder auftauchte – in ein Proust'sches Dilemma. Ihr

warmer, tröstlicher Duft ist der meiner Biografie, meine Vergangenheit ist in den Stoff eingeschrieben.

Einmal rückte ich eine Trittleiter zur Seite und stellte fest, dass sich mein schwarzes Gucci-Kleid um einen der Gummifüße verknäuelt hatte.

Dies jedoch ist nicht die Zeit, um sentimental zu werden. Ein Kleiderschrank muss funktionieren – auch für Sie. Also, machen Sie sich daran zu schaffen. Misten Sie aus, was nicht mehr passt. Schmeißen Sie alles raus, was auch nur entfernt nach ABBA oder Spandau Ballet aussieht. Entledigen Sie sich sämtlicher Teile, die Sie seit zwei Jahren nicht mehr getragen haben, egal, wie schmerzhaft der Abschied fällt. Ich schlage vor, Sie verhängen das Todesurteil über alle stonewashed Jeans, alle Schals aus Kunstpelz und alles aus Kord, egal, wie unauffällig es sein mag. Wenn Sie ein altes Stück von Galliano besitzen, stellen Sie's bei eBay rein und machen es zu Geld.

Seit meiner Feng-Shui-Aktion kann ich aufrichtig sagen, dass mein Leben leichter geworden ist. Allein die Tatsache, die richtigen Sachen zur richtigen Zeit greifbar zu haben – hier einen tollen Pullover, da ein tolles Top, frisch gebügelt und nicht irgendwo hineingestopft, da eine Bluse, die wie der Deckel auf den Topf zu den Röhrenhosen passt –, macht das Anziehen erheblich einfacher. Das wiederum hat zur Folge, dass man sich mehr Gedanken darüber macht, *was* man anzieht. Und *das* wiederum heißt, man ist besser angezogen. Und *das* wiederum heißt? Dreimal dürfen Sie raten: Genau, Sie haben abgenommen!

53 KLEIDEN SIE SICH IHREM ALTER UND NICHT IHRER SCHUHGRÖSSE ENTSPRECHEND

Gut, meine Schuhgröße ist 39, der Vergleich hinkt also. Mir geht es nur darum, dass unsere modischen Vorlieben mit zunehmendem Alter realistischer aussehen sollten. Ist ja schön und gut, sich wie Agyness Deyn, Peaches Geldof oder Mary-Kate Olsen anzuziehen, wenn Sie noch bei den Eltern inmitten Ihrer Stofftiersammlung wohnen. Aber die restliche Damenwelt tut gut daran, kurze Röckchen, witzige Capes, bauchfreie Tops und knappe Pelzjäckchen auszusortieren, was aber nicht heißt, dass sie auf einen zeitgenössischen, inspirierten Stil verzichten müssten.

Während Stilpäpste gern und oft auf der Zeitlosigkeit von Kleidung herumreiten, und dass es keine Tabus mehr gibt und Mutter und Tochter heutzutage in den gleichen Sachen auf dieselbe Party gehen können, wo sie zur selben Musik um die gleiche Handtasche herumtanzen, gibt es in Wirklichkeit sehr wohl Grenzen. Vielleicht keine, die einem aufgezwungen werden von einer Kultur der Beschneidungen und Kodierungen, aber doch durch den Umstand, dass eine 40-Jährige in Glitzershorts schlichtweg beknackt aussieht. Jugendliche Kleidung schwelgt nun mal am liebsten in der Tatsache, dass sie billig und lustig ist, und das heißt logischerweise, dass dabei auf das Umschiffen eines Bäuchleins oder die Unterbringung eines schwereren Busens nicht allzu viele Gedanken verschwendet wurden.

Während Frauen mittleren Alters mit dem Spiegel kämpfen, bleibt die Modewelt in ihrer ganzen Überheblichkeit konsequent dem Jugendwahn verhaftet, verzückt beim Anblick milchiger Haut und schöner Füße. Bis dahin – zumindest bis die Modeindustrie endlich aufwacht und entdeckt, dass ein hungriger Markt reifer Kunden da draußen wartet, der nichts lieber möchte, als Geld für Klamotten auszugeben – liegt's an Ihnen, sich angemessen anzuziehen. Erkenne dich selbst (und das dürften Sie inzwischen schon halbwegs getan haben) – und das flüchtige Wörtchen Stil wird Sie leise umwehen wie ein Hauch Chanel N° 5. Für eine Lektion, wie man's anfängt, hören wir uns an, was Carine Roitfeld dazu zu sagen hat, die Herausgeberin der französischen *Vogue*, eine Frau irgendwo in ihren Fünfzigern. Ihr Look – schwarz umrandete Augen und Haare vorm Gesicht – wird überall nachgeahmt: auf dem Laufsteg, auf den Reklameseiten der Modeblätter, in den Schaufenstern der Kaufhäuser. »Carine Roitfeld«, hieß es kürzlich in einem Loblied, »ist derzeit die bestangezogene Frau der Welt.«

Also, Carine? Wie stellst du's an?

»Lederhosen«, sagt sie mit fester Stimme, »taugen nichts mit dem Alter ... Für normale Frauen, also ohne dickes Portemonnaie, würde ich Folgendes empfehlen: hauptsächlich klassische Stücke und jede Saison ein neues Paar Schuhe kaufen. Ein Trenchcoat von Burberry sieht immer toll aus. Vielleicht mal einen anderen Gürtel nehmen und diese Saison einen indischen Schal.« Kleine Details. Große Wirkung. Richtige Kleidung. Schlankeres Aussehen.

KAPITEL SECHS
WIE MAN SICH IN FORM ISST

Zweiter Teil: Erlernen Sie die Kunst des Kaloriensparens

Wie Sie inzwischen gemerkt haben werden, sollen Sie nicht abnehmen, sondern annehmen – und zwar lauter einfache Ratschläge, die Ihnen die Chance geben, in Ihrem kleinen Schwarzen hammermäßig auszusehen. Es geht hier überhaupt nicht darum, dass Sie nie wieder herzhaft in ein Butterbrot beißen sollen, aber es ist nun mal nicht zu ändern, dass manch vergnügliches Nahrungsmittel die Kalorien nicht lohnt. Verbannen Sie alles aus Ihrem Leben, was Sie nicht gerade abgöttisch lieben, auf das Sie also verzichten können und eigentlich nur deswegen essen, weil es zufällig gerade auf einem schönen großen Teller vor Ihnen sitzt. Betrachten Sie alles andere als Leckereien für besondere Anlässe, denen gebührender Respekt zu zollen ist wie einem Würdenträger auf Stippvisite. Dieses Kapitel widmet sich dem Kalorienkillen – was, wie und warum. An diesem Knochen sitzt massenhaft Fleisch, also lassen Sie sich nicht abschrecken vom Überangebot am kalten Buffet, sondern picken sich einfach das heraus, was Ihnen schmeckt. Und immer dran denken: Es geht um Genuss und nicht um Masochismus. Es sollte sich kinderleicht anfühlen.

54 KALORIENSPAREN LEICHT GEMACHT

- Lassen Sie auf Ihrem Sandwich die Mayonnaise weg (probieren Sie's stattdessen mit fettarmem Joghurt).

- Nehmen Sie den Tee ohne Zucker.

- Essen Sie Sorbet anstelle von Eiscreme.

- Nehmen Sie Olivenöl statt Butter.

- Wechseln Sie von Vollmilch zu fettarmer Milch.

- Wechseln Sie von Weißmehl zu Vollkornmehl.

- Bestellen Sie Schorle statt Wein.

Sehen Sie? Sie merken kaum einen Unterschied, aber Ihre Pobacken. Und so geht's weiter:

- Reichen Sie Gemüse statt Chips, wenn Freunde auf einen Drink vorbeikommen.

- Wenn Sie in einem besseren Lokal essen gehen, fragen Sie nach Karottenstäbchen anstelle von Grissini (wenn Sie in New York sind, rufen Sie vorher an und bestellen Sie sie im Voraus).

- Zeigen Sie Brotkorb und Butter die kalte Schulter.

- Weg mit dem Tomatenketchup. Es sind genau diese zuckerhaltigen Soßen, die die Kalorienzahl in die Höhe treiben; wenn Sie Soße brauchen, machen Sie lieber Ihre eigene Salsa aus feingehackten Tomaten, Frühlingszwiebeln und einem Hauch Chili.

- Essen Sie Fisch statt Fleisch. Und grillen Sie den Fisch, statt ihn zu frittieren.

- Ebenso das Hähnchen häuten, das Fett vom Fleisch entfernen und nie wieder Bratenkruste essen. Denken Sie dran, das ist keine Köstlichkeit, das ist die Haut eines Schweins.

- Wenn Sie unbedingt Rind oder Lamm essen müssen, kaufen Sie Biofleisch, das heißt das Fleisch von Rindern, die mit Gras gefüttert wurden statt mit Getreide. Dieses Fleisch hat deutlich weniger Fett, weniger Kalorien und mehr Omega-3-Fettsäuren als konventionelles Rind (und man kann davon ausgehen, dass es aus artgerechter Tierhaltung stammt).

- Dehnen Sie Ihr Fleischrepertoire auf mageres Wildfleisch aus. Reh hat zum Beispiel nur zehn Prozent so viel Fett wie Rind.

- Sorgen Sie dafür, dass Sie immer gefrorene Bananen, gefrorene Blaubeeren, selbstgemachte Lutscher aus Fruchtsaft oder Granita statt Eiscreme im Gefrierschrank haben.

- Kaufen Sie Thunfisch im eigenen Saft; probieren Sie sonnengetrocknete Tomaten, die *getrocknet* sind, statt in Öl zu schwimmen.

- Verwenden Sie nichthaftendes Sprühöl in Ihrer (selten benutzten) Pfanne.

- Wechseln Sie von Rind zu Pute.

- Machen Sie mal Käseurlaub (das heißt nicht, dass Sie zum Großeinkauf nach Holland fahren sollen, sondern einfach mal keinen Käse essen).

- Wechseln Sie von Latte macchiato zu Americano, von Cappuccino zu schwarzem Filterkaffee. Wenn Sie ohne Milch nicht können, nehmen Sie die fettarme Variante.

- Geben Sie nach Möglichkeit das Koffein ganz auf, denn Koffein übersäuert den Körper, wodurch man schneller Fett ansetzt. Gewöhnen Sie sich an, grünen Tee zu trinken.

- Essen Sie Pilze statt Fleisch: Eine Studie am Johns Hopkins Weight Management Center kam zu dem erstaunlichen Ergebnis, dass Mahlzeiten mit Pilzen – Lasagne, Chili, was auch immer – anstelle von magerem Rindfleisch pro Mahlzeit Kalorien sparen helfen, nämlich 440 Kalorien und 30 g Fett pro Tag weniger. Eine andere Studie fand heraus, dass Männer, die über den Verlauf eines Jahres Portabella-Pilzburger statt Hackfleischburger aßen, ansonsten aber an ihrer Ernährungsweise nichts änderten, über 18 000 Kalorien und fast 3000 g Fett einsparen konnten; das entspricht 5,3 Pfund oder 15 Päckchen Butter. Das ist eine irrsinnige Menge Fett (aber auch eine ziemliche Menge Pilze; vielleicht lassen Sie's langsam angehen und ersetzen nur hin und wieder mal Fleisch durch Pilze).

- Essen Sie frisches Obst statt getrocknetes: Der Trockenprozess konzentriert sowohl Nährstoffe als auch Kalorien – super, wenn Sie gerade durch die Anden trekken und wenig Stauraum im Rucksack haben. Aber an einem ganz normalen Tag essen Sie das Obst lieber frisch. Eine Schale frische Aprikosen zum Beispiel hat rund 74 Kalorien und mehr Vitamin C als eine Schale Trockenaprikosen, und die bringen es auf die dreifache Menge Kalorien.

- Kaufen Sie ausschließlich Schokolade mit 80 Prozent Kakao. Besser noch, halten Sie von Weihnachten bis einschließlich Ostern Winterschlaf (oder werden Sie religiös und fasten).

→ Recherchieren Sie, damit Sie wissen, was Sie sich da in den Mund stecken. Nur fünf Prozent aller Kunden bei Starbucks und drei Prozent aller Kunden bei McDonald's machen sich die Mühe, die dort ausgelegten Infoblätter zu lesen – dabei gibt es keinen einfacheren Weg, sich schlauzumachen. Der Passion Cake bei Starbucks beläuft sich zum Beispiel auf 528 Kalorien pro Scheibe; der Lemon Drizzle dagegen hat nur 198 Kalorien ...

TRINKEN SIE SICH SCHLANK mit grünem Tee

Ich erinnere mich noch genau, als ich vor Jahren auf einer Modenschau zum ersten Mal Sophie Dahl in einem Hauch von einem Angorapullover auf dem Laufsteg des irischen Designers Lainey Keogh erblickte: Beine, Busen und Sex ohne Ende. Im Vergleich zu den meisten Mädchen, die über den Laufsteg klapperten, war Dahl eine üppige, köstliche Mischung aus Marshmallow, Pfirsich und Sahne. Wir Moderedakteurinnen waren hingerissen, Dahl kam schnell zu Ruhm, und dann – wie durch Zauberhand – nahm sie 15 Kilo ab und war drei Nummern kleiner. Abgesehen von enormer Willenskraft, sagt Sophie, habe ihr die belebende und fettverbrennende Kraft von grünem Tee geholfen. »Ich habe jede Menge grünen Tee getrunken, der unter anderem auch den Stoffwechsel ankurbelt, und bin von Größe 42 auf 38 runter«, sagte sie anlässlich ihrer unglaublichen Gewichtsabnahme. Dieses Elixier soll Krebserkrankungen und Allergien vorbeugen und gut fürs Herz sein – aber alles, was Sie für unsere Zwecke behalten müssen, ist der Umstand, dass er so gut wie keine Kalorien hat und etwa nur halb so viel Koffein wie Kaffee. Dasselbe gilt für den legendären Pu-Erh-Tee, Lieblingsgetränk von Joss Stone, Jerry Hall und Victoria Beckham. Man kauft ihn in Form von Fladen oder Ziegeln, die in kochendem Wasser aufgelöst werden und den Stoffwechsel anregen, ohne den Kreislauf zu belasten. Das schlaue Gebräu verbrennt angeblich Kalorien, und man muss dazu keinen Finger krumm machen. Frauen – dünne Frauen – schwärmen von seiner Fähigkeit, Fett zu schmelzen und den Cholesterinspiegel zu senken. Aber wissen Sie was – nicht mal das müssen Sie glauben. Sagen wir einfach, um Ballast abzuwerfen, sollte Tee ohne Milch Ihr bevorzugtes Heißgetränk sein.

Wenn das allein noch nicht reicht, um Sie vom Cappuccino loszureißen, ohne den Sie einfach nicht leben können, führen Sie sich den *Which?*-Bericht vom Januar 2008 zu Gemüte, der herausfand, dass der Kaffee aus den einschlägigen Läden wirklich *Hunderte* von Kalorien pro Tasse enthalten kann. Was Sie da trinken, ist *Fettuccino*; es wird Zeit, aufzuwachen und die Kalorien zu checken (außerdem sparen Sie sich dumm und dämlich):

➠ Starbucks Iced White Caffè Mocha mit Sahne, **628 Kalorien** (fast ein *Drittel* der empfohlenen Tagesmenge)
➠ McCafé Dark Chocolate tall, **235 Kalorien**.
➠ Costa Caffè Mocha Latte medio mit Vollmilch, **123 Kalorien**
➠ Costa Caffè Latte medio mit fettarmer Milch, **71 Kalorien**
➠ Starbucks doppelter Espresso, nur **11 winzige Kalorien**

55 NEHMEN SIE DEN ESSENSFAKTOR AUS DER GLEICHUNG

Stephen Fry bemerkte einmal äußerst scharfsinnig: »Wie ich abgenommen habe? Jetzt spitzen Sie die Ohren – ich habe weniger gegessen. Anders geht's nun mal nicht.« Was aber geht, ist, weniger zu essen, *ohne dass es einem auffällt*. Das ist der Schlüssel zur diätfreien Gewichtsabnahme, die schlaue Methode, um auf natürlichem Wege, effektiv, anhaltend, gesund und (vor allen Dingen) stressfrei abzunehmen, und das in einer Kultur, wo überall Essen lauert und nur darauf wartet, einen in die Falle zu locken.

Täglich treffen wir, so heißt es, über 250 Entscheidungen, die mit Essen zusammenhängen. Das bedeutet, wir *haben die Wahl*. Also, treffen wir die richtige. Und zwar gilt das für alle Nahrungsmittel, egal ob im Nobelrestaurant oder vor der Imbissbude. Und so geht's:

↝ Halten Sie Ihre Geschäftsessen im Büro oder im Park ab, nicht im Restaurant mit vier Sorten hausgemachtem Brot und einer unwiderstehlichen Dessertkarte.

↝ Gehen Sie grundsätzlich weniger essen, da man auswärts automatisch mehr isst (durchschnittlich 1000 Kalorien pro Mahlzeit, ohne den Teller Nugat und Makronen mitzuzählen, die Sie ganz nebenbei verdrücken, während Sie auf die Rechnung warten). Das soll nicht heißen, dass Sie nur noch zu Hause bei Talglicht an einem alten Brotkanten nagen dürfen. Aber halten Sie kurz inne, bevor Sie ins Auto steigen und zu Pizza Express düsen.

↝ Wenn Sie essen gehen, machen Sie's wie Bruce Willis: Wenn der Star im Ivy essen geht, bestellt er beim Chefkoch gedämpftes Bio-Gemüse. Auch wenn Sie die Welt noch nicht vor dem Armageddon bewahrt haben, können auch Sie im Lokal ruhig ein bisschen Diva spielen. Leute, wir leben im 21. Jahrhundert, also bestellt nicht das, was es gibt, sondern das, was ihr wollt, und zwar in der Light-Version.

↝ Bestellen Sie die Soßen extra in einem hübschen kleinen Krug, nicht auf dem Teller, wo sie Ihr Essen mit einer fetten Pfütze Kalorien besudeln. Dasselbe gilt für Ihr Salatdressing: Bestellen Sie nur nackte Blätter und machen Sie sie selbst an (und zwar nicht mit Gorgonzoladressing, sondern mit Essig, Öl und Zitrone).

↝ Sagen Sie dem Kellner »Keinen Nachtisch, danke«, *bevor* er Ihnen die Liste mit köstlich klebrigen Sahne-Karamell-Desserts, Cremetorten, Schokoladenfondant und drei Sorten hausgemachtem Eis anbietet. Dann ist es nämlich zu spät.

↝ Drücken Sie gleich nach dem Abendessen einen Spritzer Geschirrspülmittel auf die Essensreste Ihrer Kinder. Das meine ich ernst – wenn das Ihr Laster ist, schaffen Sie's aus der Welt, und zwar jetzt. Wenn Sie einem kalten Fischstäbchen nicht widerstehen können, dann befördern Sie es dahin, wo die Verlockung nicht hinreicht. Machen Sie sich das, was immer auf dem Teller liegen geblieben ist, madig, sei es mit einer Serviette über dem Essen oder, noch radikaler, indem Sie Salz über verführerische Reste streuen. Klingt vielleicht drastisch, aber es ist wirklich dieses Naschen hier und da, bei dem sich die Pfunde anhäufen – fragen Sie jede Mutter, die für ihr Kind mitisst. Bald ist sie nämlich doppelt so breit. Wie die US-Komödiantin Janette Barber sagt: »Wenn ich Kekse kaufe, esse ich nur vier Stück und schmeiße den Rest weg. Aber erst sprühe ich Insektenspray drüber, damit ich sie nicht später wieder aus dem Müll wühle. Aber Vorsicht, das Spray schmeckt gar nicht so übel.«

↝ **Packen Sie verlockende Reste in Alufolie**, damit sie Ihnen nicht durch ein Fenster aus Frischhaltefolie schöne Augen machen können. Es gibt nichts Ergreifenderes als eine einsame Hähnchenkeule, die nach Rettung schreit.

↝ **Verkneifen Sie sich die kleinen Probierhäppchen beim Kochen** – sei es die Kruste von den Pausenbroten Ihrer Kinder, der erste »Probier«-Muffin beim Backen oder Kuchenteig in der Rührschüssel. Letzteres ist eine wenig anheimelnde Kombination aus rohen Eiern und ungebackenem Mehl – gehört aber zu den leckersten Dingen, die ich kenne. Kaufen Sie sich einen Teigspachtel. Schaben Sie alles in die Kuchenform, nicht in Ihren gierigen Schlund.

↝ **Wenn Sie in einem Selbstbedienungsrestaurant essen, benutzen Sie kein Tablett.** Studien haben ergeben, dass man dazu neigt, sich das Tablett vollzuladen, einfach deshalb, weil es da ist. Nehmen Sie nur mit, was Sie manierlich in beiden Händen tragen können (bis unters Kinn stapeln gilt nicht). In einigen US-College-Cafeterien werden inzwischen sogar die Tabletts entfernt, um gegen Fettleibigkeit und Verschwendung anzugehen.

→ Studien belegen, dass man mehr isst, wenn es an einem Buffet viele Optionen gibt. **Also legen Sie nur drei Häppchen auf einmal auf Ihren Teller.**

→ Okay, das geht jetzt schon Richtung Exzess, aber wenn Sie wirklich unverbesserlich sind, müssen Sie aktiv werden. Wenn Ihnen der Kellner Brot an den Tisch bringt, schütten Sie Wasser drüber. Fertig. Ungenießbar. Noch besser, höflicher und ethisch weitaus vertretbarer, teilen Sie ihm einfach mit, dass Sie »**Bitte, kein Brot**« möchten, was sich dann mühelos auf »keine Papadam, keine Mayo, keine Sahne, keine kakaobestäubten Trüffel und ganz bestimmt keine After Eight« übertragen lässt.

→ **Stellen Sie zu Hause Gemüse und Salat in vollen, einladenden Schüsseln zur Selbstbedienung auf den Tisch.** Amerikaner sagen dazu »Family style«. Nett, oder? Dabei muss ich immer an die Waltons denken und bekomme sofort Lust, eine Blaubeertorte zu backen.

→ **Bewahren Sie Fleisch, Wurst, Kartoffelbrei, Klöße und andere Dickmacher in Ihrer Küche außer Reich- und Sichtweite auf.** Geben Sie alles einzeln auf die Teller.

→ **Gehen Sie *nach* dem Mittagessen einkaufen**, nicht vorher. Wenn Sie ausgehungert sind, wird kraft Ihrer Hungerhormone ein ganz normaler Supermarkt zur gastronomischen Lustgrotte. Ich selbst greife dann automatisch zu Marmeladentörtchen, und zwar aus dem einfachen Grund, weil mein Magen seit dem Frühstück keine einzige Kalorie gesehen hat. Gehen Sie mit vollem Magen in den Laden, und Sie kaufen überlegter ein. Gehen Sie übrigens mit PMS in den Laden, kommen Sie mit einer Tafel Schokolade wieder raus.

➡ **Gesetzt den Fall, Sie *kommen* mit einer Tafel Schokolade wieder raus, dann essen Sie einen halben Riegel und legen den Rest der Tafel weg**, indem sie wie Dorothy im *Zauberer von Oz* gebetsmühlenartig vor sich hin sagen: »Nichts ist so lecker wie ein schlanker Körper.« Hüten Sie sich aber vor allzu großer Nähe: Eine Studie an der University of Illinois zeigte unter Zuhilfenahme von Schokolinsen, dass Nahrung in bequemer Erreichbarkeit dazu führt, dass bedeutend mehr davon gegessen wird. Wenn Büroangestellte die Schokolade auf dem Schreibtisch liegen hatten, aßen sie durchschnittlich neun Stück pro Tag; wenn sie nur anderthalb Meter weiter weg lag, nur noch vier Stück pro Tag. Das ist Ihr Stichwort, um Versuchungen zu widerstehen. Stellen Sie sich gar nicht erst vor die Wahl, ob Sie die Nachos essen oder stehen lassen sollen; stellen Sie die Nachos gar nicht erst auf den Tisch. Noch besser, kaufen Sie die Nachos gar nicht erst.

➡ **Bewahren Sie Zucker in einer Tüte auf**, verschlossen mit einer Klemme, in einer Tupperdose, mit einem Zettel mit der Aufschrift FINGER WEG in Großbuchstaben auf dem Deckel. Lassen Sie ihn nicht in einer Zuckerdose in praktischer Nähe zu Ihrem Ellenbogen stehen.

➡ **Kochen Sie einfach nur *genug*.** Nicht zu viel, sondern genug. Da ich italienischer Herkunft bin, koche ich meist die doppelte Menge Nudeln, weil ich jedes Mal denke, besser zu viel als zu wenig. Und jedes Mal stehe ich am Ende da mit dampfenden Fässern Farfalle, Töpfe zum Bersten gefüllt mit Fusilli, Linguine, so weit das Auge reicht. Zum Ausgleich überlade ich die Teller. Gern rutscht dann die glänzende, glitschige Pasta über den Tellerrand auf den Boden. Dann esse ich so viel wie möglich (nein, nein, nicht vom Boden), wie bei diesen Hotdog-Ess-

wettbewerben. *Kata*strophe. Diese Kaloriengrube kann nur umgehen, wer sie von vornherein vermeidet. Kochen Sie weniger.
Eine durchschnittliche Erwachsenenportion Reis beträgt 50 g;
bei Pasta 100 g. Sie werden nicht mehr so oft den Boden auf-
wischen müssen; es bringt also wirklich nur Vorteile.

➠ **Seien Sie die Letzte, die bei Tisch mit dem Essen anfängt.**
Und die Erste, die aufhört.

➠ **Hüten Sie sich vor dem Reiz der Reste.** Seltsam, aber wahr:
Essen ist viel reizvoller, wenn es woanders liegt (zum Beispiel
auf dem Teller Ihres Partners). Die Köstlichkeit von warmer
Hähnchenfüllung muss ich nicht eigens betonen – und sollte
höchstens hin und wieder bei Ihnen Einzug halten. Versuchen
Sie im Großen und Ganzen alle Reste aus der Welt zu schaffen, bevor Sie sich davon breitschlagen lassen. Produzieren
Sie entweder von vornherein die richtige Menge Essen, oder
schmeißen Sie im Anschluss an die Mahlzeit die Reste weg.
Eine kalte Bratkartoffel beim Abtrocknen der Töpfe ist wahrlich eine Gefahr.

DER KUCHEN ALS FEIND:
Lernen Sie zu hassen, was Sie lieben

Essen ist überall – leider. Wir leben in einem einzigen Nahrungsmittel-
pfuhl. Und wie verführerisch das ist, weiß jeder. »Essen«, sagt Philip
Hodson von der British Association for Councelling and Psychotherapy,
»ist Kunst, Dekoration, Inneneinrichtung. Für den Menschen war Essen
schon immer ein Symbol, ob als Ritus oder in der Religion – heutzutage
aber tendieren wir dazu, Essen als Droge zu verwenden. Essen ist Part-
nerersatz, Sexersatz. Wenn Sie hungrig sind nach Berührung, nach Belohnung, nimmt Essen zumindest vorübergehend diesen Platz ein. Bestimmte Sachen können wir deshalb nicht aufhören zu essen, weil sich
bei uns das Gefühl eingestellt hat, dass wir nicht mehr das erfahren dürfen, was gesellschaftlich als sinnlicher Genuss definiert wird.«

Denken Sie also daran, dass Essen immer flüchtig ist. »Und«, sagt Hodson, »es ist anonym: Sie können es lieben, aber es wird Ihre Liebe nie erwidern.« Essen ist keine Lösung. Es ist ein Zweck, kein Mittel. Also wird es Zeit, dem Essen einen anderen Platz zuzuweisen. Und vielleicht wird es Zeit, auch die eine oder andere verhängnisvolle Affäre zu beenden.

Ich zum Beispiel – zugegeben, es ist ein zweifelhaftes Talent – kann quer durch einen überfüllten Raum ein Stück Zitronen-Baisertorte orten. Nur selten gelingt es dieser Torte, meinem Adlerauge zu entgehen, vor allem dann, wenn Sahne drauf ist und vielleicht noch eine einsame Erdbeere. Schokoladenkuchen besitzt die Eigenschaft, mit mir zu sprechen, unter seiner Kuvertüre raunt er mir zuckersüße Nichtigkeiten ins Ohr und lockt mich leise zu sich heran, bis ich – wumms – vor einem Teller Kuchenkrümel sitze und mich frage, was diesmal wieder schiefgelaufen ist und ob es wirklich sehr unangemessen wäre, mir ein zweites Stück zu gönnen. Ja, wir alle haben unsere Schwächen. Pu der Bär wird bei Honig schwach. Popeye bei Spinat. Und ich beim klassischen Stück Kuchen zum Tee. Sie vielleicht bei Pommes mit Mayo, Amaretto oder Schokopudding. Was immer es ist, Sie müssen sich darüber im Klaren sein. Nehmen Sie's zur Kenntnis. Und nun: Zerstören Sie es. WIE? Ganz einfach. Lassen Sie Ihre größte Schwäche gar nicht erst ins Haus. Notieren Sie sich diejenigen fünf Lebensmittel, bei denen Sie machtlos sind und in eine Abwärtsspirale der Fressgier stürzen, und verbieten Sie sich diese Sachen. Nur *diese* Sachen. Nicht alles. Bei mir sind das:

- **Camembert mit Trüffeln.** Ein pikantes Rendezvous aus zerlaufenem Käse und parfümierter Butter, von dem ich mir gut vorstellen kann, dass es auf einer Wolke von Engeln gemacht wird. Wenn er nicht so sehr nach Käse riechen würde, würde ich ihn mit ins Bett nehmen.
- **Lindt Excellence Orange Intense** – diese Schokolade findet von allein in meinen Mund, ohne eine einzige Anweisung und erst recht ohne tatkräftige Hilfe.
- **Cheese Nachos.** Diese leckeren Dreiecke gibt's in einer giftorangefarbenen Tüte, und – siehe da! – sie sind sogar selbst giftorange, be-

stäuben Finger und Mundwinkel mit unwiderstehlichem Feinstaub. Gesund ist was anderes, aber meine Achillesferse der Knabbereien.

➥ **Jelly Babies.** Gummibärchen in Babyform. Könnte ich mich reinsetzen.

➥ **Butter.** Genau wie bei meinem Vater, und dessen Vater, ist Butter mein Verhängnis, meine Kühlschrankfantasie. Ich liebe Butter ungefähr auf allem, vor allem fingerdick und leicht gesalzen, ein herrlicher sonnengelber Genuss. Ich esse sogar Schnecken, solange sie in köstlicher Butter geschwenkt sind.

Das wäre also meine Liste. Auf Ihrer steht vielleicht – was weiß ich – knusprig gebratener Speck, Zimtbrötchen, Pfannkuchen, Fruchtbonbons, ahornholzgeräucherter Pata-Negra-Schinken … Wie immer Ihre dicken Fünf geartet sind, lassen Sie sie nicht ins Haus. Gehen Sie im Laden im Laufschritt daran vorbei, zeigen Sie ihnen auf Partys die kalte Schulter, erzählen Sie Ihren Freundinnen, wie mies sie Sie behandelt haben. Es geht hier keineswegs um Entsagung. Ich schlage Ihnen nicht vor, kalten Toast mit Messer und Gabel zu essen, während Sie dem Marmeladenglas tödliche Blicke zuwerfen. Alles in Maßen. Denn wenn Sie *nur* fünf Leckereien aus Ihrem Leben verbannen, bleibt immer noch genügend Platz für andere Sachen, die schmecken – anstelle von denen, die Ihre Augen, Ihr Herz und Ihre Lieblingsjeans überquellen lassen. Ich habe festgestellt, dass ein einfacher Tausch für eine nicht ganz so innig geliebte Alternative den Konsum halbieren kann. Ungesalzene Butter zum Beispiel hat für mich längst nicht denselben Reiz wie gesalzene; normaler Camembert ist weitaus uninteressanter als der mit den Trüffeln; vor der Anziehungskraft einer Tafel Lindt bin ich so lange gefeit, wie ich einen Bogen um die Orange Intense mache.

REPARIEREN SIE DIE ESSBREMSE!

Es gibt bestimmte teuflische Leckereien, da versagt die Essbremse. Hat man mal damit angefangen, will man automatisch mehr, und dann noch mehr, mit jedem Bissen wird man schwächer, bis man den Karren vor eine Wand aus Plätzchenteig gefahren hat.

Am besten, Sie machen sich zu diesen Ungeheuern gleich einen Vermerk und fassen Sie ab sofort nur noch mit Samthandschuhen an. Das könnte ein Würfel Cheddar sein, frischgebackenes Brot, eine freundliche Tafel Vollmilchschokolade. Oder Toffees. Es könnte, an schlechten Tagen, ein tröstender Eisbecher sein. Teilchen, Chips, Kekse, an guten wie an schlechten Tagen. Ja, wir *alle wissen*, das Zeug macht dick – hat sich rumgesprochen –, aber genau dieses Zeug verführt uns am ehesten dazu, sich unkontrolliert daran zu überfressen. Also, schreiben Sie die Sachen auf. Und lassen Sie sie in Ruhe.

56 PORTIONSKONTROLLE IST BESSER: PATROUILLIEREN SIE IHREN TELLER

»Wenn Sie an der Tankstelle einen Cookie kaufen«, so Dr. Tim Lobstein von der International Obesity Task Force, »hat dieser Keks einen Durchmesser von 10 cm! Vergleichen Sie das mal mit den Keksen Ihrer Oma. Die Unternehmen orientieren sich nicht an unseren gesundheitlichen Bedürfnissen, sondern an unseren Augen. Sie müssen aber schon das Kleingedruckte lesen, um zu verstehen, wie der Hase läuft.«

Es stimmt, dass in den letzten zwei Jahrzehnten die Portionen wahrhaft explodiert sind. Der bedauernswerte Kunde wird an jeder Ecke mit endlosen Futterbergen konfrontiert und hat dem nichts entgegenzusetzen als die Vorstellung, dass es sich nun mal gehört, seinen Teller leer zu essen. In ihrer Studie, die sich um die Frage dreht, warum die Franzosen so viel schlanker sind als die Amerikaner, sind Forscher der University of Pennsylvania zu dem frappierenden Ergebnis gekommen, dass es daran liegt, dass die Franzosen *weniger essen*. Die Zahlen – und die Figuren – belegen das. Die durchschnittliche Portionsgröße in Philadelphia ist rund 25 Prozent größer als in Paris. Im US-Supermarkt sind Softdrinks 52 Prozent, ein Hotdog 63 Prozent und ein Joghurtbecher 82 Prozent größer. Ein Croissant in Paris wiegt 30 g und in Pittsburgh 60 g.

Befragungen haben gezeigt, dass jeder vierte Amerikaner alles aufisst, was auf seinem Teller landet, unabhängig von der Größe der Portion. Tatsächlich sind die USA das Land des unbegrenzten Gebäcks, wobei die New Yorker Gesundheitsbehörde im März 2008 einstimmig beschloss, alle Restaurantketten der Stadt bei sämtlichen Speisen in ihrem Angebot zur Kalorienangabe zu verpflichten, was einen Beitrag dazu leisten könnte, die astronomischen Portionsgrößen zurück auf die Erde zu holen. Eine faszinierende Studie des Center für Weight and Health an der University of California hat gezeigt, dass die Kalifornier pro Jahr wohl 2,7 Pfund weniger zunehmen würden, wenn die Kalorienangaben an den Menü-Tafeln der Fastfood-Restaurants angeschlagen wären. Um genau das zu tun, wurde kürzlich in Großbritannien eine Initiative ins Leben gerufen: Man hofft, dass das Wissen um die Kalorien im Frappuccino oder in den Chicken Wings den Kunden innehalten oder vor Scham nur ein Mineralwasser bestellen lassen.

An jeder Ecke werden wir mit endlosen Futterbergen konfrontiert, dem wir nichts weiter entgegenzusetzen haben als die Vorstellung, dass es sich nun mal gehört, seinen Teller leer zu essen.

Der Versuch lohnt sich bestimmt. Ich weiß noch sehr gut, wie ich einmal in Brooklyn vom gewaltigen Leibesumfang eines Muffins überrascht wurde – aber ich kämpfte mich durch das Gebäck hindurch, in der irrigen Annahme, dass er eine »Portion« darstelle. Ein typisches Verhaltensmuster, das, wie ich später erfuhr, von Psychologen als »Unit Bias« bezeichnet wird. »Wenn das Essen einigermaßen schmeckt«, so Paul Rozin, einer der an der Studie der University of Pennsylvania beteiligten Forscher, »sind Menschen geneigt, alles, was ihnen vorgesetzt wird, zu konsumieren, und im Allgemeinen sogar mehr zu konsumieren, wenn ihnen größere Mengen vorgesetzt werden.« Interessanterweise reagieren Hamster genauso.

In einem anderen Experiment unter Leitung von Professor Brian Wansink an der Cornell University wurde Versuchspersonen ein Teller Tomatensuppe vorgesetzt, und sie wurden aufgefordert, so viel davon zu essen, wie sie wollten, wobei man die Teller heimlich von unten immer wieder auffüllte. Erstaunlich viele aßen immer weiter, bis das Experiment gestoppt wurde. Warum? Aus haltloser Gier? Aus Dummheit? Aus Instinkt? Bezeichnenderweise, wie Wansink darlegt, aßen sogar *Professoren der Ernährungswissenschaft* die doppelte Menge Suppe, wenn die Suppe in größeren Tellern mit größeren Löffeln gereicht wurde.

Daraus lernen wir, dass unsere Umwelt uns zu sinnloser Völlerei verführt. Sogar unsere Gläser sind explodiert, fassen locker 250 ml Merlot und lassen immer noch Platz zum Atmen. In manchen Restaurants braucht man einen Kran, um die Weingläser zu heben. Der Weinglas-Verkaufsschlager bei Tiffany fasst verschwenderische 15 *fluid ounces* (rund 450 ml), also mehr als genug, um einen brabbelnd in die Lachsvorspeise taumeln zu lassen.

Die Lösung? Lesen Sie weiter:

➻ **Essen Sie kleine Häppchen von hübschen kleinen Tellerchen.**

➻ **Schalten Sie Ihre Sinne ein.** Denken, schmecken und schnuppern Sie beim Essen.

➻ **Lassen Sie nach guter Gelage-Sitte Verpackungen und Tischabfall auf dem Tisch liegen**, damit Sie stets im Blick behalten, wie viel Sie konsumiert haben.

➻ **Verwenden Sie schmale Gläser.** Wir haben die Tendenz, in kurze dicke mehr hineinzufüllen.

➻ **Kaufen Sie kleinere Löffel.**

NO DIET

- **Essen Sie auswärts? Setzen Sie sich vor eine verspiegelte Wand.** Essen Sie zu Hause? Hängen Sie sich einen Spiegel vor den Esstisch. Bauen Sie auf unterschwellige Reize.

- Es gibt Schlimmeres als das Mantra aus *Sex and the City*: **»Modisch bestellen, sparsam essen.«**

- **Lesen Sie das Kleingedruckte:** Steht auf der Packung Gemüselasagne »für vier Personen«? Will Ihnen diese Aufschrift etwas sagen? Kämpfen Sie nicht weiter, um in einem einzigen Fressrausch die ganze Packung zu verschlingen. Bitte bedenken Sie: Die Kalorienangabe auf der Rückseite könnte sich auf *eine* Portion beziehen, nicht auf das ganze Ding. Wenn vorn auf der Packung in verführerischen gelben Lettern »nur 15 Kalorien!« steht, schauen Sie genauer hin, bis Ihnen die Offenbarung »pro Gramm« zuteilwird.

- **Reichen Sie das Essen in appetitlichen Schälchen**, statt Schachtel, Tüte oder Karton auf den Tisch zu stellen. Bewahren Sie den Behälter in einem entlegenen Schrank auf.

- **Lassen Sie beim Auftragen das, was große japanische Küchenchefs als »leeren Zwischenraum« bezeichnen**; es handelt sich dabei, wie der berühmte Koch Masaru Yamamoto sagt, um »eine ästhetisch bedeutsame Leere, vergleichbar mit jener in Tuschezeichnungen der Zen-Buddhisten«.

- **Und jetzt hören Sie mir zu: Sie müssen Ihren Teller nicht leer essen.** Wirklich nicht. Es ist nicht nötig. Die Notwendigkeit eines leeren Tellers ist das, was gestresste Mütter ihren Kindern im Vorschulalter einbläuen. Sie sind kein Vorschulkind – und wenn doch, sind Sie extrem weit für Ihr Alter. Übernehmen Sie die Kontrolle über Ihren Teller. Das Wetter macht ohnehin, was es will.

↝ **Erkennen Sie, wann Sie Stopp sagen müssen, und sagen Sie's.**

↝ **Wenn Sie gern einen Nachschlag hätten, leben Sie ein paar Minuten mit dem Gedanken** und geben Ihrem Magen etwas Zeit, Ihren Mund einzuholen. Nach zehn Minuten ist es schon etwas unwahrscheinlicher, dass Sie nach diesem Extralöffel schmachten, egal, wie lecker es war.

↝ **Wenn Sie sich etwas gönnen, dann kaufen und servieren Sie es in Form von Einzelportionen.** Also ein einzelnes Toffee, keine ganze Packung. Ein Becherchen Sorbet, kein dicker Bottich Vanilleeis. Eine Handvoll Chips in einem kleinen Portionsschälchen (ideal wäre ein Crème-Caramel-Förmchen, nicht diese Riesensäcke fürs Grillfest mit der Großfamilie).

↝ **Pflegen Sie die Tuppertradition:** Sammeln Sie nützliche Plastikbehälter, um Reste aufzubewahren oder einzufrieren, anstatt sich einen Nachschlag aufzuladen, nur damit nichts übrig bleibt. Betrachten Sie das als die gute, ehrliche, arbeitssparende, ökologisch bewusste und gewichtsreduzierende Maßnahme, die sie ist. Versehen Sie alles ordentlich mit Etiketten, sonst dümpeln in den Niederungen Ihres Kühlschranks am Ende unzählige namenlose Töpfchen mit fragwürdigem Inhalt herum.

57 UNTERSUCHEN SIE IHR IMBISSESSEN

Pizza sowie indisches und chinesisches Essen – also mehr oder minder alles, was man im Schnellimbiss bekommt – steckt meistens voller Kalorien. Fastfood ist fettes Essen, also denken Sie genau darüber nach, bevor Sie durch die zwei goldenen Bögen spazieren oder nach dem Telefon greifen. Eine neuere Untersuchung von 150 Fastfood-Restaurants für die Gemeinde Hampshire County hat ergeben, dass »der Fettgehalt in einem Kebab 1000 Kalorien liefert – etwa die gleiche Menge wie in zwei Weingläsern Speiseöl«. Na dann, zum Wohl.

Fastfood	Fettgehalt (in g)	% der ETM*
Dönerkebab	139,9	199
Hähnchen Korma	95,4	136
Mixed Biryani	100,6	144
Schweinefleisch süßsauer	87	125
Mittelgroße Pizza und Knoblauchbrot	81,5	116
Fish & Chips	68,5	98
McDonald's Big Mac und große Pommes†	63	90
Kentucky Fried Chicken, 1 Brust, 1 Keule†	44	63
Burger King Whopper†	37	53

* Die empfohlene Tagesmenge (ETM) an Fett für Frauen beträgt 70 g.
† Quelle: nutritiondata.com, eine amtliche Website in englischer Sprache, die eine genaue ernährungswissenschaftliche Analyse von Tausenden von Lebensmitteln enthält. Fügen Sie die Seite zu Ihrer Favoritenliste hinzu und schauen Sie vor dem nächsten Fastfood-Gelage erst mal dort nach, was Sie erwartet.

58 LESEN SIE FAST FOOD GESELLSCHAFT – UND SIE WERDEN VIELLEICHT NIE WIEDER EINEN HAMBURGER ANRÜHREN

»Die Nahrungsmittelrevolution des 20. Jahrhunderts war wirklich bemerkenswert. Wie Lebensmittel angebaut, zubereitet, verarbeitet, vermarktet, mit Marken versehen werden – das alles hat sich in den letzten zirka 25 Jahren von Grund auf verändert. Weil wir es überlebt haben, wundert es uns nicht mehr«, schreibt Tim

Lang, Professor der Ernährungspolitik an der Londoner City University, derselbe Mann, der vor Jahren erstmals den Begriff der »food miles« ins öffentliche Bewusstsein rief. Um genussvoll essen zu können, muss man sich vor Augen führen, woher die Lebensmittel kommen, wie sie entstanden sind und wer von Produktion und Verkauf profitiert. Ein geschärftes Bewusstsein zu haben, das heißt, die Geschichte seiner Nahrung vom Bauernhof zum Kühlregal zur Gabel oder (im Zweifelsfall) vom Labor zum Lunch zu kennen. Und dann werden Sie es sich zweimal überlegen, ob Sie nach der Chipstüte greifen.

Trotz vieler Jahre der Umerziehung, Erkenntnis und Einsicht kommen auch heute noch jede Menge Lebensmittel aus der Fabrik. Schlendern Sie durch Ihren Supermarkt, und Sie werden feststellen, dass sich im Prinzip trotz aller am Rande tobenden Rückverfolgbarkeits- und Umweltargumente sehr wenig geändert hat. Ich kannte mal jemanden, dessen Job daraus bestand, Fleischprodukte zu »erfinden«. Abends saßen wir in einer Bar und dachten uns neue Varianten formbaren Separatorenfleisches aus, die an den Mann gebracht werden sollten, einschließlich griffigem Namen, Verpackungsvorschlag und Werbeslogan. Es war leider nicht derselbe Mann, der hinter den Turkey Twizzlers oder irgendeiner dieser goldenen Gänse steckte, aber immerhin gackerten wir ziemlich lange über potenzielle Erfindungen wie »Fleischfüßchen« und »Hühnerlippen«, auch wenn sie wohl nie das Licht des Marktes erblickt haben. Vielleicht geht es insgesamt bergauf, aber noch immer gibt es überall den Aufschnitt in Form eines lachenden Gesichts. Mit etwas Glück können Sie in den USA »Potted Meat Food Product« kaufen, ein »fettreduziertes Fettgewebeerzeugnis aus Schweinefleisch«. Dass so etwas auf Ihrem Speiseplan steht, will ich Ihnen nicht unterstellen. Nur so viel sei gesagt: Sehr viele Fabrikerzeugnisse enthalten verdächtige Zutaten, eine Unmenge Salz und viele gesättigte Fettsäuren. Also denken Sie darüber nach, wer davon profitiert, Kartoffelwaffeln und Käseschnüre herzustellen. So lustig sie auch aussehen mögen, aber vom Ernährungsstandpunkt aus gesehen sind diese

Produkte samt und sonders Rohrkrepierer; um sie überhaupt verdauen zu können, müssen unsere Körper die fehlenden Mineralien, Vitamine und Enzyme anderswo auftreiben – wobei wir grausamerweise noch hungriger werden, weil unser Körper uns signalisiert, dass die fehlenden Nährstoffe ersetzt werden müssen.

Am besten können Sie sich dagegen wehren, indem Sie die richtigen Fragen stellen und die richtigen Bücher lesen. So tappen Sie nie wieder in die Falle künstlicher Lebensmittel. Von *Fast Food Gesellschaft* abgesehen, empfehle ich folgende Lektüre: *Lebens-Mittel: Eine Verteidigung gegen die industrielle Nahrung und den Diätenwahn* von Michael Pollan und *Not on the Label: What Really Goes Into the Food On Your Plate* von Felicity Lawrence. Macht schlanker und schlauer.

59 SEIEN SIE NIEMALS VERKATERT – ODER BEKIFFT

Die Fressorgie ist vorprogrammiert.

60 SPAREN SIE SICH DIE SOFTDRINKS

Wir alle wissen, Cola light ist nur was für Dicke. Aber normale Cola auch. Halten Sie sich fern von dem süßen Zeug, den so genannten »Soft«-Getränken (welch ein wohlwollendes Wort für dieses Teufelszeug), und das gilt auch für die diversen Holunderblüten-Bio-Limos. Trinken Sie Wasser. Aus dem Hahn. Notfalls kaufen Sie sich einen Wasserfilter. Dazu eine anregende Scheibe Zitrone, ein paar klimpernde Eiswürfel und den Gedanken, dass es so gut wie umsonst ist. Sicher, der (fehlende) Geschmack ist gewöhnungsbedürftig – aber danach wollen Sie nie wieder etwas anderes trinken.

Trinken Sie, und denken Sie dabei ruhig daran, dass unser Durst auf Diätdrinks für unsere Gewichtsprobleme mitverantwortlich sein könnte. Es klingt vielleicht paradox, aber neuere Studien legen nahe, dass kalorienfreie Süßstoffe die Gefahr der Gewichtszunahme tatsächlich *erhöhen*. Dafür gibt es überzeugende Argumente: Über die letzten zwei Jahrzehnte hat sich die Zahl der Amerikaner, die regelmäßig Nahrungsmittel mit Süßstoff konsumieren, verdoppelt, während die Fettleibigkeitsrate in astronomische Höhen geschossen ist. Jetzt aber haben sich Forscher an der Purdue University in Indiana zum Ziel gesetzt, den Zusammenhang zu analysieren. Studien fanden heraus, dass Ratten, denen man mit dem Zuckerersatzstoff Saccharin gesüßten Joghurt gab, mehr fraßen und dicker wurden als diejenigen, die mit Glukose (dem echten Zucker) gesüßten Joghurt fraßen.

Die Forscher sind der Meinung, dass gesüßte Lebensmittel für einen »orosensorischen Stimulus« sorgen, der dem Körper suggeriert, es komme eine Flut von Kalorien auf ihn zu. Wie Pawlows Hunde haben wir gelernt, dass pappiges, zähflüssiges Futter viele feine Kalorien verspricht. Wenn sich aber wie bei den kalorienarmen Softdrinks die angekündigten Kalorien nicht einstellen, kommt das System durcheinander – was dazu führt, dass »die Leute mehr essen oder weniger Energie verbrauchen, als es normalerweise der Fall wäre«, wie es in *Behavioural Neuroscience* heißt.

Wenn das immer noch nicht reicht, um Sie von künstlichem Süßstoff abzuhalten, dann sei Ihnen gesagt, dass gerade bei Diätnahrungsmitteln und kalorienfreien Getränken Fett und Zucker oft mit synthetischen Austauschstoffen aus dem Labor ersetzt werden, von denen manche als toxisch gelten. *Toxisch!* Spätestens jetzt sollten wir hellhörig werden. Und die normale Softdrink-Version? Vollgepackt mit Zucker. Fructose – also Fruchtzucker, der aber auch gern in Form von Maissirup in die Softdrinks kommt (weil billiger als Sukrose oder Glukose) – sorgt eher als andere Zuckertypen für Hüftgold. Weil Fructose anders umgesetzt wird als anderer Zucker, wird er erstaunlich schnell in Körperfett umgewandelt.

Instinktiv pflegt der Mensch bei der Bestellung eines Softdrinks die kleinste und größte Option zu meiden, und zwar unabhängig vom Volumen des jeweiligen Getränks.

Auch die Größe spielt hier eine Rolle. Um mehr Profit zu machen, sind viele Fastfood-Ketten dazu übergegangen, die kleineren Getränkeportionen abzuschaffen und dafür noch größere anzubieten. Eine neuere Studie deutet darauf hin, dass diese Firmenpolitik zu einer 15-prozentigen Zunahme des Konsums von kalorienreichen Getränken geführt hat – da der Mensch instinktiv bei der Bestellung eines Softdrinks die kleinste und größte Option zu meiden pflegt, und zwar unabhängig vom Volumen des jeweiligen Getränks. Die Kurve der Nachfrage steigt also exponentiell an. »Wer ein 600-ml-Getränk gekauft hat, als 900 ml die größte Größe war, stieg auf 900 ml um, als das 1250-ml-Getränk zu den Getränkegrößen hinzukam«, heißt es. Bald wird die Sprite im Kino einen eigenen Sitzplatz brauchen. Tja. Es gibt so viele Gründe, Softdrinks doof zu finden. (Erwähnte ich schon das Gerülpse? Die Preiserhöhung bei Pepsi? Ihre Zähne? Muss ich das überhaupt?)

61 WAPPNEN SIE SICH GEGEN KALORIENATTACKEN

Unser Sozialleben ist randvoll mit Gelegenheiten, sich den Bauch vollzuschlagen. Wappnen Sie sich dagegen mit folgenden todsicheren Regeln:

Auf Cocktailpartys:
- **Essen Sie, wenn möglich, vorher**, sonst werden Sie den äußerst charmanten Kanapees verfallen. Vorher essen bietet Ihnen auch eine Grundlage für den Alkohol, der fließen wird, und Sie können halbwegs gerade den Raum verlassen, ohne dem Türsteher in die Arme zu fallen.

∗∗ **Wenn Sie *unbedingt* vor Ort essen müssen, greifen Sie zu den eiweißreichen Kanapees.** Spargel im Schinkenmantel, Räucherlachs auf Pumpernickel, Mozzarella und Kirschtomaten, Wachteleier mit Selleriesalz, Chiligarnelen mit Limettensoße. Tun Sie sich keinen Zwang an, ein paar fettarme Brezeln sowie alles zu essen, was in Ihrem Cocktail schwimmt (Olive im Martinicocktail, Minze im Mojito, Sellerie in der Bloody Mary, Obst im Pimm's).

∗∗ **Finger weg von den Cocktailwürstchen**, so verführerisch und honig- und senfumschmeichelt sie auch sein mögen. Sie sind niedlich, aber tödlich; Cocktailwürstchen sind die Fettwänste der Cocktailszene. Vermeiden Sie alle Nachos mitsamt ihrer bösen Gefolgschaft aus kalorienreichen Dips; ebenso wie Chicken Wings, Leberpastete, Minipizza, Blätterteigpastetchen (deren Luftigkeit trügt) und alles, was hauptsächlich aus Käse besteht.

∗∗ **Postieren Sie sich nicht neben der Schwingtür zur Küche und hoffen darauf, die übrig gebliebenen Häppchen abgreifen zu können.** Dies ist ein beliebter Trampelpfad, der auf direktem Wege zur Stretchhose führt.

∗∗ **Folgen Sie dem Kellner nicht durch den Raum**, auch wenn er noch so sexy ist.

∗∗ **Stellen Sie sich nicht schützend über die Platte mit den Kanapees.** Das wirkt verzweifelt und ist unhygienisch.

∗∗ **Merken Sie sich, wie viel Sie gegessen haben, und setzen Sie sich eine Grenze** – zum Beispiel fünf eiweißreiche Häppchen. Man vergisst leicht, was man alles gegessen hat.

∗∗ **Nehmen Sie sich nicht mehr als das, was Sie zwischen Finger und Daumen halten können.** Ein Finger, ein Daumen.

↪ **Lassen Sie sich nicht vom Kellner das Sektglas wieder auffüllen.** Gehen Sie an die Bar. Laufen Sie. Besser noch, stepptanzen Sie durch den Raum. Verdienen Sie sich diesen Drink.

In der Bar. Nüsse sind Fettbomben und verlangen immer nach mehr; das Erdnussgeknabber zum Gin Tonic ist der Feind der schlanken Linie schlechthin, also verzichten Sie darauf. Eine Handvoll Oliven geht in Ordnung. Käsewürfel? Nicht zu empfehlen. Tapas fordern genauso ihren Tribut, auch wenn sie in einer spanischen Bodega gratis zum Bier gereicht werden.

Beim Picknick. Diese vergnügliche Veranstaltung im Freien gehört zu den wenigen Mahlzeiten in unserer Kultur, die wirklich noch einen Stellenwert haben; das sollte man ausnutzen. Gehetzt, wie wir morgens zwischen Tür und Angel frühstücken, in drei Minuten unser Mittagessen verschlingen, das Abendessen aus der Mikrowelle holen, sosehr wir das Essen an den äußersten Rand unseres Leben geschoben haben, verlangt ein Picknick umso mehr nach Entrücktheit und Entspannung. Zeit, zu verweilen, Zeit, in Ruhe zu genießen.

Damit diese idyllische Form der Kalorienzufuhr nicht ausufert, sollte ein Picknick gut geplant sein. Schweinefleisch gehört zwar seit Urzeiten zum Picknickstandard, aber man muss es ja nicht übertreiben. Besser sind Räucherlachs (mit saurer Sahne und Meerrettich und einem Nest Wasserkresse), Putenbrust (tolle Eiweißquelle und sehr fettarm), hartgekochte Eier mit Steinsalz und originelles Grünzeug (Bataviasalat oder Radicchio). Vergrößern Sie Ihr Repertoire mit Couscous, geröstetem Kürbis, Erdbohnensprossen oder der einen oder anderen Rettichart. Nur kaufen Sie nicht einfach irgendwas im Supermarkt auf dem Weg zum Park.

Beim Grillen. Lästig, aber nicht zu ändern: Zeitgleich mit dem Wetter, bei dem wir uns vor allen Leuten ausziehen müssen, bricht mit voller Wucht die Grillsaison über uns herein. Am Ende dieser traditionellen Fleischgelage – vor allem, wenn sie jedes Wochenende zwischen Mitte Juni und Anfang September stattfinden – hat man schnell die Dimensionen einer trächtigen Kuh erreicht. Statt Frikadellen, Würstchen, Rippchen und Hähnchenkeulen essen Sie lieber Spieße mit Gemüse und Fleisch im Verhältnis 60 zu 40. Wenn Sie selbst am Grill stehen, werfen Sie Zucchini, Pilze, Paprika, Tomaten und Zwiebeln auf den Rost (Möhren gehen übrigens nicht). Grillen Sie Garnelen, scharf gewürzten Tintenfisch, Maiskolben, Thunfischsteaks, einen ganzen Fisch – Barsch, Brasse, Forelle – mit Dill und Zitronensaft in Alufolie.

Zu Weihnachten. Ach, nun kommen Sie schon! Es ist Weihnachten! Genießen Sie das Leben. Essen Sie! Aber tun Sie's nur ein oder zwei Tage lang. Maximal zwei. Die festliche Jahreszeit hat leider den Nachteil, dass sie sich ewig hinzieht, und zwar von Jahr zu Jahr länger, bis es sich bald gar nicht mehr lohnt, die Deko überhaupt abzunehmen. Demzufolge ist Weihnachten zu einem siebenköpfigen Drachen in Festform angeschwollen. Jeder von uns konsumiert am ersten Weihnachtsfeiertag rund 6000 Kalorien (wobei wir einer Umfrage von Sainsbury's zufolge durchschnittlich 3,63 Ofenkartoffeln, 2,95 Chipolatas und 3,51 Nachtische vertilgen). Kein Wunder also, dass sich die Pfunde anhäufen. Um der Völlerei den Riegel vorzuschieben, muss man Weihnachten in seine Grenzen weisen. Laufen Sie Amok, aber nicht mehr als einen Tag lang. Und so geht's:

➵ **Sie wissen ja, was auf Sie zukommt, also essen Sie in der Woche zuvor nur wenig**; so haben Sie ein Defizit und können frohen Herzens zuschlagen.

➵ **Denken Sie daran, dass Pute, Klöße, Maronenfüllung und so weiter am ersten Weihnachtsfeiertag gegessen werden sollten** und die Reste am zweiten Feiertag. Fangen Sie nicht schon mit dem Naschen an, nur weil Ihr Kind beim Krippenspiel als dritter Esel von links auftritt. Unser Krippenspiel fand im letzten Jahr am 13. November statt.

- **Kaufen Sie nicht zu viel ein**, weil Sie Verschwendung mit Gastfreundschaft verwechseln. Auch hier gilt: Qualität statt Quantität. »Genuss« heißt die Devise, nicht »Gierschlund auf und rein damit«.

- **Essen Sie keine weihnachtlichen »Erfindungen«** – Lebkuchen in Christbaumform, Nelken-und-Zimt-KitKat, Kartoffelchips mit Putengeschmack, Cashewnüsse mit Glühweinaroma, goldgespickte Schoko-Rentiere, rotgrüne Weihrauch- und Myrrhemakronen ...

- **Platzieren Sie nicht im ganzen Haus »Weihnachtsteller«** und reden sich ein, sie seien für die Gäste. Während der festlichen Jahreszeit darf Ihr Mund gelegentlich auch mal leer sein; also lassen Sie alles zusätzliche Naschwerk außen vor, ob Nüsschen, Pralinen, Datteln, Walnüsse, Paranüsse mit Joghurtüberzug, Schokoladen-Nikoläuse. Schmücken Sie den Baum mit hübschen Holzornamenten, nicht mit Schokoladenfiguren.

- **Entsorgen Sie am 27. Dezember jedwede Weihnachtskost.** Wenn Sie keine nahrhafte Suppe daraus kochen können, schmeißen Sie's weg.

Beim romantischen Dinner zu zweit. Dass es sich hierbei empfiehlt, in Maßen zu essen, leuchtet Ihnen vielleicht auch so ein. Ein Mahl mit einem potenziellen Liebhaber ist an sich ideal zum Abnehmen (*so* müsste jede Mahlzeit sein). Ich kann Ihnen daher versichern, dass es weder fettspritzende Fajitas, riesige Mengen Rippchen noch Linguine bis zum Abwinken geben wird. Grundsätzlich wollen Sie nichts, was spritzt oder kleckert, nichts, was einen Schlabberlatz vor dem Ausschnitt erfordert. Kalorientechnisch gesehen ist das ganz hervorragend. Und denken Sie nur nicht, dass Sie mit Tempura aus dem Schneider wären – frittiert ist frittiert.

Beim Kindergeburtstag. Ja, ja, schon klar. Die Krusten der Marmeladentoasts sind einfach zu verlockend. Ich selbst bin dafür bekannt, heimlich Erdnussflips aus den Schälchen zu klauen, während die Kinder Reise nach Jerusalem spielen. Und ich habe große Schwierigkeiten, Mini-Schokoküsse herumzureichen, ohne mir selbst einen in den Mund zu stecken, weshalb ich kurzzeitig nicht mal einfache Fragen beantworten kann (etwa:»Wer hat den letzten Mini-Schokokuss gegessen?«). Auch wenn das jetzt hart klingt: Kleinen Kindern ihr Essen wegzunehmen ist nicht schön. Wenn Sie wirklich nicht anders können, klauen Sie die Sellerie- und Möhrenstäbchen, denn die werden, anders als die Erdnussflips, ohnehin verschmäht.

62 STREICHEN SIE DAS GEHÄRTETE FETT

Meine italienische Herkunft hat mich immer mit Stolz erfüllt. Ich finde es toll, dass sich mein Urgroßvater Cesare, ein florentinischer Müller, zum Frühstück ein dickes Stück Brot mit rohem Knoblauch einrieb und sein gesamtes Essen mit Olivenöl überschüttete, und das zu einer Zeit, als es in Großbritannien allenfalls zur Entfernung von Ohrenschmalz benutzt wurde. Ich finde es toll, dass meine Großmutter auf den Namen Norma Maria Gabriella Annunciata Maranghi hörte, ein gebauschter Hauch von einem Namen, ondulierend, beschwingt wie eine Schwalbe über der Ponte Vecchio. Ich finde es toll, dass ein kleiner, aber wesentlicher Teil meiner selbst aus einem Land stammt, das vielleicht nicht so gut darin ist, sich selbst zu regieren und den Laden in Ordnung zu halten, sich dafür aber brennend für Schuhe und Handtaschen, Wein, Essen, Kunst und Liebe interessiert. Also für alles, was schön ist im Leben.

Logischerweise kämen den Italienern – egal, ob damals oder heute – viele der vorgefertigten Lebensmittel, die wir tagtäglich in rauen Mengen verzehren, gar nicht erst ins Haus. In Sprühsahne steckt nun mal wenig Liebe, in Tütensuppe wenig Freude. Aber dafür jede Menge anderes Zeug. Transfettsäuren zum Beispiel.

Bei diesen gehärteten pflanzlichen Ölen handelt es sich um ungesättigte Fettsäuren, die die Hersteller benutzen, um Lebensmitteln Textur (»Mundgefühl«) zu geben und sie zu konservieren. Wie Maggie Stanford in ihrem Buch *Trans Fat* erklärt, werden »künstliche Fettsäuren dieses Typus wie natürliche Fettsäuren von unseren Zellmembranen absorbiert. Sie nehmen den Platz ein, den eigentlich die gesunden Fettsäuren einnehmen sollten … Haben sich die Transfettsäuren erst einmal positioniert, können sie nicht abgestoßen werden, wodurch die Integrität der Zelle geschwächt wird. Das ganze Verhalten der Zelle verändert sich, und diese winzige Verknüpfung in der Kette menschlichen Lebens, dieser Miniatur-Kuckuck, kann den gesamten natürlichen biologischen Zellaustausch zum Erliegen bringen.«

Na gut, werden Sie jetzt sagen, aber machen sie denn auch *dick*? Stanfield argumentiert, dass wir »Transfettsäuren möglicherweise effizienter und leichter speichern. Eine anerkannte Studie in North Carolina zeigte, dass Transfettsäuren selbst bei vergleichbarem Kalorienkonsum eine Gewichtszunahme bedingen.«

Seit Juli 2008 hat die Stadt New York die Verwendung künstlicher Transfettsäuren im Restaurantgewerbe gesetzlich verboten – und was ein Ballungszentrum kann, können Sie schon lange. Während die meisten Supermärkte in Großbritannien freiwillig alle Produkte ihrer Hausmarke mit solchen »hydrogenisierten« Fetten aus den Regalen genommen haben (allen voran Marks & Spencer), stecken sie dennoch in vielen Markenprodukten, einschließlich Süßigkeiten, Suppenwürfeln, Tiefkühlkost, Imbissessen, Keksen, Gebäck, Müsliriegeln – sogar in Vitaminpillen. Und sie sind oft nicht in der Zutatenliste aufgeführt. Sie tun also gut daran, sich industrielle Nahrung überhaupt abzugewöhnen. Wenn Sie gleich auf kalten Entzug gehen wollen, vermeiden

Sie alles mit längerem Haltbarkeitsdatum. Sie planen keine Antarktisexpedition. Ihr Essen muss keinen Atomkrieg überdauern. Die Läden sind gleich um die Ecke – also kaufen Sie lieber frisch und lassen Sie die Finger von allem, was vakuumverpackt ist. Schätzungen – eines gelangweilten Studenten und Happy-Hippo-Dauerkonsumenten, vermute ich – zufolge nimmt der westliche Durchschnittsbürger jedes Jahr vier Kilo Zusatzstoffe zu sich. Um dagegen anzugehen, machen Sie es wie meine italienischen Vorfahren. Suchen Sie nach frischen, gesunden Produkten. Ob auch Sie zum Frühstück rohen Knoblauch auf Ihr Brot reiben, bleibt allerdings Ihnen überlassen.

STREUEN SIE LIEBER GERÜCHTE:
Essen Sie weniger Salz

Und wenn Sie schon dabei sind, denken Sie mal darüber nach, auch mit dem Salz etwas mehr zu geizen. Eva Longorias Trainer, Patrick Murphy, sagt: »Salz ist die Wurzel allen Übels. Man sieht es immer sofort, wenn jemand davon losgekommen ist – das Gesicht ist schmaler, die Arme sind muskulöser.« Auch wenn hoher Blutdruck und Herzkrankheiten nicht Ihr Problem sind, ist Salz jedenfalls dafür verantwortlich, dass sich Wasser im Körper ansammelt und Pfunde anfallen. Und das vermeidet man wie? Indem man kein Salz auf den Tisch stellt, weniger Industrieprodukte isst und salzarme Sojasoße kauft.

63 LESEN SIE DAS ETIKETT

Ironie des Schicksals, aber inzwischen weiß man, dass grausamer- und verblüffenderweise viele »gesunde« Nahrungsmittel in unseren Supermarktregalen keinen Deut besser sind als die Vollfettversion. Im Zuge einer ihrer regelmäßigen Reportagen hat die Zeitschrift *Which?* ermittelt, dass Sainsbury's Schokoladenkekse aus der »Be good to youself«-Bio-Reihe 17 Prozent mehr Kalorien pro Keks enthielten als die normale Variante. Ein fettarmer Oreo-Keks hat angeblich 50 Kalorien; ein normaler Oreo 53. Sind das nicht total deprimierende Informationen, die einen geradewegs zurück in die Arme der Süßigkeitenschublade treiben (geben Sie's zu, Sie haben doch eine)?

Die meisten von uns wissen, dass der Lebensmittelkauf heutzutage einen einzigen Eierlauf darstellt ... *Essen wir auch genug Makrele? Sind Makrelen schwermetallbelastet? Gibt es (schluck) überhaupt noch Makrelen im Meer? War da nicht irgendwas, dass man nur Biofisch essen soll? Oder niemals Biofisch? Aber ist Jemima nicht sowieso allergisch gegen Fisch? Aber Huhn, das isst sie doch? Ist freilaufend eigentlich besser als Bodenhaltung? Aber ist Huhn nicht sehr einfallslos, wenn man Leute zum Essen einlädt? Sollte es nicht Meerforelle auf einem Rösti von wildem Schwarzwurzelsalat sein? Ist schon Happy Hour? Wie, erst Viertel vor vier?*

Wir brechen fast zusammen vor Informationen und sind doch keinen Deut klüger. Tatsächlich hat sich zeitgleich mit der Ausdehnung der Lebensmittelbeschriftung *auch unser Leibesumfang ausgedehnt.* Anstatt einen hellwachen und wehrhaften Konsumenten hervorzubringen, scheint sich manch einer bei diesem Informationsüberschuss lieber ganz rauszuhalten. Mein Lieblingsbeispiel für diese Art der Bevormundung stammt vom Anwalt Giovanni di Stefano, der sich kürzlich über KitKat echauffierte. »KitKat, das sagt Ihnen doch was«, bemerkte er. »Dieser Schokoriegel. Wenn man sich heute ein KitKat kauft, steht auf der Verpackung ›Hier öffnen‹. Sind wir inzwischen so blöd, dass wir nicht mal mehr in der Lage sind, ein KitKat zu öffnen? Wenn wir tatsächlich jemanden brauchen, der uns sagt: ›Hier öffnen‹ – *porca miseria, siamo arrivate allo massimo* [großer Gott, dann ist das das Ende].«

Und er hat Recht.

Um uns bei unserer Suche nach gesunder Nahrung zu unterstützen, erwägt die Food Standards Agency die Anwendung von »Schock-Taktiken« wie bei den Warnhinweisen auf Zigaretten, etwa sämtliche Käse- und Milchprodukte-Snacks mit Abbildungen verstopfter Gefäße und Fettablagerungen zu versehen. Vorausgesetzt, sie passen noch irgendwo zwischen Lebensmittelpyramide,

Zutatenauflistung, Foto vom Bauern mit seinem Hund, empfohlener Tagesmenge, Serviervorschlag und Koriandergarnitur ... Bis man sich da durchgeackert hat, ist die Mittagspause vorbei, das Abendessen naht mit großen Schritten – und in Ihrem leeren Magen knurren lauter offene Fragen.

Also, ja, es ist eine lohnende und ehrenwerte Sache, die Verbraucherinformationen zu lesen, aber verbeißen Sie sich nicht ins Kleingedruckte wie ein Großinquisitor. Wenn Sie anfangen, jedes Produkt einer ernährungswissenschaftlichen Prüfung zu unterziehen – um anschließend über die ökologischen, sozialen und globalen Implikationen nachzubrüten –, sitzen Sie Wochen später noch immer vor den Regalen, gelähmt unterm Licht der Neonröhre, bis jemand in einer Kittelschürze kommt und um Sie herum den Boden wischt. Was Sie wirklich brauchen, ist gesunder Menschenverstand und ein paar Begriffe, bei denen die Alarmglocken schrillen und Sie die Beine in die Hand nehmen sollten.

↝ **Achten Sie darauf, dass Ihr Abendessen hauptsächlich aus Essen besteht und nicht aus Nummern.** Würden Ihre Vorfahren wiedererkennen, was Sie da essen? Super. Wenn sie schreiend davonlaufen würden, sollten Sie das Gleiche tun.

↝ **Meiden Sie eindeutig fremde Zusatzstoffe** – »extrudierte Stärke« zum Beispiel. Meiden Sie ebenfalls übles Zeug wie Maissirup, fraktioniertes Palmöl, Invertzuckersirup und hydrogenisiertes Pflanzenfett.

↝ **Kaufen Sie kein Produkt, bei dem die Verpackung mehr wiegt als der Inhalt.** In der Regel gilt, wenn Sie mehr davon wegwerfen als essen, kommt es nicht in Frage. Wenn es verkleidet ist wie für einen Maskenball, kommt es nicht in Frage. Wenn Sie es anschauen und nicht erkennen, was es ist, kommt es nicht in Frage. Und wenn Sie eine Zange brauchen, um es rauszuholen, kommt es auch nicht in Frage.

- Essen ist eine Wonne. **Essen ist Genuss, kein Gift.** Verehren Sie's, genießen Sie's, lassen Sie's sich schmecken.

HÜTEN SIE SICH VOR SCHLEICHENDEN KALORIEN

Als man bei einem Dutzend führender Marken zehn Jahre alte Verbraucherinformationen mit den heutigen Informationen desselben Produkts verglich, stellte sich heraus, dass neun dieser Produkte mehr Kalorien bzw. größere Mengen Zucker oder gesättigte Fettsäuren enthielten als noch vor zehn Jahren. Studien belegen, dass Kellogg's Rice Krispies heute 36 Kalorien mehr pro 100 g enthalten als im Jahr 1983 - also eine Steigerung von rund zehn Prozent. Häagen-Dazs-Eis mit Belgian Chocolate-Geschmack enthält heute 16 Prozent mehr Kalorien als 1994 und 26 Prozent mehr Fett. Sogar als gesund angepriesene Alternativprodukte sind gegen schleichende Kalorien nicht immun. Nach Informationen des *Guardian* enthalten Jordan's Müsliriegel heute 16 Prozent mehr Kalorien und mehr Fett als 1986. Experten zufolge sind die Zahlen, die aus einem Vergleich aktueller Marken mit alten, in Museumsarchiven aufbewahrten Marken stammen, symptomatisch für die Praxis der Hersteller, aus gesundheitstechnischen Gründen auf Salz und bestimmte Fettsäuren zu verzichten, nur um umso mehr Zucker und Fett hineinzutun. »Weniger Salz ist eine hervorragende Maßnahme, die aber dazu führt, dass Industrieprodukte fade schmecken«, erklärt Tim Lobstein, ehemaliger Direktor der Food Commission und jetzt bei der International Obesity Task Force als Leiter der Initiative gegen fettleibige Kinder tätig. »Der preisgünstige Weg zu mehr Geschmack ist die Zugabe von Zucker, oder aber Fett, weil es der Zunge hilft, Geschmäcker zu erkennen - deswegen schmiert man sich Butter aufs Brot.«

Was lernen wir daraus? Allen guten Vorsätzen zum Trotz sind auch Verbraucherhinweise nicht vor Verkaufsrhetorik gefeit. Sorgen Sie dafür, dass *Sie* es sind.

Früher war Einkaufen eine ganz alltägliche und angenehme Beschäftigung. Man spazierte zum Tante-Emma-Laden; kaufte ein Pfund Leber; erkundigte sich nach Ernas Ischias; bezahlte mit einem riesigen Fünfmarkstück; ging wieder nach Hause, um Kartoffeln zu schälen oder die Kinder zu verprügeln. Die Sache konnte sich locker über den ganzen Tag hinziehen, bei all dem Geplauder und Geschäle.

Auch wenn viele von uns gern den lieben langen Mittwoch auf der Suche nach Lavendelbrötchen und Lammkeulen vom Bauern über den Biomarkt streifen würden – meist landen wir doch immer wieder im Supermarkt, angelockt durch bunte Schachteln Tiefkühlpizza, Tütensoßen, Mayonnaise in der Plastikflasche und billigen Wein.

Ja, so ein Supermarkt ist praktisch und preisgünstig, und manchmal steht da eine Dame und verteilt Zitronen-Baiser-Tortenstückchen zum Probieren. Aber ebenso oft ist er die Heimat lebloser industrieller Fertignahrung und zu nichts anderem da, als einem mit seinem Gesäusel den Kopf zu verdrehen, und ehe man sich's versieht, steht man wieder mit drei Tiefkühlkäsekuchen im Sonderangebot auf dem Parkplatz.

Heutzutage kommen 88 Prozent von dem, was wir essen, aus dem Supermarkt, und allein der Umstand, dass es so viel gibt, alles da, hübsch verpackt unter einem riesengroßen Dach, lädt dazu ein, mehr zu kaufen (und mehr zu konsumieren). Das Einkaufen ist zu einer eigentümlich eintönigen und sinnentleerten Erfahrung geworden. Im Prinzip haben wir uns von unseren wöchentlichen Besorgungen entfremdet – und genau dieses verstümmelte Verhältnis zum Essen kann so destruktive Auswirkungen haben. Überlegen Sie doch nur mal, wie wir im Supermarkt einkaufen. Wir schließen unser Gehirn im Kofferraum ein, um drinnen herumzuirren und nach Produkten zu greifen, die uns bekannt vorkommen, wobei wir auf sämtliche modernen Vermarktungstricks reinfallen, geblendet von bunten Verpackungen, betäubt vom beharrlichen Piepen des Barcode-Scanners. Untersuchungen haben ergeben, dass beim Marsch durch die Gänge 80 Prozent aller Entscheidungen unterbewusst gefällt werden. Manche der befragten Kunden konnten sich nicht mal erinnern, bestimmte Produkte in ihren Wagen gelegt zu haben, oder sie wussten nicht mehr, warum sie sie gekauft hatten.

Neuere Studien zum modernen Einkaufsverhalten sind zu dem Schluss gekommen, dass viele Menschen Einkaufen als lästige Pflicht empfinden und dabei auf Autopilot schalten. Wer zehn Artikel auf seiner Einkaufsliste hatte, kaufte am Ende meist 60. »Von all den visuellen Reizen, die den Supermarktkunden befallen«, hieß es in dieser Studie, »schafft es oft gerade mal ein Prozent in sein sensorisches Gedächtnis, und davon wiederum gelangen nur fünf Prozent in sein Kurzzeitgedächtnis, wo sie vielleicht mit früheren Erfahrungen abgeglichen werden, und/oder mit Werbung, um eine emotionale Reaktion auszulösen.« Klingt ein bisschen nach Orwell, oder?

Also. Aufwachen. Sofort. Halten Sie sich an Ihren Einkaufszettel. Wenn Sie weiterhin in Ihrem Lieblingssupermarkt einkaufen – und das ist ja nun mal vernünftig, tröstlich und relativ stressfrei (es sei denn, Sie haben Kleinkinder im Schlepptau) –, versuchen Sie dabei unbedingt, *die Augen offen zu halten*. Oder Sie bestellen Ihre Lebensmittel gleich online, um gar nicht erst in Versuchung zu kommen.

65 WEISEN SIE DEN TELLER IN DIE SCHRANKEN

Wenn Sie von Donuts träumen, sollten Sie Ihre Fantasien auf andere Dinge verlagern. Schauen Sie, es ist ja toll, wenn Ihr Glas immer halb voll ist, aber wenn Sie die ganze Zeit vom Essen reden, beim Frühstück schon das Mittagessen diskutieren und beim Mittag schon das Abendessen planen, wird es Zeit, dass Sie Ihr

Augenmerk auf Erbaulicheres lenken. Und so können Sie abschalten, um aufzuwachen:

- **Treffen Sie Freunde auf einen Spaziergang durch den Park**, im Fitnessstudio auf dem Laufband, bei einer Massage, aber nicht in der nächsten Tapasbar. Ihr Mund muss nicht voll sein, um Spaß zu haben.

- **Gewöhnen Sie sich ab, Kochsendungen zu schauen.** Kochsendungen sollen Sie inspirieren, anstatt Sie stundenlang in den Bann zu ziehen und kurz vor dem Schlafengehen wieder freizugeben. Wenn Sie eine Sendung schauen, in der Sie lernen, Ravioli mit Kürbis und Pinienkernen und Pesto mit knusprigen Salbeiblättern zu kochen, um sich dann vom Sofa zu hieven und eine Dose aufzumachen, stimmt was nicht.

- **Fürchten Sie sich nicht vor einem leeren Kühlschrank.** »Ich denke, dieses Phänomen lässt sich auf das Aufkommen der großen amerikanischen Kühlschränke zurückführen«, sagt die Gourmetkritikerin Joanna Blythman. »Es ist ein Status-Ding.« Das mag ja stimmen, aber ein Kühlschrank, der vollgepfropft ist mit Käserädern, Schinkenkeulen und vierstöckigen Walnusssahnetorten ist der rasanteste Weg zu einem voluminösen Wanst. Gähnende Leere im Kühlschrank ist auch nicht schön, aber wie wär's denn mit der goldenen Mitte, irgendwo zwischen spartanisch und dekadent; vielleicht gerade so viel, dass Sie gut durch eine Kältewelle kommen.

Sobald Sie begonnen haben, auf realistische und vernünftige Weise über Ihre Ernährung nachzudenken, wird die Erkenntnis in Ihnen reifen, dass Sie durchaus manches Verhalten ändern, manches sogar spielerisch aus dem Weg räumen können. Folgende Tipps klingen vielleicht bizarr, aber mir haben sie gute Dienste geleistet:

↝ Entdecken Sie einen Fingernagel in Ihrem Lieblingsmuffin (oder stellen Sie sich's vor). Mir ist so was wirklich mal passiert, und zwar in einem besonders leckeren Sandwich mit Hähnchenfleisch, Speck und Mayo – also das volle Programm –, das ich mir jeden zweiten Tag in meiner Mittagspause zu holen pflegte. Eines Tages, auf halbem Weg durch diesen fetttriefenden Süchtigmacher, biss ich auf etwas Gummiartiges. Speck? Oder etwa, *würg*, ein Stück Hühnerhaut? Ich umspielte es mit der Zunge. Mein Mund war perplex. Wie sich herausstellte, war es ein Pflaster. Ein Pflaster. In meinem Mund! Nie, nie, nie wieder.

↝ Wählen Sie etwas von der Speisekarte, das Ihnen zunächst wenig attraktiv erscheint; das erweitert Ihren Geschmackshorizont statt Ihren Hosenbund. Im Zuge dessen bestellte ich in einem vornehmen Restaurant in Chiswick einen Teller knusprige Schweinsohren. In Bray bestellte ich Schneckenporridge, in London Schweinefüße, Entenherzen und Schweineschwänze, in New Orleans Froschschenkel und in einer kleinen Gasse in Bangkok frittierte Heuschrecken, nachdem ich mir gerade einen Neumond auf die Schulter hatte tätowieren lassen. Es geht darum, Essen als Erlebnis wahrzunehmen – nicht als Trost, Krücke oder Gewohnheit. Ein neugieriges, achtsames Verhältnis zu Ihrem Abendessen ist das, was Sie suchen. Dabei muss ich an zwei Zitate denken – eines von Wittgenstein (der zum Thema Essen gesagt haben soll: »Egal was, Hauptsache, es ist immer dasselbe« – ziemlich traurig für einen so großen Denker). Das andere stammt von dem Politiker Troy Benn. Benn notierte mal in sein Tagebuch, dass er eine Schwäche für Drei-Käse-Pizza habe und »jahrelang jeden Tag zwei Stück verdrückt« habe. Große Güte. Den würde ich gern mal auf einen knusprigen Teller Schweinsohren einladen. Statt immer wieder dasselbe zu essen, entführen Sie Ihren Gaumen auf eine Reise, die er nie wieder vergisst. Und wenn's Heuschrecken zu Mittag sind, werden Sie garantiert keinen Nachschlag wollen.

●● **Wenn's was umsonst gibt: ignorieren.** Das heißt unter anderem: Probierhäppchen auf dem Biomarkt, Pralinen in der Post, Leckereien auf Cocktailpikern bei Besprechungen, den so genannten Gruß aus der Küche in besseren Restaurants, den halben Muffin, den Ihre Freundin übrig gelassen hat ... Fettfallen, allesamt.

●● **Aber werden Sie um Gottes willen nicht total pingelig.** Bleiben Sie ganz ruhig, wenn Ihr Fisch mit Sahnesoße serviert wird. Ein Löffelchen Sünde bringt Sie nicht gleich vors Jüngste Gericht.

66 HÜTEN SIE SICH VOR PSEUDOSALATEN UND ANDEREN KALORIENFALLEN

Offensichtlichen Kalorienfallen gilt es also geschickt auszuweichen; dabei ist es aber nicht minder wichtig, aufgepimptes, angeblich »gesundes« Essen zu meiden: Salate zum Beispiel, die zwar Salat heißen und grün anfangen, dann aber mit Käse, Speckwürfeln, Croutons, Parmesanraspeln, Thousand-Islands-Dressing und den Chicken-Wing-Resten vom Vortag beladen sind, weil Grün allein ja noch nichts hermacht. Nur weil auf der Imbisskarte »Salat« draufsteht, heißt das noch nicht, dass auch Salat drin ist; oft handelt es sich dabei um *Nudel*salat. Mit Mayonnaise, Thunfisch und roter Paprika. Genau wie eine Mitgliedschaft im Fitnessstudio Sie noch nicht automatisch fit macht, macht eine Mahlzeit Sie nicht dünn, nur weil ein bisschen Brokkoli drin ist. Strengen Sie Ihre Birne an und hören Sie auf, sich was vorzumachen.

Aber bevor Sie sich auf den Weg zur Salatbar begeben wie ein seliggesprochener Märtyrer, möchte ich Ihnen noch Folgendes ans Herz legen: Verschiedenen Studien an der Cornell University zufolge »drängen viele ›unfehlbare‹ Vollwertrestaurants ihre Kunden, sich kalorienreichere Beilagen, Getränke oder Nachtische dazuzubestellen; anders als in den Fastfood-Lokalen ohne diesen Gesundheitsanspruch.« Die Ergebnisse, die im *Journal of Consumer Research* veröffentlicht wurden, zeigten, dass Kunden die tatsächlichen Kalorien in Bio-Essen um bis zu 35 Prozent unterschätzten. Was soll man also tun? Sich zurückhalten. Keine Unmengen in sich hineinstopfen. Und sich nicht danach noch ein Snickers reinziehen als Belohnung für den Wrap mit geriebener Möhre. Ich kenne Sie. Ich sehe alles.

67 TRINKEN SIE WENIGER ALKOHOL

20 Uhr. Das Ende eines langen Tages. Stau. Steuererklärung. PMS. DIY. Nervige Kürzel. Nervige Ehemänner. Der Typ vor Ihnen im Postamt, der seine sämtlichen Münzen in Scheine umtauschen musste. Herrgott, kein Wunder, dass Sie ausgelaugt sind. Da steht auch schon das Sofa, um Sie in die Arme zu nehmen. Aber erst mal eine Flasche Wein aufmachen.

Natürlich. Machen wir doch alle. Die allabendliche Flasche Shiraz oder Chardonnay ist zum Trost einer ganzen Generation geworden. Die meisten Frauen in meinem Bekanntenkreis verbringen regelmäßig ihren Abend mit Ernest und Julio Gallo, gelegentlich auch mal mit Wolf Blass oder dem kräftigen Tim Adams. Wie Sie sich vielleicht erinnern, tranken unsere Großeltern, wenn überhaupt, nur zu besonderen Anlässen ein Gläschen Wein. Vielleicht stand noch eine Flasche Sherry auf der Anrichte und ein süßer Likör mit klebrigem Etikett und krümelndem Korken zur Wiederbelebung der ältlichen Besucher. Klar, um ein Bier zu trinken, gingen sie in die Kneipe. Aber sie leerten nicht regelmäßig Abend für Abend ihre Flasche Wein.

Heutzutage ist dergleichen gang und gäbe. Während die über 40-Jährigen zu Hause bleiben, holen sich viele zwischen 20 und 30 im Nachtleben die Dröhnung. Dies aber ist, ganz abgesehen von den gesundheitlichen Folgen, für Ihr Gewichtsmanagement eine Katastrophe epischen Ausmaßes. Es wird also Zeit, der Flasche adieu zu sagen, nicht für immer, aber sagen wir mal, von Montag bis Donnerstag. Anstatt jeden Abend im Vollrausch ins Bett zu fallen, kommen Sie nach Büroschluss nach Hause, essen Sie ein einfaches Omelett, garniert mit Wasserkresse, und trinken Sie dazu ein einziges Glas Wein, und zwar einen richtig guten. Zum Genießen. Sie haben einfach viel mehr davon – und sind gleichzeitig so viel los: die Kopfschmerzen am nächsten Morgen, die Matschbirne beim Frühstück, den trockenen Mund in der U-Bahn, die drei Kilo, die sich auf Ihren Hüften breitgemacht haben wie ein fauler Hund ...

Es lohnt sich wirklich. Offizielle Zahlen haben kürzlich bestätigt, dass Millionen von gutsituierten Mittelschichtsfrauen allesamt mehr Alkohol trinken, als sie wahrhaben wollen. Er rutscht eben einfach so durch, ohne das Gewissen (oder die Nachbarn) zu beunruhigen. Der *British Dietetic Association* zufolge hat dieser Wandel der Durchschnittsbritin eine ganz neue Figur verliehen – nämlich die verblüffend angemessene »Weinglasfigur«. Der erhöhte Alkoholkonsum unter Frauen hat offenbar dazu geführt, dass wir weniger an Bauch und Po zulegen (na, immerhin etwas), dafür aber um die Mitte herum, ähnlich wie der klassische Männerbierbauch. Da gibt es nun wirklich Schöneres. Und Gesünderes. Mark Bellis, Leiter des North West Public Health Observatory, der diese zwanglosen Exzesse der britischen Mittelschicht seit längerem beobachtet, sagt: »In ganz England trinkt bereits einer von fünf Erwachsenen in ernsthaft gesundheitsgefährdendem Maße, und einer von 20 in solchem Ausmaß, dass alkoholbedingte Krankheiten gleichsam unvermeidbar sind.« Hmm. Während uns der Gesundheitsaspekt innehalten lassen sollte, wenn wir das nächste Mal zum Korkenzieher greifen, ist die Gewichtsfrage womöglich der pressierendere Faktor, und wir täten gut daran, der Wahrheit unserer allabendlichen Trinkgewohnheit nüchtern ins Auge zu blicken, bevor wir am Ende alle noch aussehen wie ein Bierfass.

Nicht alle alkoholischen Getränke sind gleich; es wird also

Zeit, einige Abstriche zu machen. Zum Glück enthalten einige Spirituosen – Tequila, Gin und Wodka – keine Kohlenhydrate. Das heißt zwar nicht, dass sie kalorienfrei sind, aber immer noch besser, als fässerweise Vino zu kippen, bei dem wirklich was zusammenkommen kann, wenn man sich nicht zusammenreißt. Klar, beim Alkohol geht es genau darum, sich möglichst schnell nicht mehr zusammenzureißen, um spätnachts in Ruhe durch die Straßen torkeln, in Hecken stürzen und Laternenpfähle besingen zu können. Abnehmen tut man dabei jedoch nicht – im Gegenteil. Alkohol hemmt nicht nur den Schlaf, er wirkt auch appetitanregend (vermutlich der einzige Grund, warum der Döner in unserer Kultur nicht längst ausgestorben ist). Ernährungsexperten wissen, dass der Körper zunächst den Alkohol umsetzt, bevor er sich an Fett, Eiweiß und Kohlenhydraten zu schaffen macht – mit anderen Worten, Alkohol bewirkt eine langsamere Fettverbrennung. Schlimmer noch, er enthemmt und bringt einen dazu, verrückte Sachen zu machen, zum Beispiel der Frage nachzugehen, wie viele M&M's auf einmal in den Mund gehen. Zum Totlachen, ja, aber nicht, wenn Sie in absehbarer Zeit in Ihren Bikini passen wollen. Wenn Sie also unbedingt Alkohol trinken möchten, hier ein paar Hinweise:

• **Trinken Sie keinen Weißwein.** Dann lieber Wodka (aber nicht die gleichen Mengen).

• **Füllen Sie immer wieder Eiswürfel ins Glas nach.**

• **Schluck für Schluck trinken. Und zwar Schorle.**

• **Nehmen Sie kleine Gläser;** füllen Sie sie nur bis zur Hälfte, wie ein Sommelier.

• **Stellen Sie die geöffnete Flasche in den Kühlschrank** oder außer Sichtweite. Wenn Sie also noch mal auffüllen wollen, müssen Sie erst eine kleine Expedition unternehmen.

→ **Wenn Sie unbedingt dazu etwas knabbern müssen, vermeiden Sie alles Salzige.** Salz macht durstig, und Sie trinken automatisch mehr (Kneipen und Erdnüsse sind bekanntlich dicke Freunde).

→ **Erziehen Sie Ihren Gaumen**: Bringen Sie ihm bei, guten Wein zu schätzen und bei billigem Fusel zu streiken. Kaufen Sie eine Flasche richtig tollen Wein und genießen Sie ihn.

→ **Achten Sie darauf, dass jedes zweite Getränk ein Glas Wasser ist.**

→ **Augen auf bei den Longdrinks.** Mit Sodawasser, Zitronen- oder Limettensaft fahren Sie am besten; wenn Sie O-Saft zu 2 cl Wodka hinzugeben, verdoppelt sich die Kalorienmenge.

→ Wenn Sie sich, wie ich, gern ein großzügiges Glas Pinot Grigio einschenken, sobald die lieben Kleinen in ihren Bettchen ruhen, holen Sie sich in einer ganz normalen Woche eine Menge Kalorien ins Haus. **Führen Sie nichtalkoholische Tage ein** – sagen wir von Montag bis Donnerstag –, an denen Sie wirklich komplett die Finger vom Alkohol lassen. Auf diese Weise können Sie Ihren wöchentlichen Konsum halbieren; außerdem nehmen Sie weniger Flüssigkalorien zu sich, sind am nächsten Morgen putzmunter, sparen Geld und fangen endlich – wie zum Beispiel mein Bekannter Dan – mit dem Roman an, den Sie immer schon schreiben wollten. Ich habe angefangen, Klavier zu lernen, und spiele zum Schrecken meiner Nachbarn jeden Abend in einer Endlosschleife »Für Elise«.

TIEF INS GLAS GESCHAUT: Wie viele Kalorien hat eine durchzechte Nacht?

Alkohol hat ungefähr sieben Kalorien pro Gramm, ist also doppelt so dickmachend wie Eiweiße oder Kohlenhydrate und fast so kalorienreich wie Fett. Interessanterweise hat ein Martini in etwa die gleiche Kalorienmenge wie ein Stück Käsepizza. Kalorien im Alkohol sind traurig und »leer«, da Sie für Ihren gequälten Körper von keinem erdenklichen Nutzen sind, außer dass er vorübergehend das Gefühl hat, unwiderstehlich zu sein. Aber glauben Sie mir, im Morgengrauen kommt die Wahrheit ans Licht.

Getränk	Kohlenhydrate	Kalorien
Bier (0,33 l)	13	140–160
Rotwein (0,2 l)	4	122
Weißwein (0,2 l)	5	118
Champagner (0,1 l)	1,5	78
Whisky (2 cl)	0	64
Tequila (2 cl)	0	65
Wodka (2 cl)	0	65
Gin (2 cl)	0	65
Zitronensaft (1 TL)	1,3	4
Limettensaft (1 TL)	1,4	4
Orangensaft (125 ml)	13,4	56
Tomatensaft (125 ml)	5,1	21

WIE MAN DEN PERFEKTEN DRY MARTINI MIXT

Wenn man sich schon was gönnt, dann sollte es etwas Unvergessliches sein. Etwas Glamouröses. Zum Beispiel ein Dry Martini, der edelste aller Martinicocktails. Die Ehe zwischen Gin und Vermouth ist nicht nur klassisch elegant, sie hat geradezu etwas von Alchemie. Dagegen kann eine Pizza einpacken. Und so macht man's richtig:

→ Geben Sie nichts auf James Bond. Ein Dry Martini *muss* auf Gin-Basis sein; Wodka macht in der Gegenwart von Vermouth gar nichts, außer Langeweile im Mund zu erzeugen.

→ Versichern Sie sich, dass alle Zutaten unter null sind. Erst ins Gefrierfach legen.

→ Gießen Sie einen Hauch Vermouth in einen mit Eis gefüllten Shaker.

Einen Hauch, keinen Schwung. Fachleute empfehlen ein Fünfzehntel der Menge Gin, die verwendet werden soll. Ich bevorzuge ein Siebtel.

- Rühren, nicht schütteln. In diesem Punkt war 007 eine siebenfache Null (beim Schütteln entsteht viel zu viel Wasser und nimmt dem Drink seinen ganzen Sinn).
- Schütten Sie den Vermouth weg; es haftet schon genug davon an den Eiswürfeln. Ziemlich dekadent.
- Geben Sie einen Gin Ihrer Wahl dazu, und wenn Sie mögen, einen Tropfen Angostura Bitter. Noch mal rühren und servieren.

KAPITEL SIEBEN
DIE KUNST DER ILLUSION

Ablenkungsmanöver und optische Täuschungen

Hier sind wir nun also im Auge des Sturms. Sie haben schon fantastische Fortschritte gemacht, indem Sie richtig essen, mehr auf sich achten und sich weniger verrückt machen. Hervorragend. Jetzt wird es Zeit, die Kunst der Täuschung zu erlernen. Die folgenden Tricks, das Ergebnis langer Jahre in der Modebranche, werden innerhalb von Sekunden Ihr schlankes neues Ich nach außen kehren, ohne dass Sie sich ein anständiges Mittagessen verkneifen müssen. Sie werden sehen, wie man hier einen Zentimeter, dort ein kleines Pölsterchen verschwinden lässt; wie man Störsignale einbaut, damit Ihre Vorzüge zur Geltung kommen und Ihre Schwächen vom Radar verschwinden; wie man schwindelt und sich Vorteile verschafft, um nie wieder hungern zu müssen. Einmal ausprobiert, werden Sie sie für den Rest Ihres Lebens beherzigen. Also aufgepasst: Ich enthülle jetzt meine Betriebsgeheimnisse.

»Ach du Schreck!«, rief mein Vater vor nicht allzu langer Zeit und hielt mitten im Espressotrinken inne. »Zum ersten Mal sehe ich dich in flachen Schuhen!«

Das stimmte natürlich nicht ganz, es sei denn, ich bin in Manolo Blahniks zur Welt gekommen (was mich kaum wundern würde bei meinem lebenslangen Hohe-Schuhe-Schuhtick). Zudem meine ich mich zu erinnern, dass ich flache Schuhe anhatte, als ich 1976 beim Hundertmeterlauf Dritte wurde, und auch noch mal bei meiner versehentlichen Besteigung des Mount Snowdon im Jahr 1992 (wir hatten Nebel, schlugen den falschen Weg ein und landeten ungeplant auf dem Gipfel. Dabei hatte ich mir eigentlich nur schnell am Kiosk einen Müsliriegel holen wollen).

Aber im Prinzip hatte mein Vater Recht. Ich trage selten etwas anderes als hohe Absätze. Es gibt langjährige Bekannte, die keine Ahnung haben, wie groß ich eigentlich bin. Ich habe am Strand von St. Tropez Plateauschuhe getragen. Ich bin mal in zierlichen, hochkomplexen Stilettos bis nach Cumbria gefahren (zur großen Belustigung der Einheimischen, als ich vor einem Pub aus dem Auto stieg). Meine Füße sind es so gewohnt, im 45°-Winkel zu leben, dass mir in flachen Schuhen schwindlig wird.

In dieser Hinsicht geht es mir ähnlich wie Victoria Beckham, die sich »in flachen Schuhen nicht konzentrieren kann«. (Wobei mein absolutes Lieblingszitat von Mariah Carey stammt, die mal sagte: »Ich kann keine flachen Schuhe tragen. Meine Füße stoßen sie ab.«) Aus lichten Höhen betrachtet, gibt es keinerlei Grund für einen flachen Schuh. »Warum«, fragte ich meine schlaksige Freundin Veronica, »sollte man über den Boden klatschen wie ein Rumpsteak, wenn man durchs Leben staksen kann wie ein Fohlen?«

»Weil«, erwiderte Veronica, »Frauen in diesen verdammten Dingern leicht debil aussehen, als würden sie im nächsten Moment in Ohnmacht fallen und nur darauf warten, dass irgendein Kerl herbeispringt und sie auffängt.«

Veronica ist keine Frau, die sich gern unter die Arme greifen lässt. Aber in gewisser Weise hat sie natürlich Recht. Hohe Schuhe sind möglicherweise in unserem Kleiderschrank die letzte Bastion des Anti-Feminismus, und vielen von uns kommen sie außerordentlich gelegen. Dabei wissen wir alle, dass uns in hohen Schuhen die Füße wehtun. Sie schieben unser Schambein nach vorn (wenn wir wie ein Model gehen) und unseren Po nach hinten (wenn wir nicht wie ein Model gehen). Sie gefährden unsere Wirbelsäule und richten unsere Fußsohlen zugrunde. Sie sind eine Gefahr für unsere Fußgelenke. Sie ruinieren das Parkett. Richtige Highheels sind außerdem unfassbar teuer. Und dennoch lieben wir sie heiß und innig.

Wir lieben sie, weil sie die Abkürzung zu einem heißen Look sind. Schuhe der Superlative können jedem Outfit Sex einhauchen, ganz gleich (und das ist das Entscheidende), welcher Körper daraus erwächst. Sie täuschen das Auge, indem sie den Körper optisch verlängern, wodurch man sofort dünner aussieht. In meinen dicksten, dunkelsten Momenten haben mich meine knallroten Sergio-Rossi-Riemchenpumps aus den Tiefen gehievt. Als ich schwanger war und aussah wie ein Riesenkürbis, retteten mich meine Manolos. Wie die meisten klugen Frauen wissen, sind schwindelerregend hohe Schuhe das Zaubermittel, das eine Jeans in Dynamit, eine Anzughose in Rock 'n' Roll, einen Kürbis in eine Prinzessin verwandelt.

Für Nicole Kidman, eine eins achtzig große Frau, die während ihrer Ehe mit Tom Cruise (1,72 m) immer flache Schuhe tragen musste, stellten Absätze einen Befreiungsschlag dar. »Jetzt kann ich hohe Schuhe tragen«, seufzte sie nach der Scheidung, und was sie eigentlich meinte, war: »Jetzt bin ich frei.« Für andere bedeuten sie: »Jetzt bin ich reich.« Sehen Sie sich Elizabeth Hurley, Victoria Beckham und Paris Hilton an, deren Füße meist in Schühchen stecken, die an Elfen und Einhörner erinnern und dem Betrachter deutlich machen, dass diese Damen nie weit zu gehen brauchen. Bezeichnenderweise trägt Victoria Beckham ihre Riemchenschuhe auch jenseits des roten Teppichs; sie trägt sie zu Fußballspielen oder um durch Flughäfen und die Premium-Modeläden dieser Welt zu trippeln. Sie trägt ihre gläsernen Pantöffelchen auch dann noch, wenn der Ball vorbei ist; sie trägt Sandalen im Schneesturm. Komischerweise sind sie zum Markenzeichen der Hyperreichen geworden.

Ein Schuh ist also nichts Beiläufiges: Ob Sie Snob sind oder Prolet, der Schuh ist das Fundament Ihres Tages, er bestimmt Haltung und Hüftschwung (ich muss Sie kaum daran erinnern, dass sich Marilyn Monroe für ihren lasziven Gang einen Absatz ihrer Ferragamo-Schuhe hatte tieferlegen lassen). Bei genauerem Hinschauen wird deutlich, wie befrachtet dies kleine bisschen Leder ist, wie viele Signale von Zunge und Sohle ausgesendet werden. Wenn Sie erst mal Ihre Schuhe auf die Reihe gekriegt haben, hier und jetzt, sind Sie auf dem besten Wege, sich schlank zu kleiden, noch ehe Sie einen einzigen Reißverschluss hochgezogen haben. Bevor Sie also das nächste Mal aus der Tür eilen, ziehen Sie die Konsequenzen. Ziehen Sie hohe Schuhe an. Werden Sie ein Pfund leichter.

SCHUHE – EIN REGELWERK

Schuhwerk ist nichts Beiläufiges. Schuhe sind die Basis eines jeden intelligenten Outfits und Ihre Plattform für Veränderungen. Es gibt Schuhe, die auf gewiefte, anmutige Weise Ihr Gewicht reduzieren, während andere Ihnen überflüssige Pfunde aufbrummen. Zu wissen, was ein Schuh für Sie tun kann, zahlt sich aus; also folgen Sie mir auf eine kleine Reise durch das Auf und Ab der Absätze:

➥ **Slingback.** Der verführerischte aller Schuhe, vor allem deshalb, weil der Riemen unter so prekärer Spannung steht, wodurch Sie – holla – vom Fußgelenk abwärts nackt sind. Ein bisschen liederlich sind sie schon, diese Slingbacks, und daher hoffnungslos sexy. Auf magische Weise lenken sie das Auge in einem durch vom Rocksaum bis zum Zeh, anders als der Schuh mit dem ...

- **Fesselriemen**, der Ihnen dank seines beknackten Designs die Beine gleichsam absäbelt, bevor sie zu Ende sind. Ich muss wohl nicht weiter ausführen, dass das keine gute Idee ist, wenn Sie nach dem langen, schlanken Look streben. Tragen Sie sie nur dann, wenn die Dinger wirklich total angesagt sind (alle drei Jahre etwa zehn Minuten lang), ansonsten greifen Sie lieber zum ...

- **Gladiatorenschuh.** Ganz recht, die ewige Römersandale. Irgendwie hat doch ein Lederriemen, der sich das Schienbein hinaufwindet, etwas sehr Ansprechendes. Ob flach oder hoch, Gladiatorenschuhe sind wie ein Korsett, haben einen leichten Fetischtouch und schaffen es, die Wade zu umschließen und schlanker wirken zu lassen, indem sie die Fesselriemen-Falle umgehen und das Auge stetig hinauflenken, anstatt es einfach anzuhalten. Hinzu kommt, dass der halbhohe Gladiator eine Menge Sünden kaschieren kann (Krampfadern, Stoppeln, blaue Flecken). Super, höre ich Sie schon rufen und das Buch von sich schleudern, um ins nächste Schuhgeschäft zu eilen. Nur zu. Aber hüten Sie sich vor der Sonne. Mit Streifenmuster am Schienbein sieht man aus wie eine Gittertorte, und das ist fast so schlimm wie der ...

- **Schuh mit runder Spitze.** Warum? Weil eine stummelige Rundung den Eindruck erweckt, dass Sie Hufe haben. Sie opfern damit freiwillig gut drei Zentimeter Ihres Körpers. Dazu noch einen Fesselriemen, und Sie haben den dickmachendsten Schuh der Welt. Abgesehen natürlich von ...

- **Ballerinas.** Zu den falschen Klamotten sind Ballerinas nicht zu toppen. Ich besitze ein Paar, das mein Mann als meine Dickenschuhe bezeichnet, was sie mir doch ein klein wenig verleidet hat. Ballerinas zum Glockenrock, und ich sehe mehrere Größen pummeliger aus. Zu Caprihosen sind sie natürlich perfekt, eine Ehe, die im Modehimmel geschlossen wurde, wie Audrey Hepburn so wunderhübsch unter Beweis gestellt hat. Meine liebsten Ballerinas sind silbern, was sie noch reizvoller macht. (Ich denke auch über ein Paar goldene nach, aber vielleicht ist das zu viel des Guten, wie goldene Wasserhähne.) Auf jeden Fall gilt: Ballerinas ausschließlich zu schmalen Hosen tragen – Röhrenhosen, Caprihosen, schmal geschnittenen

Jeans, etwas in dieser Art. Ballerinas zum Dirndl – Ende der Vorstellung. Zum weiten Rock dagegen brauchen Sie einen ...

↝ Miniabsatz. Dieser herzallerliebste Schuh schafft eine Gratwanderung: Nicht nur macht er einen anbetungswürdig niedlichen Fuß, er platziert ihn auch noch auf einem Absatz von vernünftiger Höhe und Stabilität. Für jede Frau, die tatsächlich auch mal ein paar Meter zu Fuß gehen muss, ist das extrem praktisch. Jedoch ist dieser Schuh kein modischer Dauerbrenner, sondern schleicht sich nur hin und wieder auf leisen Sohlen ins Rampenlicht. Wenn Miniabsätze diese Saison nicht der Renner sind, schlüpfen Sie stattdessen in ...

↝ spitze Pumps. Muss ich Ihnen allen Ernstes erklären, wie mondän und herrlich sie sind? Suboptimal, wenn sie gerade out sind, was hin und wieder vorkommt (sie wirken dann auch gleich eine Spur tuntig), aber wenn im Trend, sind sie ein Traum. Holen Sie sich welche, die so spitz sind, dass Sie damit einen Autoreifen durchstechen könnten, und mit einem Absatz, der für jedes wirbellose Tier, das Ihnen in die Quere kommt, den sicheren Tod bedeutet. Regelmäßiges Tragen kann natürlich dazu führen, dass Ihre Füße aussehen, als wären sie mit dem Nudelholz bearbeitet worden. Aber ach, was soll's! Es sind nun mal keine Gesundheitslatschen. Sie rocken, sie rollen, aber sie kaufen Ihnen keine Blumen und fragen nicht, wie's Ihnen geht. Dafür schaffen sie zweierlei, nämlich das Bein optisch zu verlängern und das Fußgelenk zu verschlanken, während Sie gleichzeitig der vorbeiziehenden Männerwelt vermitteln, dass mit Ihnen nicht zu spaßen ist. Eine ähnliche Wirkung erzielen Sie mit dem ...

↝ Peeptoe. Wobei ich sagen muss, dieses Relikt aus vergangenen Zeiten steht eher auf einem Nebengleis und hätte eigentlich längst abgewrackt werden sollen, zumal er (unerklärlicherweise) den Eindruck vermittelt, dass Sie sich gerade den Zeh gestoßen haben. Der Peeptoe hat etwas leicht Dümmliches, ein Design, das den Bogen überspannt hat. Wozu braucht Ihr mittlerer Zeh ein Sonnendach? Wenn Sie heiße Füße haben, nehmen Sie doch lieber ...

↝ Riemchensandalen. Ja, dies sind die Schuhe der Superreichen, sie werden von der Limousinenklasse getragen und von einer ganzen Menge zügelloser Schlampen, die freitags abends um die Häuser ziehen. Aber dennoch. Sie sind unwiderstehlich. Um Paola Jacobbi zu zitieren, Autorin von *Das muss Liebe sein! Die ganze Wahrheit über Frauen und ihre Schuhe*: »Sandalen zum Beispiel – der Bikini unter den Schuhen ... man kann voll bekleidet sein, aber irgendwie ist man auch nackt; man zieht sich ein Paar Riemchensandalen an, und plötzlich hat man einen ganz neuen Look. Darum tragen Frauen sie sogar dann, wenn es kalt ist oder wenn sie ein Stück laufen müssen.« Die Regel hier lautet: Tragen Sie sie nur, wenn Sie ansehnliche Füße haben. Keine Hühneraugen, Warzen, Hornhaut oder dergleichen. Wenn Ihre Füße aus den Riemchen quellen, wickeln Sie sie schön wieder in ihr Seidenpapier ein und schlüpfen stattdessen in ein schönes Paar ...

↪ **Stiefeletten.** Diese schelmischen Treter stehen schon länger im Rampenlicht, und zwar aus gutem Grund. Halb Schuh, halb Stiefel, tanzt dieser vielseitig begabte Hybrid unaufhaltsam von einer Saison zur nächsten. Mein persönlicher Favorit ist der »Shoot«, eine Art mitternächtliche Begegnung zwischen Schuh und Stiefel, was eine Kreuzung zur Folge hat, die toll mit Hosen aussieht und sich auch mit Strumpfhosen und Röcken wacker schlägt. Im Großen und Ganzen jedoch sollten die Damen mit den ausladenderen Waden so vernünftig sein und erkennen, dass ihnen die Stiefelette etwas Elefantöses verleiht ... In dem Fall empfiehlt sich ein ...

↪ **kniehoher Stiefel.** Ein richtig schöner Stiefel hat etwas ausgesprochen Verwegenes. Ob flache Stiefel, Biker- oder Cowboystiefel, ob Modell Pirat, schlank, mit Reißverschluss oder Gummizug ... wie er aussieht, spielt kaum eine Rolle. Diese Heldenschuhe umschließen Ihre Beine und rauben Ihnen etwas von Ihrem Umfang. Wenn Sie hoch hinauswollen, halten Sie eher Ausschau nach einem ...

↪ **Plateauschuh.** Hoffnungslos, wenn man's eilig hat, aber ein Dauerbrenner. Seit Jahrzehnten liebe ich sie. Meine allerersten Plateauschuhe bekam ich in jenem sehr langen heißen Sommer des Jahres 1976. Sie waren so lang wie hoch, aus Leinen, mit Blümchenmuster und eigentlich viel zu gefährlich für ein neunjähriges Kind. Es war, als hätte ich mir zwei Taschenwörterbücher unter die Füße geschnallt – und noch heute staune ich, dass meine Mutter (die mich

zwang, im Winter zwei Hosen übereinanderzuziehen) sie mir überhaupt gekauft hat. Dennoch war es der Beginn einer Liebesgeschichte,
und noch heute bin ich ein Fan. Denn wissen Sie, Plateauschuhe geben einem Länge, erfordern aber keinen Drahtseilakt wie ein Stiletto.
Bedenken Sie jedoch, dass Plateauschuhe von Natur aus klumpig
sind und eher bodenlastig machen, ein bisschen wie Neil Armstrong
auf dem Mond. Meiden Sie die ganz dicken Absätze, um nicht un-
bemerkt kleine Kinder plattzumachen. Und wenn gar nichts mehr
geht, geht immer der ...

➺ **Keilabsatz.** Auch damit wecken Sie die Illusion von Statur, nur mit
weniger Gewackel als auf einem Pfennigabsatz, dank des breiteren
und sichereren Schwerpunkts. Perfekt, um über Gras, Gitter, den
Rasen eines Landhotels bei Hochzeitsempfängen zu laufen; oder
über Kopfsteinpflaster vor dem Pub, Viehgitter auf dem Land – und
sie sind dabei bedeutend interessanter als der ...

➺ **flache Pumps.** Der kann auf verschiedene Weise zum Einsatz kommen. Sie können auf Nummer sicher gehen (dunkelblau, mittel-
hoch, dicker Absatz) und sehen dann aus wie eine Beamtin vom Einwohnermeldeamt. Nichts gegen das Einwohnermeldeamt. Aber
wenn Sie auf ein wenig Bewunderung und eine schlanke Optik aus
sind, sollten Sie aufstocken und zugleich den Absatz schmaler zulaufen lassen. Vermeiden Sie grundsätzlich dicke Absätze. Dicke Absätze = dicke Füße. Schwarze und dunkelblaue Schuhe sind im Üb-
rigen ungefähr so interessant wie ... wie ... gähn. Bin zu gelangweilt,
um mir einen Vergleich auszudenken. Weiter geht's.

69 FINDEN SIE IHRE TAILLE

Und somit kommen wir zur kniffligen Taillenfrage, ob hoch oder
tief. Sie gehört zu diesen ewigen Fragen der Mode, und Sie wissen bestimmt schon, zu welchem Lager Sie gehören. Aber tun Sie
sich damit einen Gefallen? Sollten Sie die Sache vielleicht noch
mal überdenken?

Erst einmal möchte ich eine Lanze brechen für einen hohen

Hosenbund. Erin O'Connor sieht darin umwerfend aus. Sie sieht aus wie eine junge Tanne, ein menschliches Ausrufezeichen. Sie wirkt damit noch größer und eleganter. Und diese Frau *ist* schon groß. Kate Moss wirkt dagegen wie ein Beistelltisch. An einem so gertenschlanken Wesen kann ein hoher Hosenbund ein echter Knaller sein. Ich bin mal in Paris zusammen mit Erin im Taxi von einer Modenschau zur anderen gefahren, und dieses Mädel lässt sich zusammenklappen wie ein Gartenstuhl. Sie scheint sich teleskopartig in der Mitte einstülpen zu lassen, wodurch sie überall reinpasst, zum Beispiel auf den Rücksitz eines Peugeot 206.

Für diejenigen unter uns, die ein Bäuchlein mit sich herumtragen müssen, ist ein hoher Hosenbund dagegen ein Horror. Wenn Sie wie ich eher rund als schmal zulaufen, tut Ihnen ein hoher Hosenbund keinen Gefallen, außer Ihren Bauch vor der Zugluft zu schützen. Sollten Sie auf diesen Trend aber nicht verzichten wollen, ist guter Rat nicht teuer. Nummer eins: Tragen Sie dazu immer hohe Schuhe. Herrliche Highheels, mit denen Sie sich oft hinsetzen müssen (probieren Sie's mal mit Erins Falttechnik). Zweitens: Achten Sie darauf, dass Ihre Hose aus dünnem Stoff ist, nicht aus dickem Tweed, in dem Sie mehr wie ein Baumstamm als wie eine Tanne wirken. Und drittens: *Ziehen Sie den Bauch ein*, sobald jemand droht, Sie zu fotografieren.

Ihre Alternative besteht darin, auf der lässigen Rock 'n' Roll-Hüfthosenwelle mitzuschwimmen, die viel dafür tun kann, einer gedrungenen Gestalt mehr Länge zu geben. Aber Vorsicht, auch tiefe Taillen haben ihre Tücken. Die Poritze zum einen (der Mond geht auf), was in gemischtgeschlechtlicher Runde schlichtweg unhöflich ist, oder der lächerliche Anblick eines Tangas, der aus dem Bund guckt, als wollte er nach Feinden Ausschau halten. Sarah Jessica Parker, selbst Stilikone und dazu noch püppchenhaft schmal, sagte vor einiger Zeit in der *Vogue*, dass für eine Frau in ihrem Alter ihrer Meinung nach die Hüfthose nicht mehr angemessen sei. Die Entscheidung liegt natürlich bei Ihnen, aber behalten Sie stets im Auge, dass eine betonte Taille Sie garantiert gleich schlanker macht.

WO SIND ALL DIE TAILLEN HIN?
Wo sind sie geblieben?

Laut der letzten Größenumfrage im Auftrag der Regierung im Jahr 1951 hatte die durchschnittliche Frau einen Taillenumfang von knapp 70 cm. Im Jahr 2004 stellte die Studie *Size UK* fest, dass sie auf 86 cm angewachsen war – pro Jahrzehnt also mehr als 2 cm. Hier zeigt sich das faszinierende Paradoxon, dass wir zwar unablässig danach streben, mit unseren immer dünner werdenden Promis mitzuhalten, die durchschnittliche Frau jedoch immer mehr in die Breite geht (Sie kennen das vielleicht, wenn Sie in einer romantischen Anwandlung mal versucht haben, sich in das Hochzeitskleid Ihrer Großmutter zu zwängen). »Frauen ähneln Männern viel mehr als in den 50ern«, bestätigt Jeni Bougourd, Senior Research Fellow am London College of Fashion. »Während wir insgesamt größer sind, ist die Taille unverhältnismäßig breiter geworden. Die moderne Frau ist jetzt viel gerader.«

Warum das so ist, scheint auf der Hand zu liegen. Wir essen zu viel. Aber es geht hier nicht nur um Quantität. Wie Emma Stiles, Ernährungswissenschaftlerin an der University of Westminster, sagt: »Das Taille-Hüfte-Verhältnis hat sich über die letzten 100 Jahre aufgrund der veränderten Makronährstoffe in unserem Essen gewandelt. Wir nehmen viel mehr Kohlenhydrate und Zucker zu uns, und das erhöht die Insulinproduktion. Das wiederum sorgt dafür, dass sich Fettzellen am Oberkörper statt an anderen Körperteilen ablagern.« Während also unsere Promi-Ikonen in den Rissen im Bürgersteig zu verschwinden drohen, verwandeln wir Normalbürger uns allmählich in Poller. Wenn wir dieser Tage jemandem ähneln, dann eher Elton John als Posh Spice.

Was tun gegen die Verfettung? Weniger essen, klar. Man kann aber auch mogeln.

- ⇥ Ein breiter Gürtel hält Ihren Bauch in Schach und dient zudem als Korsett, auch wenn das Ganze ein bisschen nach Schleudertrauma aussieht.
- ⇥ In Kombination mit einer guten Smokingjacke ist ein Kummerbund legitim.

- Wickelkleid, Wickelshirt, eine breite Schärpe zur Schleife gebunden wie ein Weihnachtsgeschenk – alles super, um Ihre Taille zu betonen und Ihren Po aus der Diskussion rauszuhalten.

- Suchen Sie sich einen Designer, der wirklich Ahnung hat, wie man eine Frau mit Kurven kleidet. Roland Mouret zum Beispiel. Seine allseits beliebten Galaxykleider und viele seiner aktuellen Kreationen sind mit stützendem Leinen und beinernen Verstrebungen gefüttert und haben hinten einen Metallreißverschluss. Victoria Beckham hat bei ihrer Kleiderkollektion ähnliche Tricks auf Lager.

- Ein weiteres Täuschungsmanöver besteht darin, nicht so sehr an der Form im Allgemeinen, sondern an den Proportionen zu arbeiten. »Die moderne Frau schaut in den Zeitschriften auf die Taillen der Mädchen und denkt: Oje, wie soll ich da jemals reinpassen?«, erzählte mir mal eine Modeeinkäuferin. »Um heutzutage angesichts unserer neuen Proportionen eine Wespentaille zu schaffen, muss man mogeln, indem man dem Rock Volumen gibt und die Jacke höher zieht.« Klar?

70 OPTISCHE TÄUSCHUNGEN VOM FEINSTEN

Man muss sowieso schon an so viel denken. Daher schlage ich vor, Sie kopieren sich diesen Abschnitt und stecken ihn sich in die Handtasche.

- Ein V-Ausschnitt gibt Ihrem Körper eine senkrechte Linie. Das ist gut.

- Ein Rollkragen dagegen gibt Ihnen etwas Schildkrötenhaftes. Das ist schlecht.

- Ein ausgestelltes Bein kann eine größere Oberweite kompensieren. *Hosen*bein, nicht *Ihr* Bein!

➡ Eine enge Jacke lässt alles kleiner wirken – aber nicht, wenn Sie einen unfassbar dicken Hintern haben.

➡ *Wenn* Sie einen unfassbar dicken Hintern haben, hilft ein Rock mit tiefer Taille, um ihn kleiner zu machen.

➡ Ähnlich macht die A-Linie ein breiteres Hinterteil kleiner, und zwar hauptsächlich, indem sie es in Ruhe lässt. Sie müssen aber bedenken, dass die A-Linie schnell etwas Zeltartiges annehmen kann. Probieren Sie das Teil unbedingt vorher an.

➡ Tragen Sie einen langen, bedruckten Seidenschal, um die Figur optisch zu verlängern. Keine dicke Krawatte, besser einen dünnen Isadora-Duncan-Schal (Oldtimer-Rallyes bitte meiden).

➡ Extrem hohe Absätze machen schlanke Fesseln. Ach was.

➡ Eine lange (Perlen-)Kette à la Coco Chanel verlängert optisch den Oberkörper und hebt das Dekolleté hervor.

➡ Ein breiter Gürtel betont die Taille und verleiht ihr Form. Aber zu eng darf er nicht sein. Er sollte bequem sitzen und keine Presswurst aus Ihnen machen.

➡ Ein Rock mit hoher Taille aus festem Stoff macht den Bauch flacher (wie Nigella Lawson Ihnen bestätigen wird). Hier besteht der Trick darin, hohe Absätze und ein hochgeschlossenes Oberteil zu tragen, um eine sehnige, endlose Silhouette zu schaffen.

➡ Enge Halsketten machen einen mitteldicken Hals schlanker. Aber Vorsicht, einen sehr dicken Hals lassen enge Halsketten sehr dick wirken. Lassen Sie sich von Ihrem Spiegel (und von Ihrer Fähigkeit zu atmen) beraten.

- Wenn Sie starke Oberschenkel haben, kann die Empire-Linie – entweder mit Gürtel oder Schleife – Ihre schmalste Körperstelle betonen. Tun Sie's. Sofort. Aber verfallen Sie nicht dem unergründlichen Reiz des Babydollkleids. Ein Kleid im Empirestil muss glatt und selbstsicher sein. Es lutscht nicht am Daumen und schreit nach einem Lolli.

- Bügelfalten machen das Bein länger; hintere Taschen machen einen dicken Hintern kleiner.

- Bundfaltenhosen sind mit Vorsicht zu genießen (zumindest dann, wenn Sie dünner aussehen wollen). Der zusätzliche Stoff macht massig, und man sieht aus wie der Keyboarder von A-ha. Mit flacher Vorderseite bleibt alles hübsch verpackt.

- Hosen mit Umschlag neigen dazu, das Bein optisch zu verkürzen.

- Schwarze Schuhe mit schwarzen blickdichten Strümpfen machen endlose Beine. Ebenso gebräunte Beine und hautfarbene Schuhe.

- Wenn Sie eher stämmig sind, bauen Sie auf Kontraste; ein langes Tuch oder ein schwarzes Jackett über einem hellen T-Shirt sind ein guter Trick.

- Fließende Schichten kaschieren kleine Pölsterchen. Aber übertreiben Sie's nicht mit den Rüschen, sonst sehen Sie aus wie eine Nesselqualle.

- Samt und Kord haben die Tendenz, den Körper dicker erscheinen zu lassen, weil sie das Licht reflektieren. Teppiche haben die gleiche Wirkung.

◈ Ähnlich verhält es sich bei glänzenden Stoffen, weswegen sie von Radsportlern getragen werden sollten und nicht von Frauen auf der Suche nach Eleganz.

◈ Eine zweifarbige Kombination – dunkelblauer Rock zu beigem Jackett zum Beispiel – sieht einfach nur verboten aus. Es verdreht Ihre Proportionen und löst einen Kampf zwischen Oben und Unten aus. Wenn Sie ein Ensemble planen, wählen Sie etwas, das Ihre Figur optisch in die Länge zieht, das Auge auf eine exquisite Reise vom Kopf zu den Zehen entführt, anstatt Sie entzweizusägen wie bei einem Zaubertrick.

Ein Kleid im Empirestil muss glatt und selbstsicher sein.
Es lutscht nicht am Daumen und schreit nach einem Lolli.

◈ Ein Twinset dagegen ist ein wahres Geschenk der optischen Täuschung: Der Pullover sitzt wunderbar eng, während die Strickjacke bei einer steifen Brise Schutz und Tarnung bietet. Es lenkt das Auge zudem von einem etwas fülligeren Bauch ab. Genial. Nur Geduld. Die kommen wieder.

◈ Wenn Sie Hosentaschen haben, dann achten Sie darauf, dass sie leer bleiben. Das ist mein voller Ernst. Wozu sonst in aller Welt kaufen Sie sich sündhaft teure Handtaschen (wozu ich Ihnen nur raten kann – es gibt nichts Schöneres), wenn Sie darauf bestehen, Ihr Handy, Ihren Lippenstift, Ihre Einkaufsliste und ein paar preußische Pfennige in der Hosentasche mit sich herumzuschleppen. Eine volle Hosentasche ist wie eine volle Windel. Um jeden Preis zu vermeiden.

◈ Diesen Tipp von Sir Paul Smith, einem Mann, der von Mode etwas versteht, mag ich besonders: »Bei einer großen Oberweite halten Sie sich an einfach geknöpfte Blazer, um zusätzliches Volumen zu vermeiden. Länger geschnittene Jacketts machen rundere Hüften flacher. Hohe Absätze, aufgekrempelte Ärmel und hübscher Schmuck verhindern, dass der Look zu maskulin erscheint.«

↝ Zuletzt noch ein Rat von Betty Jackson zum Thema Kurven: »Um Ihr ideales Sommerkleid zu finden, sehen Sie im Spiegel auf Ihr Schlüsselbein. Alles, was über dieser senkrechten Linie gefaltet, geknotet, drapiert oder gekreuzt wird (egal, ob mit engem oder tiefem Ausschnitt), kann Problemzonen wunderbar kaschieren – vor allem wenn es festgenäht ist. Solche Details nehmen optisch einige Zentimeter weg und verleihen gleichzeitig Bewegungsfreiheit und Eleganz.«

DAS AUF UND AB MIT DEN STREIFEN

Ein Wort noch zum Thema Querstreifen. Ja, ja, todlangweilig, aber sie funktionieren nun mal ... Oder doch nicht? Psychologen der York University haben diesen Mythos auf sensationelle Weise untergraben, indem sie herausfanden, dass Längsstreifen dicker machen als Querstreifen. Im Rahmen dieser Studie betrachteten Versuchspersonen 200 Bilderpaare von Frauen in verschiedenen Sorten Streifen. Dabei stellte sich heraus, dass Querstreifen als weitaus schlankmachender eingestuft wurden. (Damit die Frauen auf den Bildern gleich groß erschienen, mussten die in den Querstreifen sechs Prozent breiter sein.)

Dr. Peter Thompson, der die Untersuchung leitete, war verblüfft über diesen populären Irrtum und weist darauf hin, dass Wissenschaftler schon lange um die unvorteilhaften Eigenschaften der Längsstreifen wissen, nämlich seit der deutsche Physiologe Hermann von Helmholtz in den 1860er Jahren seine »Helmholtz-Illusion« schuf. Helmholtz zeichnete zwei gleich große Quadrate, eines davon mit Querstreifen und das andere mit Längsstreifen. Das Quadrat mit den Querstreifen wirkte höher als das andere, und Helmholtz stellte fest, dass quergestreifte Frauenkleider die Figur optisch verlängerten.

In Wahrheit sind Streifen überhaupt eine Herausforderung. Sie sind schick, verzerren jedoch auf sehr offensichtliche Weise, wenn sie sich über eine Wölbung ziehen. Das ist ein bisschen so, als wenn man sich einen Pfeil auf den Bauch malen würde, um mitleidige Blicke darauf zu lenken. Wenn Sie auf Streifen stehen, tragen Sie ein Matrosentop (der Klassiker, der nach Sommer in Deauville aussieht), breitere Streifen wirken etwas kesser. Vermeiden Sie aber den Bonbonpapier-Look.

71 TRAGEN SIE ZUR ABLENKUNG INTERESSANTE ACCESSOIRES

➡ Wenn irgend möglich, kaufen Sie sich Diamanten.

➡ Wenn nicht, dann eben heiße Accessoires – wie die Riesenhandtaschen und Sonnenbrillen von Paris Hilton, Lindsay Lohan und Victoria Beckham. Sie sehen damit nicht nur dünner aus, Sie verbrennen auch noch Kalorien, während Sie sie durch die Gegend schleppen. Einfach genial. So genial, dass *Marie Claire* sie zu »einem der besten Diättipps des Sommers« ernannte. Dieselbe verkleinernde Wirkung erzielen Sie mit riesigen DJ-Kopfhörern, Rollschuhen oder einem sehr großen Freund.

➡ Schmücken Sie niemals eine Problemzone und glauben, Sie könnten sie auf diese Weise tarnen. Genauso gut können Sie sich einen Schnurrbart ankleben. Wenn Sie viel Oberweite haben, vermeiden Sie Brusttaschen und Zweireiher. Wenn Sie breiter sind, als es Ihnen lieb ist, lassen Sie die Finger von Seitentaschen, Schößchen und Fahrradtaschen.

➡ Schleifchen, Rüschen und Volants sind keine interessanten und ablenkenden Accessoires. Sie gehören in die Kurzwarenabteilung oder in Ihre Verkleidekiste; oder vermachen Sie sie jemandem, der sie gebrauchen kann, zum Beispiel Keira Knightley. Meine Großtante Betty, in jeder Hinsicht eine Frau von Format, trug grundsätzlich Flamencorüschen, zumeist in den Farben internationaler Flaggen. Sie sah aus wie eine Galeone unter vollen Segeln oder wie ein Raffrollo auf Beinen unterwegs zur nächsten Pralinenschachtel. Wenn die Mode Rüschen vorschreibt, dann finden Sie Ihren inneren Anarchisten und sagen den Rüschen, was Sie von ihnen halten. Zitieren Sie Leonardo da Vinci: »In der Einfachheit liegt die wahre Größe.«

→ Verblüffen Sie Ihr Publikum schon auf Bodenhöhe. Glücklicherweise sind die meisten Modehäuser inzwischen auf den Trichter gekommen, Schuhe herzustellen, die verrückt genug sind, um unzurechnungsfähig zu sein, und insofern tollen Gesprächsstoff sowie eine tolle Ablenkung darstellen. Schuhe werden immer wahnwitziger, als wären sie alle von einer kollektiven Krankheit befallen, die Sie eines Tages in einem Rausch aus Pailletten und Eidechsenhaut über die nächste Klippe befördern wird. Wählen Sie zwischen gefiedert, verspiegelt und Lack; kaufen Sie tolle Farben, tolles Leder, aufreizende Absatzformen. Wenn nicht ein handgefertigter Prada-Schuh von einem dicken Hintern ablenkt, dann weiß ich's auch nicht.

Schuhe werden immer wahnwitziger, als wären sie alle von einer kollektiven Krankheit befallen, die Sie eines Tages in einem Rausch aus Pailletten und Eidechsenhaut über die nächste Klippe befördern wird.

72 ERKENNEN SIE DIE DURCHSCHLAGENDE KRAFT DER FARBE SCHWARZ

Klar gibt es heiterere Farben, aber wenn Sie wirklich einen kleineren Po haben wollen, müssen Sie die durchschlagende Kraft von Schwarz und Dunkelblau sowie (wenn auch in etwas abgeschwächtem Maße) neutralen Farben erkennen. Langweilig? Vielleicht. Doof? Kann sein. Wirkungsvoll? Das können Sie mir aber glauben.

Bei aller Kritik, dass Schwarz die Figur belastet und Kurven versteckt – den Busen zum Beispiel, der ja eine Silhouette durchaus verschönern kann –, macht es nun mal schlank wie keine andere Farbe. Denken Sie sich mal in den Physikunterricht zurück, dann fällt Ihnen wieder ein, dass Weiß das Licht reflektiert und Gegenstände größer erscheinen lässt (einen Raum zum Beispiel); Schwarz dagegen absorbiert das Licht und lässt Gegenstände kleiner erscheinen. Johnny Cash hatte also gar nicht so Unrecht, wie Dr. Peter Thompson, Psychologe an der University of York, kürzlich in einem Experiment bestätigte. »Schwarze Kleidung ist eine sichere Sache«, schloss er. »Sie funktioniert. Wir betrachteten einen schwarzen Kreis auf weißem Grund und dann einen weißen Kreis auf schwarzem Grund. Der schwarze Kreis wirkte kleiner als der weiße.«

Diese sichere optische Täuschung ist es, die erklären könnte, warum unser Kleiderschrank, wie eine neuere Studie herausfand, zu 41 Prozent aus schwarzen Sachen besteht. Wir alle besitzen durchschnittlich fünf schwarze Mäntel, zwei schwarze Kleider und zwölf Paar schwarze Schuhe. Kein Wunder, dass es unseren Partnern kaum auffällt, wenn wir shoppen waren; für das ungeschulte Auge sieht wirklich alles gleich aus.

Ich habe meine eigene Garderobe auf diese Zahlen hin geprüft und meinen umfangreichen Kleiderschrank in Farbzonen aufgeteilt wie der Parkplatz bei IKEA. Zu meiner Belustigung stellte ich fest, dass 70 Prozent meiner Garderobe konsequent schwarz ist, und ein weiterer nicht unwesentlicher Teil dunkelblau, was nicht viel mehr ist als ein verdruckster Schwarz-Ersatz. An der Schuh-Front, von Turnschuhen zu meterhohen Stilettos, besitze ich 36 Paar schwarze Schuhe. Erstaunlicherweise fand ich zwei identische Paar schwarze Ballerinas, die ich seit drei Jahren trage und immer denke, es sei ein und dasselbe Paar. Und das kleine Schwarze? Meine Abendgarderobe hat sich so lange auf die Gnade und Ritterlichkeit von Schwarz verlassen, dass ich lediglich drei edle Kleider mein Eigen nenne, die überhaupt irgendeine Farbe enthalten – und von denen eins auch noch eigens gekauft wurde, um auf einer Mottoparty als Elizabeth Taylor in *Wer hat Angst vor Virginia Woolf* zu gehen (was mir heute ein Rätsel ist). Der Rest ist Tiefschwarz.

Da das schon ein wenig nach Beerdigung aussieht, lohnt es sich, die Sachen mit Farbtupfern, etwas Haut hier und da und je nach Mode und Klima mit einem Muster aufzupeppen.

73 WÄHLEN SIE UNAUFFÄLLIGE MUSTER

Haben Sie auch schon mal einen Raum betreten – eine Party oder irgendeine Versammlung – und hatten das unangenehme Gefühl, die Leute könnten glauben, Sie wären für eine Kostümparty angezogen? Das gehört zu meinen größten Sorgen, und seit ich in der Modebranche bin, laufe ich auf Zehenspitzen auf dem schmalen Grat zwischen beneidenswert trendbewusst auszusehen und einen Tick zu weit gegangen zu sein (und für die Abendunterhaltung gehalten zu werden – einen der Trompetenspieler aus der Sambacombo zum Beispiel). Geht man zu sehr auf Nummer sicher, wird die Garderobe nicht beachtet, und die Leute konzentrieren sich auf Dinge, die man sonst gut kann, zum Beispiel Pfeifen. Schlägt man dagegen zu sehr über die Stränge, muss man sich nur umdrehen, und schon zerreißen sich die Leute das Maul über die Gummiüberschuhe, die man anhat.

Es ist ein kniffliger Balanceakt – ja, im Grunde ist es die Kunst der Mode selbst – und wird dadurch umso komplizierter, wenn die Mode nach wilden Mustern schreit, wie ungefähr jeden vierten Sommer.

Wilde Muster sind natürlich ganz entzückend. Ich liebe sie alle ... Diese großen Blumenmuster, die sich anfühlen wie ein Schlag ins Gesicht mit einem nassen Lappen, die naiven Kritzelmuster, die klobigen geometrischen Muster à la Centre Pompidou.

Sie sind alle schrecklich verrückt und cool. ABER sie bewegen sich ausnahmslos genau zwischen irrsinnig *in* und hoffnungslos *autsch*. Und man läuft immer Gefahr, wie ein Sofa auszusehen. Riesenmuster nehmen doppelt so viel visuellen Platz ein wie ihre zurückhaltenderen Cousinen. Sie machen schwer. Und sie erregen Aufsehen. Wenn die Leute also einen Blick auf Ihr Outfit werfen und einen der folgenden Sätze dazu sagen, dann haben Sie ein Problem:

- »Warum hast du dich eigentlich als Pizza verkleidet?«

- »Ah, der neue Habitare-Look.«

- »So ein Kissen hatte ich auch mal.«

- »Jetzt sei nicht gemein, sie hat sicher 'ne Wette verloren.«

- »Hoppla, Sie haben da etwas Hühnerfrikassee auf der Brust! Ach nein, doch nicht? Das ist das neue Kleid von Vuitton? Ach so. Verzeihung.«

Wenn Sie sich auf die Mustersuche machen, müssen Sie Folgendes beachten, um nicht am Ende wie ein Heißluftballon auszusehen:

- Zarte Muster auf dunklem Grund nehmen etwas von der Schwere (auch »Acht Pfund leichter«-Muster genannt).

- Große Ethno-Muster oder grafische Muster können Wölbungen und Rundungen kaschieren (siehe Stammestrachten).

- Während weiße Streifen aller Art bei üppigen Figuren unvorteilhaft wirken, können geometrische Muster und organische Formen durchaus gut aussehen; sie brechen den bedeckten Bereich auf und verleiten das Auge zu dem Glauben, er sei kleiner.

● Verspielte Blumenmuster sind im Allgemeinen gnädiger als wilde, enthemmte Kringel. Laura Ashley hatte nicht ganz Unrecht. Also, nicht *total* Unrecht.

● Behalten Sie Ihre Muster unter Kontrolle: Ein Tuch (Pucci, Gucci oder Hermès) hält das Design zusammen wie Minze im Blumentopf auf der Terrasse, nicht wie japanischer Knöterich, vor dem man sich bald nicht mehr retten kann.

74 DISKRETION IST DIE MUTTER DER ELEGANZ, ALSO HALTEN SIE IHRE BAUCHGEGEND BEDECKT

Auf die Gefahr hin, wie eine alte Gouvernante zu klingen: Bauchfrei ist ungefähr so attraktiv wie die meisten nackten Hinterteile. Speckrollen lehnen sich gefährlich über den Hosenbund wie der Nachbar über den Gartenzaun. Sie wölben sich an den Seiten. Sie gucken hinten aus der Hose. Auch wenn sich die Mode inzwischen von bauchfrei abgewandt hat und neue Weiden abgrast, sind Bäuche immer noch überall zu sehen. Sie verschandeln die Landschaft wie alte Autoreifen. Neulich im Bus sah ich ein Mädchen, deren Bauchgegend geradezu ein Eigenleben führte; es hätte mich kaum gewundert, wenn sich dieser Bauch zu mir rübergebeugt hätte, um mit mir über das Wetter zu plaudern oder nach einem Wort mit neun Buchstaben zu fragen.

In meinen Augen haben diese meist untrainierten Bäuche etwas leicht Vulgäres; wie ein privates Körperteil, das fahrlässig zur Schau gestellt wird. Genauso verhält es sich mit dem Steißbein, dem Paradeplatz billiger Schlampentattoos. Eine schlanke und elegante Frau zeigt einfach nicht allzu viel Fleisch, und selbst das gezeigte Fleisch sollte mit Bedacht ausgewählt sein. Nehmen Sie zum Beispiel den Oberarm. Dieser unprätentiöse Körperteil, der bislang die Aufgabe übernahm, die Schulter mit dem Ellenbogen zu verbinden, lenkt pünktlich zum 30. Geburtstag das Augenmerk auf sich. Auf einmal werden ganze Sektionen Ihrer Garderobe obsolet: die kleinen Oberteile, die winzigen T-Shirts, die Schlauchtops, Tanktops und Spaghettiträger. Großes Artensterben im Kleiderschrank.

Manche Frauen neigen natürlich eher zu schlackerndem Fleisch als andere. Mein genetisches Schicksal steht leider fest, bei einer italienischen Großmutter, deren Oberarme sich auf unseren sommerlichen Picknicks sanft in der Brise wiegten. Ich weiß noch genau, wie es war, von diesen warmen Fleischlappen umfangen zu werden; es war ein Ort der Geborgenheit, der nach Lavendelwasser und Pfefferminzbonbons am Grund einer Handtasche roch. Alles schön und gut, wenn man 79 ist und seine Brille sucht. In meinem Alter aber, wenn man eine Reise nach Ibiza plant, lange glänzende Haare und hübsche Fesseln hat (habe ich Ihnen schon davon erzählt?), na ja, ist ein schlaffer Trizeps nichts anderes als eine Geißel.

Die Lösung liegt im Schnitt des Tops. Glatte Ärmel kaschieren schwere Arme. Lockere Ärmel an einem Sommertop können einiges tun, um das Auge abzulenken, und sorgen obendrein für Belüftung. Aber denken Sie bloß nicht, dass Sie das Augenmerk von Ihren Hautläppchen ablenken können, indem Sie Ihre Bauchgegend betonen. So funktioniert die Welt leider nicht.

Bauchfrei ist ungefähr so attraktiv wie die meisten nackten Hinterteile. Speckrollen lehnen sich gefährlich über den Hosenbund wie der Nachbar über den Gartenzaun.

KAPITEL ACHT
ÜBER DIE SCHÖNHEIT

Wie man Schwabbelmasse versteckt

Die meisten Leute sehen einem in den meisten Fällen ins Gesicht. Glauben Sie mir. Sie denken vielleicht, dass es Ihr monströses Hinterteil sei, das alle Blicke auf sich lenkt, aber viel eher sind es Ihre Augen, Ihr Lächeln und Ihre Hände, von denen Ihr Gegenüber gefesselt ist. Davon abgesehen gibt es Mittel und Wege, den Körper zu verputzen und für Sie arbeiten zu lassen. Man muss nur wissen, wie.

REGELMÄSSIGE WARTUNG IST WICHTIG

Stil – um etwas wissen und entsprechend handeln – erfordert eine gewisse Mühe. Sie können nicht einfach aus dem Bett fallen und hoffen, dass Sie mit Ihrem Make-up von gestern als Patti Smith im Jahr 1978 durchgehen – außer vielleicht, Sie sind Cate Blanchett oder unter 18.

Also optimieren Sie Ihre Chancen. Machen Sie das Beste aus dem, was Sie haben, und Sie werden sich um Längen besser fühlen ... besser fühlen und besser aussehen. Eigentlich ganz einfach. Es geht nur um die richtige Wartung – keine übertriebene, nur regelmäßige Wartung, wie bei einer Zentralheizung. Lassen Sie sich die Augenbrauen von einer Kosmetikerin zupfen. Und lassen Sie sich die Fingernägel wachsen (stummelige Nägel, stummelige Figur). Machen Sie Peelings! Kümmern Sie sich um rissige Hornhaut an den Fersen, raue Lippen, blaue Flecken, Schwielen, raue Haut und Haare an unschönen Stellen. Eine überaus elegante Frau in meinem Bekanntenkreis hat ein einziges Nylonhaar, das ihr schnurgerade in südliche Richtung aus dem Kinn wächst. Kann sein, dass sie es aus reinen Unterhaltungsgründen dort belässt, aber für mich verdirbt dieses Einzelhaar die geballte Eleganz ihrer diversen Chaneljäckchen.

Wir alle haben unsere Schönheits-Schreckgespenste. Ich zum Beispiel habe gelernt, meine Oberlippe standhaft zu ignorieren, sehr zu meinen Ungunsten. Da jedwede Gesichtsbehaarung im weiblichen Erscheinungsbild einen einzigartigen Fauxpas darstellt, bin ich mit mehreren Freundinnen übereingekommen, dass wir, sollten wir mal nicht in der Lage sein, eine Pinzette zu bedienen, uns regelmäßig besuchen, um uns gegenseitig wieder herzustellen. Klar ist das eitel – aber wir haben Angst, ansonsten bald auszusehen wie Ben Stiller in *Voll auf die Nüsse*. Unsere Familie und Freunde würden schreiend von unserem Krankenbett davonlaufen.

Wenn es Ihnen ähnlich geht, haben Sie mehrere Möglichkeiten, dagegen vorzugehen: Sie können Bindfaden nehmen (tun Sie's nicht, ist extrem unangenehm) oder Wachs, wobei man sich vorkommt wie ein Transsexueller vor der großen OP. Man kann mit Pinzette arbeiten – mitsamt der Altweibergeschichte, dass gezupfte Härchen nur dicker und drahtiger nachwachsen. Dann gibt's noch die Elektrolyse. Aus eigener Erfahrung kann ich berichten, das ist ungefähr so, als wenn man sich mit einem spitzen Stock ins Auge sticht. »Hier verlaufen mehr Nervenenden als in jedem anderen Körperteil«, sagte meine Kosmetikerin im Plauderton, während sie mir eine sehr lange Spritze in einen Follikel jagte. »Die Gefahr der Narbenbildung ist minimal!« Dann stach sie zu, bis mir die Augen tränten und die Nase lief und ihre schönen manikürten Hände benetzten. Das Bleichen sagt mir mittlerweile am meisten zu.

Worauf ich hinauswill, ist, dass scheinbar belanglose Dinge einen ganzen Look in einem einzigen Augenblick zerstören können. Wie Ihnen jede Moderedakteurin sagen wird, trägt der Teufel nicht Prada, sondern steckt im Detail. Aus diesem Grund begibt sich kaum eine Stylistin ohne ihr Erste-Hilfe-Köfferchen aus dem Haus, um bei manch einem Mode- oder Kosmetiknotfall zum Einsatz zu kommen. In Ihrem Koffer sollten sich mindestens folgende Klassiker befinden: Sicherheitsnadeln, Stecknadeln, Nadel und Faden. Zu Hause sollten Sie immer Ersatzknöpfe zur Hand haben sowie feuchte Tücher zum Entfernen von Flecken, Bimsstein, Pinzette, Fusselrolle, beidseitiges Klebeband für Toupets (das Brustwarzen-Abklebeband der professionellen Stylistin). Tragen Sie stets ein paar Wattebäusche bei sich gegen verschmierte Wimperntusche sowie ein Taschentuch, einen Zahnstocher gegen Spinat zwischen den Zähnen und einen Taschenspiegel (um zu sehen, ob Sie überhaupt Spinat zwischen den Zähnen haben). Und zu Hause legen Sie sich ein Seidentuch über Ihr geschminktes Gesicht, bevor Sie sich Ihren Kaschmirpullover überziehen. Das ist das Mindeste – Elizabeth Taylor hätte es nicht anders gemacht.

BRÄUNEN SIE SICH DÜNN

Gebräunte Haut hat den fabelhaften Effekt, einen mehrere Pfund leichter zu machen; man sieht gleich viel schlanker und sportlicher aus, ohne sich einen einzigen Zentimeter aus seinem Liegestuhl bewegt zu haben. Schneller geht's wirklich nicht, aber die Sonne dazu zu benutzen ist ganz falsch. Ein Hauch Sonne ist völlig okay (soll antidepressive Wirkung haben und einen gesunden Schlaf fördern); aber übertreiben Sie's nicht. Statt sich ölglänzend mit Ihrem John-Grisham-Roman in die Mittagssonne zu knallen, greifen Sie lieber zu einem der Produkte aus dem breiten Spektrum der Selbstbräuner. Finden Sie den richtigen, ob Selbstbräunungsspray, -schaum, -creme, -gel, -milch oder -lotion mit Sonnenschutzfaktor und Gratis-Zahnbürste. Setzen Sie sich (noch mal alle herhören, bevor die große Pause anfängt) nur nicht zu viel UV-Strahlung aus. Auf jeden Fall aber sollten Sie vorher ein Peeling machen und sich nachher die Hände waschen. Wenn Sie sich langsam steigern, ist das Ergebnis weniger drastisch, und Sie tauchen zum Grillen mit Freunden nicht plötzlich als Grillhähnchen auf.

76 SIE BRAUCHEN EINEN HAARSCHNITT, DER ZU IHREM GESICHT PASST (NICHT ZU DEM DES MÄDCHENS AUF DEM TITELBLATT)

Dass wir unseren Heldinnen ähneln wollen, ist nichts Neues – Frauen haben schon immer davon geträumt, das Lächeln von Audrey Hepburn zu haben oder den sexy Gang von Marilyn Monroe. Aber lassen Sie sich's gesagt sein: Ich habe mal ein Bild von Jennifer Aniston mit ihrem Rachel-Haarschnitt (ist schon eine Weile her) aus einer Zeitschrift ausgeschnitten und bin damit zum Friseur gegangen. Ich kam zurück ins Büro, und meine Chefin sagte: »Oh, wie schön, eine Windstoßfrisur.« Sehen Sie? So kann's gehen.

Laut Promifriseur James Brown (der auch Kate Moss stylt) gibt es einige haartechnische Grundregeln, um dünner auszusehen. »Folgen Sie keinen Trends«, sagt er gleichmütig. »Frisuren

sind nicht wie Schuhe – sie stehen nicht jedem gleichermaßen.«
Und sie sind nicht bei jedem Gesicht vorteilhaft – »ein eckiges
Kinn braucht Fransen, bei einem runden Gesicht dagegen sehen
schulterlange Stufen gut aus«.

Meine eigene Friseurin, die mächtige Jo Hansford in der Mount
Street in Mayfair (von der US-*Vogue* als »die Farbexpertin schlechthin« bezeichnet), weiß um die Wirkung eines tollen Haarschnitts
und einer tollen Farbe. »Er lenkt den Blick vom Körper weg und
zu den Haaren hin«, sagt sie und fügt hinzu:

➡ »Ein rundes Gesicht wirkt länger, wenn Sie die Haare in den
Nacken wachsen lassen. Auf Kinnhöhe geschnitten, sieht es
aus, als hätten Sie ein Mondgesicht.«

➡ »Bei länglichen Gesichtern eignen sich ein Pony und ein kinn-
langer Bob; so können Sie das Gesicht halbieren.«

➡ »Wenn Sie ein herzförmiges Gesicht haben, zupfen Sie ein
paar gegelte Strähnchen nach vorn, um dem Kinn mehr Breite
zu verleihen.«

Und was ist mit Farbe? Wenn Ihr Teint eher rosafarben ist und
Sie schnell erröten, rät Jo zur Vorsicht. »Finger weg von warmen
Farben – Gold und Rottönen –, weil Sie dann permanent beschämt aussehen. Besser sind kühlere Farben wie Hellbraun,
Weizenblond und Karamell. Und immer die Haarwurzeln nach-
färben lassen! Weiße Haarwurzeln lassen das Haar dünn aussehen, man fühlt sich kahl und alt. So ist es unmöglich, das Beste
aus sich zu machen ...« Und darum geht es schließlich in diesem
Buch. Also weg mit dem Grau; es macht nicht nur alt, sondern
schlechte Laune. Ich persönlich fühle mich immer drei Pfund
leichter, wenn ich mit glänzenden, frisch gestylten Haaren aus
Jos Laden komme. (Aber das Gefühl hält nicht lange vor, denn
genau daneben befindet sich mein Lieblingsrestaurant.)

77 LERNEN SIE, AUF FOTOS GUT AUSZUSEHEN

Im Prinzip bin ich einigermaßen ansehnlich. Nichts, um Trophäen abzusahnen, wenn Sie verstehen. Aber ich sehe okay aus. Ich schlage keine Kätzchen in die Flucht, und an einem guten Tag, wenn ich mich herausputze, bekomme ich auch mal das eine oder andere Kompliment. Warum sehe ich dann auf allen Fotos aus wie Fiona aus *Shrek*? Ich habe ein Urlaubsfoto, auf dem ich wie der Nachrichtensprecher Jeremy Paxman aussehe, und zwar so sehr, dass Leute schon gefragt haben, was er da letzten Sommer in der Tapasbar auf Menorca an unserem Tisch zu suchen hatte. Oder wie eine Foto-Phobikerin kürzlich in der *Times* sagte: »Wenn man sich unsere Fotos so ansieht, könnte man meinen, mein Mann wäre mit dem Au-pair-Mädchen verheiratet. Wenn ich morgen sterben müsste, hätten meine Kinder kaum ein vernünftiges Erinnerungsfoto von mir.«

Eine Umfrage von Hewlett-Packard fand heraus, dass zwei Drittel von uns »peinlichst berührt« sind von vielen unserer alten Schnappschüsse. Ich gehöre durchaus zu dieser Mehrheit. Innerhalb eines einzigen Blitzlichts verwandle ich mich von der Schönen in das Biest. Wer da mit roten Augen und schief geknöpfter Bluse am Bildrand lauert, bin meistens ich. Ich habe zahllose Schnappschüsse, auf denen sich meine Nase – *nur* die Nase – wie ein einsamer Pionier in den Vordergrund schleicht, als wollte sie Morgenluft schnuppern. Ich habe Jahre gebraucht, um dahinterzukommen, aber in Wirklichkeit liegt es daran, dass ich bis vor relativ kurzer Zeit ein hoffnungsloser Fall war. Es muss nur jemand mit der Kamera in meine Richtung zeigen, und meine Gesichtszüge erstarren, mein Mund vergisst, was lächeln bedeutet, meine Augen lügen, und es kommt ein steifer Ostwind auf, der meine Bluse aufbläht, bis ich aussehe wie eine mongolische Jurte. Wenn neue Fotos auftauchen, suche ich sie mit gehetztem Blick nach mir ab und bin am Boden zerstört, dass ich in meinem süßen Matrosenkleid auf dem Foto wie ein Riesenbaby aussehe.

In einer Welt, wo sich alles immer nur um Bilder dreht, wo alles retuschiert wird und wo ich zu allen möglichen Gelegenheiten regelmäßig von der Presse abgelichtet werde, ist das kein Zucker-schlecken.

Dr. David Lewis, Fachmann für Körperwahrnehmung und Autor von *Loving and Loathing, the Enigma of Personal Attraction*, hat eine Erklärung für diesen enervierenden Zustand. Wir Menschen ha-ben offenbar drei verschiedene Sorten Selbstwahrnehmung: un-ser »wahres Ich« (wie wir zu sein glauben), unser »anderes Ich« (wie wir glauben, von anderen wahrgenommen zu werden) und unser »ideales Ich« (wie wir am liebsten wären). »Wir gefallen bzw. missfallen uns auf Fotos, je nachdem, wie sehr wir darauf nicht unserem wahren Ich, sondern unserem idealen Ich ähneln«, sagt er. »Ein Foto, das einen durch sorgfältige Belichtung und Perspektive seinem idealen Ich annähert, wird man schätzen und aufheben.«

Und, wie kommt man an solche Superaufnahmen von sich? Über die Jahre habe ich von den Experten einige Tipps abgreifen können – von den A-Promis, die ständig von Paparazzi ins Visier genommen werden, von Models, die nur ein Mal Luft holen müs-sen, und schon sind sie auf dem Titelblatt der *Vogue*, und von den Fotografen selbst, die genau wissen, wann sie auf den Aus-löser drücken müssen und wann sie einen Kaffee trinken gehen können. Wenn Sie sich ständig auf Facebook detaggen, schauen Sie sich an, was ich gelernt habe und woran ich bei meinem nächsten Urlaub (ob mit oder ohne Jeremy Paxman) versuchen werde zu denken:

Wenn Sie fotografiert werden, versuchen Sie ...

➻ sich ein wenig zur Seite zu drehen, wie Liz Hurley, das Gewicht auf den hinteren Fuß zu verlagern und das Spielbein nach vorn zu stellen. Die Stylistin Charlotte Stockdale rät hierbei: »Ste-hen Sie in Dreiviertelansicht zur Kamera. Schultern zurück und mit geschlossenem Mund lächeln.«

- optisch den Hals zu verlängern, indem Sie das Kinn leicht zur Brust neigen (machen Sie's wie Linda Evangelista, nicht wie Ihre Hausschildkröte). Das sollte ein Doppelkinn verhindern. Wenn nicht, versuchen Sie's mit einem Polohemd. Ein zur Brust geneigtes Kinn trägt auch dazu bei, die Augen größer erscheinen zu lassen. Richtig – genau die Kopfhaltung von Prinzessin Diana, wie wir sie aus einschlägigen Fernsehinterviews kennen.

- Ihre Arme ein wenig vom Körper weg zu halten, um schlackernde Oberarme optisch zu minimieren. »Sie können«, sagte ein Fashion Director der *Vogue*, »die Illusion schlankerer Arme erzeugen, indem Sie die Arme seitwärts und nach außen drehen, so dass die Ellenbogen die Knie berühren«. Macht schlank, okay, hat aber auch etwas Märtyrerhaftes, die Pose – vielleicht nicht ganz das Richtige für den Strand von Agia Napa. **Außerdem:**

- Schultern zurück, Bauch rein (aber nicht *einziehen*, den Bauch, sonst sehen Sie aus, als hätte Ihnen gerade jemand einen Pantoffel in die Magengrube gehauen).

- Kurz bevor es Klick macht, schauen Sie von der Kamera weg, dann wieder zurück. Ah, sagt Ihr Gesicht, du bist's! Dieser Trick gibt Ihren Augen die Chance, »lebendig«, und Ihnen die Chance, ansatzweise wie ein Mensch auszusehen.

- Die Zunge ruht sanft hinter den Zähnen, statt am oberen Gaumen zu kleben.

- Perfektionieren Sie Ihr Fotolächeln. Wenn sich Ihr Mund nicht entspannen und benehmen will, machen Sie's wie Keira Knightly: Lippen aufeinander und sanft pusten. Auch Christy Turlington hatte diesen zarten Schmollmund drauf. Natürlich hilft es, wenn Sie umwerfend schön sind, aber auch wir Zivilisten können uns darin versuchen. Aber nicht zu sehr pusten, sonst sehen Sie aus wie Louis Armstrong.

→ Verstecken Sie alles, was sich bauscht oder hängt, hinter Ihrer Handtasche. Genau so verfuhr Grace Kelly auf dem Titelbild der Illustrierten *Life* im Jahr 1956 und schirmte ihren Babybauch mit ihrer Hermès-Tasche ab. Sehr aristokratisch! Auch Sie kriegen das hin, indem Sie sich eine Strickjacke über die Schulter werfen oder einen Ehemann in den Vordergrund schieben. Schnappen Sie sich ein Kind oder Ähnliches und pflanzen Sie's genau vor Ihre X-Beine, Krampfadern, hässlichen Schuhe etc. (Obwohl es mir ein Rätsel ist, wieso Sie hässliche Schuhe tragen. Haben Sie Kapitel 7 nicht gelesen?)

→ Richten Sie Ihren Blick auf einen Punkt leicht oberhalb der Kamera. Jacqueline Kennedy hat offenbar diese Technik angewandt; so vermeidet man außerdem rote Augen.

→ Sophie Dahl, ähnlich gewandt in der Kunst des vorteilhaften Fotos, sagt: »Nicht reden – sonst haben Sie auf dem Foto den Mund auf und sehen total daneben aus.« Wenn Sie, wie ich, über ein besonders lebhaftes Gesicht verfügen, halten Sie still, sonst sehen Sie aus wie ein Wasserspeier.

→ Vermeiden Sie weiße Kleider – sie machen Sie größer, dicker und flacher. Ja, sogar die Braut. Warum die Viktorianer darauf bestanden, dass eine Frau am wichtigsten Tag ihres Lebens Weiß tragen soll, ist mir schleierhaft. Wenn Sie Bedenken haben, tarnen Sie sich mit Brautjungfern, Platzanweisern und üppigen Blumenarrangements (s. o.). Ein Elfenbein- oder Milchkaffeeton ist meist gnädiger als Reinweiß.

→ Blinzeln Sie nicht in die Sonne. Tragen Sie eine Sonnenbrille oder sehen Sie in die andere Richtung.

- Bei großer Verzweiflung, die Erste: Zupfen Sie an Ihren Haaren herum. Diane von Fürstenberg macht das seit Jahrzehnten auf Fotos und wirkt dadurch Jahre jünger, niedlich und unbeholfen wie ein Fohlen.

- Bei großer Verzweiflung, die Zweite: Sehen Sie über die Schulter nach hinten in die Kamera. Was glauben Sie, warum die das im Bestellkatalog dauernd machen?

- Finden Sie einen Fotografen, der Sie liebt. Mario Testino etwa, dessen selbsternannte Lebensaufgabe darin besteht, Frauen schöner zu machen. Sollte Mario ausgebucht sein, suchen Sie sich wenigstens jemanden, dem es nicht egal ist, ob Ihnen ein Fahnenmast aus dem Kopf wächst.

- Nachdem Sie den Fotografen gefunden haben, der Sie liebt (nur kein Stress, aber toll wäre es natürlich, wenn das Ihr Partner wäre, schon aus praktischen Erwägungen), müssen Sie ihm jetzt in Sachen Beleuchtung den Weg weisen. Beleuchtung ist die beste Freundin einer Frau, ihr Retter in der Not. Suchen Sie nach einem vorteilhaften Licht, das Ihre Haut zart und faltenfrei erscheinen lässt, anders als grelles Licht, das hässliche Nasenschatten wirft und Augenringe macht. Spielen Sie mit der Beleuchtung, achten Sie auf den Stand der Sonne und die Farben des Hintergrunds, wenn Sie sich die letzte mögliche Chance auf ein vernünftiges Bild nicht verbauen wollen. Immerhin wird es die nächsten Jahrzehnte den Kaminsims Ihrer Mutter zieren.

- Bringen Sie Ihren Fotografen dazu, die Kamera einen Tick nach oben zu neigen, um eine vorteilhaftere Perspektive zu schaffen: Das Gesicht wird verlängert, und die Proportionen werden schöner.

- Denken Sie stets daran, dass ein Foto nie die ganze Wahrheit sagt. Es ist kein Spiegelbild, also werden Sie unweigerlich mit einer unvertrauten Version Ihres eigenen Gesichts konfrontiert. Die Psychologin Linda Papadopoulos sagt: »Fotos geben nicht unbedingt unser wahres Aussehen wieder ... Sie halten bloß einen statischen Augenblick fest. Man ist nie so vollkommen unbewegt wie auf einem Foto, und Bewegung verändert unser Aussehen. In Studien werden Menschen in natura oft als wesentlich attraktiver eingestuft als auf Fotos, was an persönlichen Eigenschaften wie Selbstbewusstsein liegt.« *Das* gefällt mir.

- Ein letzter Beleuchtungstipp: Wenn Sie sich ins rechte Licht rücken wollen, warten Sie nicht, bis Ihr Partner auf den Plan tritt. Nehmen Sie die Sache selbst in die Hand, und zwar mit Teelichten. Oder Sie stellen Grablichter auf den Wohnzimmertisch, als würde der Kirchenchor im nächsten Moment »O Jesu, meine Zuversicht« schmettern. Kameramann Adam Hall meint dazu: »Kerzenlicht ist sehr warm, sehr sanft und glättet Falten und kleine Makel.« Also ideal für ein romantisches Stelldichein, ein gemütliches Abendessen, einen Mädchenabend. Wir leben nicht mehr im London von Charles Dickens, also investieren Sie für den täglichen Gebrauch in hochwertige Beleuchtung für Ihr Zuhause. Hier wohnen Sie, hier sollten Sie sich wohlfühlen. Vernünftige Beleuchtung – und damit meine ich eine große Auswahl an Stehlampen mit warmen Lampenschirmen, gegen die Wand gerichtete Lichtquellen, eine Deckenleuchte mit breitem Schirm, den man tief über den Esstisch ziehen kann – ist weitaus gnädiger als eine nackte Neonröhre überm Kopf, die einem eins überbrät und dann einfach liegen lässt. Heben Sie sich dergleichen für Ihr Badezimmer auf, wo Ehrlichkeit besser ist als Augenwischerei.

- Und zu guter Letzt: Laufen Sie nicht vor der Kamera weg, sonst bleiben endlose Strecken Ihres Lebens undokumentiert, die Jugend für immer dahin. Wenn Sie sich heute die alten Fotos ansehen, die Sie immer so schrecklich fanden, weil Sie sich dick, alt und doof darauf fanden ... was sehen Sie jetzt? Könnte schlimmer sein, oder?

WENN ZEITSCHRIFTEN MOGELN,
können Sie das auch

Denken Sie immer daran, während Sie in die Kamera lächeln und das Beste hoffen, dass sämtliche Bilder um uns herum nichts als Fantasien sind. Wie Supermodel Christy Turlington sagt: »Werbung ist unglaublich manipulativ. Es gibt heutzutage in den Zeitschriften kein einziges Foto, das nicht retuschiert ist. Komisch – denn wenn Frauen die Models in den Modemagazinen sehen und sagen: »So werde ich nie aussehen«, dann ist ihnen gar nicht klar, dass ohne die Hilfe eines Computers niemand so aussehen kann.« Oder wie Cindy Crawford zusammenfasst: »Ich glaube, die Frauen sehen mich auf einem Titelblatt und denken, ich hätte nie einen Pickel oder verquollene Augen. Dabei ist das, was sie sehen, das Ergebnis von zwei Stunden Styling plus Retusche. Nicht mal ich wache auf und sehe aus wie Cindy Crawford.«

In jüngster Zeit wird das Retuschieren, das sonst immer für Topmodels reserviert war (weiß Gott die Letzten, die es nötig haben), auch den breiten Massen zugänglich gemacht. Es gibt Foto-Retuschierdienste für Kunden, die ihre Urlaubsfotos verschönern wollen, ohne sich operativ überholen zu lassen. Man kann Augenringe aufhellen, Beine verlängern, Rettungsringe verschwinden und Zähne weißer machen lassen, genau wie in den Grafikabteilungen der Magazine. Sie können sogar ein komplettes Facelifting bekommen, Sie können Hamsterbacken, verquollene Augen und unvorteilhafte Ehemänner verschwinden lassen. Das Einzige, was Sie nicht können, ist, sich einen Adonis im Tangahöschen an die Seite zu zaubern. Oder warten Sie mal ... ach doch, das geht auch. Perfekt.

Oder aber Sie lassen den Mittelsmann weg und packen das Übel an der Wurzel. Inzwischen gibt es Digitalkameras mit »Verschlankungsfunktion«, die das Foto in die Länge zieht und auf diese Weise optisch fünf Kilo entfernt. Das nennt man die digitale Diät. Sehr zweckdienlich für Internet-Hochzeiten.

78 BEGEGNEN SIE DEN VERSPRECHEN DER SCHÖNHEITSINDUSTRIE MIT SKEPSIS

Es gibt gewisse bittere Wahrheiten, von denen die Schönheitsindustrie und all ihre hübschen Botschafter nicht möchten, dass Sie sie erfahren, teilweise, weil dann eine ganze Branche arbeitslos wäre, vor allem aber deshalb, weil dann diese schillernde Seifenblase der Hoffnung zerplatzen würde. Also, merken Sie auf. Sie sollten zum Beispiel wissen, dass Models, die so dünn aussehen, dass man meinen könnte, sie hätten eine Essstörung, meist eine Essstörung haben. Sie sollten wissen, dass die Zeit auf Ihrer Stirn zarte Fältchen hinterlassen wird, gegen die der Hypo-Poxy-Nutrino-Plazenta-Extrakt im sauteuren Porzellantiegel wenig ausrichten kann. Vor allem muss Ihnen klar sein, dass Ihr Po durch eine Creme nicht kleiner wird.

Verlockend, wie es klingen mag, machen Cellulitecremes mit ihrem Versprechen der Glättung und Lypolyse-Wirkung wenig mehr, als Ihr Bankkonto blankzupolieren. Genauso gut können Sie sich Zitronenpudding auf den Popo schmieren. Sparen Sie lieber Ihr Geld – vielleicht in dem kleinen Porzellantiegel – und schaffen sich dafür ein Rudergerät an. Und jetzt noch mal tief durchatmen. Sie werden sich nun Ihrer schlimmsten Angst stellen. Ziehen Sie Ihren Kopf unter der Bettdecke der Selbsttäuschung hervor und schauen sich Ihre Oberschenkel an. Wenn Sie Cellulite haben, reißen Sie sich zusammen und tun was dagegen.

TUN SIE ETWAS GEGEN CELLULITE

Laserstrahlen, Vakuummassagen, Strumpfhosen mit Koffein-Mikrokapseln, Infrarotlicht, Guaranaseife, Liposuktion ... Die Auswahl an

Wundermitteln, die der armen, von Orangenhaut geplagten Frau von heute zur Verfügung stehen, beweist, welch hartnäckiges und universelles Problem sie darstellt. 2007 gaben ganze 85 Prozent der amerikanischen Frauen an, daran zu leiden, und das sind verdammt viele, die immer nur rückwärts aus dem Schlafzimmer gehen. Ausgedehnte Orangenhaut macht sehr vielen Frauen das Leben sehr schwer. Leider ist sie etwas, das in erster Linie Frauen befällt, da sie durch die weiblichen Sexualhormone entsteht; Männer brauchen also eher selten in ein Infrarothöschen zu schlüpfen.

Wie jeder weiß, der sie hat, bildet sich Cellulite, wenn die Fettzellen mit den Jahren größer werden. Diese kleinen Miststücke. Sie drücken gegen das angrenzende Gewebe, in etwa so, als würde man unter einem Netzhemd einen Luftballon aufblasen. Was man auf der Oberfläche sieht, ist der typische Grübcheneffekt. Hört sich niedlich an, ist es aber nicht. Cellulite ist ein Fluch. Also, schaffen Sie Abhilfe. Denken Sie nicht: Ein Wundermittel muss her. Denken Sie: Es muss Mittel und Wege geben, dagegen anzugehen. Hören Sie auf, sich mit Äußerlichkeiten aufzuhalten, und fangen Sie an, an Ihrem Innern zu arbeiten. Schon klar, prickelnder wäre, loszugehen und sich eine hübsche Creme in einer entzückenden rosa Verpackung zu kaufen. Aber dieses kleine bisschen weniger ist mehr. Es braucht nur etwas Zeit.

- **Essen Sie vernünftig.** Nehmen Sie jede Menge Grünzeug, Früchte und Vollkorn in Ihren Speiseplan auf und verhängen Sie einen Bannspruch über Industrieprodukte, Zucker, Alkohol und Koffein. Vor einiger Zeit empfahl die Autorin Shonagh Walker in ihrem genial betitelten Buch *Cellulite My Arse!* [etwa: »Cellulite, dass ich nicht lache!«] den Verzehr von entgiftungsfördernden Nahrungsmitteln wie Sellerie, Gurke, Lauch und Zwiebeln. Einen Versuch ist's wert.
- **Sorgen Sie für reichlich Flüssigkeitszufuhr.** Trinken Sie viel – Wasser. Nicht Kaffee, nicht Saft, nicht Merlot. Entschlacken ist die Devise.
- **Rauchen Sie nicht.**
- **Streichen Sie das Salz.** Es hält das Wasser im Körper zurück.

- **Essen Sie Bioprodukte**, um Ihre unwissentliche Einnahme von Östrogenen und anderen Hormonen auf ein Minimum zu reduzieren, die in Fleisch aus Massentierhaltung stecken.
- **Bürsten Sie Ihren Körper ab.** Arbeiten Sie sich mit einer trockenen Naturhaarbürste von unten nach oben, während Sie vor sich hin summen. (Die Akustik im Badezimmer ist doch super, oder?)
- **Massage.** Lymphdrainagen können helfen, einen schlaffen Kreislauf anzuregen. Und wenn nicht – ist mal was anderes in der Mittagspause.
- **Selbstbräuner.** Auf dunklerer Haut sieht man Cellulite viel schlechter.

79 MACHEN SIE EINE DARMREINIGUNG À LA DIANA

Aha, Sie fühlen sich also schlapp, teigig und aufgebläht? Man räumt Ihnen in der U-Bahn immer recht viel Platz ein? Haare und Haut sind kraftlos, und Ihre Zunge hat einen interessanten Beigeton? Kommt alles vom Essen, liebe Leserin. Sie sollten mal ein paar Gedanken an Ihre Darmflora verschwenden. Ich weiß, das Thema ist nicht gerade salonfähig, aber was da in Ihrem Innern vor sich geht, kann sich auf bedeutende Weise darauf auswirken, was für eine Figur Sie im Bikini abgeben. Überlegen Sie doch mal, dass unsere überaus unnatürliche moderne Ernährungsweise unserer inneren Landschaft kaum einen Gefallen tut; Lebensmittel voller Zusatzstoffe, Maissirup voller Fructose, Antibiotika, fette Scheiben Fleisch ... Das alles landet im Darm und bringt sein natürliches Gleichgewicht durcheinander, ähnlich wie wenn der Ex auf der Hochzeit auftaucht.

Das Gleichgewicht lässt sich aber wiederherstellen. Weizenkleie, Flohsamen und Joghurt mit lebenden Kulturen sind schon mal das eine. Heidi Klum rät zu Bädern in Epsom-Salz gegen Blähungen; ich rate davon ab, mit Strohhalm zu trinken. Wenn es sich nur um eine kleine örtliche Unstimmigkeit handelt, sind

Probiotika gut – freundliche Bakterien, die in kleinen Trink-joghurts oder (besser noch) in Acidophilus-Kapseln residieren –, zusammen mit reichlich Flüssigkeit und nicht allzu viel Chili beim Inder.

Wenn die Sache wirklich überhandgenommen hat, könnten Sie den Darm mit einer Spülung aufmischen. Sie wären da in bester Gesellschaft. Prinzessin Diana pilgerte dreimal pro Woche in die Londoner Hale Clinic, um sich einer solchen Darmspülung zu unterziehen. Auch John Lennon bevorzugte diese Methode, und auch Mae West, die angeblich jeden Tag mit einem erfrischenden Einlauf einläutete. »Ich bin sicher«, sagte Bernard Jensen, ihr Diät-experte, »dass diese einfache Praxis einen großen Beitrag zu ihrer ungewöhnlichen Vitalität, Geistesschärfe und lang anhaltenden Attraktivität leistete.« Gewiss, Bernard, gewiss. Heute sollen Kim Basinger, Goldie Hawn und Demi Moore große Fans der Darm-spülung sein, während Courtney Love sogar darauf schwört. Wie sie vor kurzem in *Harpers Bazaar* sagte: »Es war genau das, was ich brauchte ... ich hasse diese Zeitschriften, wo man Interviews mit Schauspielerinnen liest, die nichts als Brokkoli und Fisch an-preisen. Alles Lüge!«

Sollten Sie den Schritt wagen, werden Sie feststellen, dass eine »Darmsanierung« (wie es in Fachkreisen heißt) nicht halb so furchterregend ist, wie man denkt; die Leute waren sehr enga-giert, und es war weitaus weniger peinlich, als ich erwartet hatte, ein bisschen wie Kinderkriegen und Karaoke (aber längst nicht so schmerzhaft wie beides). Abnehmen ist nicht das eigentliche Ziel, kann aber ein willkommener Nebeneffekt sein.

DAS SCHÖNHEITSFRÜHSTÜCK

Wenn Sie sich schlapp fühlen, brauchen Sie ein Frühstück, das Ihnen Vitalität und Kraft gibt. Es verspricht auch, die Verdauung in Schwung zu bringen, man bekommt wunderbar reine Haut und massenweise Energie. Und so geht's:

- Vor dem Schlafengehen einen Becher Joghurt mit lebenden Kulturen nehmen.
- Fruchtsaft oder Wasser dazugeben, bis er die Konsistenz eines Shakes hat.
- Eine Handvoll Haferflocken, Kerne (Leinsamen, Sonnenblumenkerne), gehackte Dörrpflaumen, gehackte Aprikosen, gehackte Datteln und gehackte Mandeln untermischen.
- Über Nacht in den Kühlschrank stellen und fermentieren lassen.
- Morgens essen.
- Sich fantastisch fühlen.

80 LERNEN SIE, WIE MAN ROUGE BENUTZT

Grob gesagt, habe ich ein Gesicht wie ein Beilagenteller. Ein wohlmeinender Beobachter würde vielleicht sagen, es sei herzförmig, aber selbst die gütigste Seele müsste zugeben, dass in Sachen Wangenknochen bei mir wenig zu holen ist. Mein Traum sind diese kantigen Gesichter, die gleichzeitig Käse reiben, den Verkehr anhalten und Männern den Kopf verdrehen. Ist das nicht unser aller Traum? Na ja, alles ist möglich.

Wenn Sie auch nur ein wenig Zeit in der Gesellschaft von Models verbringen, fällt Ihnen bald auf, dass auf einer Modenschau oder einem Fotoshooting hinter den Kulissen eine hochwirksame Form der Alchemie betrieben wird. Lauter so weit ganz hübsche Mädchen mit teigigen Gesichtern, Mondgesichtern, Tortengesichtern kommen zur Tür rein – und tauchen später (oft sehr viel später) mit wahren Venusgesichtern wieder auf. Sie sind wie von Rodin gemeißelt, sie sind Muse, Anmut, Sirene. Sie haben hohe Wangenknochen und ein markantes Kinn. Sie haben lange Nasen und lange Hälse. Und zwar nur mithilfe von Kosmetik.

Klar, die meisten von uns haben Wichtigeres vor mit unserem Tag, als endlos auf einem Laufsteg auf und ab zu gehen, oder bis uns jemand eine Marlboro ansteckt und uns zurückpfeift – aber einige Techniken der Make-up-Gurus lohnen sich unbedingt. Sie kriegen dadurch natürlich kein total neues Gesicht. Sie werden nicht in den Spiegel sehen und denken: Hallo, Angelina Jolie! Die geschickte Verwendung von Rouge aber wird einen weiteren Teil Ihrer Abnehmstrategie darstellen, genau wie kleine Teller und Stützschlüpfer.

Um in die Tiefen (und zu den Highlights) der Kunst des Konturierens vorzudringen, besuchte ich Terry Barber, einen Meistervisagisten und den kreativen Kopf von MAC Cosmetics, dem Vorreiter in der Branche.

Ich: Was versteht man unter Konturieren?

TB: Die Kunst des Konturierens ist die wahre Kunst des Make-ups. Make-up wurde ja ursprünglich dazu ersonnen, die Struktur eines Gesichts weniger zu dekorieren als zu akzentuieren. Im Prinzip geht es vor allem um das Licht. Dunklere Farben lassen bestimmte Stellen des Gesichts zurücktreten, während hellere Farben es hervortreten lassen. Diese Technik sieht man am deutlichsten beim Film und auf der Bühne; das sind die Make-up-Tricks, die man ganz leicht auch im täglichen Leben anwenden kann – man muss nur wissen, wie. Als Visagist weiß ich, dass Frauengesichter durch Wangenknochen wirklich zum Strahlen gebracht werden, erst recht, wenn niemand merkt, dass sie geschminkt sind. Augen und Lippen kommen und gehen, das sind Trends, aber ein Make-up, das die Knochenstruktur hervorhebt, ist zeitlos.

Ich: Wo haben Sie das gelernt?

TB: Das Konturieren habe ich von Liza Minnelli, die praktisch ausschließlich in Schwarzweiß arbeitete. Sie legte einen Hauch Schwarz unters Kinn und auf die Wangenknochen auf und verwischte das Ganze bis rauf zum Haaransatz, wobei sie ihre Wangenparte zusätzlich mithilfe ihrer Locke betonte. Dann trug sie ihr Gesichts-Make-up auf, nach unten geneigte Augen – das so genannte Halston-Gesicht; die Konturen zog sie bis zur Mitte der Wangen hoch, und dann betonte sie die Mitte des Kinns und die T-Zone mit Weiß. Das war Showbiz in Reinkultur.

Ich: Und sonst noch jemand?

TB: Ja, Linda Evangelista hat mir auch einiges über das Konturieren beigebracht. Sie trug ein bisschen Dunkelbraun unterm Kinn auf, um das Gesicht vom Hals zu trennen. Aber so gesehen lebte sie ja von der Kamera ...

Ich: Sollen wir uns jetzt alle dunkelbraune Flecken unters Kinn malen? Sieht das nicht aus wie ein Kinnbärtchen?

TB: Die heutigen Produkte sind ganz anders, sie sind viel subtiler. Ich weiß noch, in den 80ern, als New Romantic angesagt war, hatte man weiße Haut und konturierte mit Grau. Am Ende hatte man das Gesicht voller Streifen. Inzwischen sind die Pigmente strahlgemahlen, also hauchfein, und mit Mineralzusätzen versehen. Diese Produkte arbeiten mit der Haut zusammen und sehen nicht aus wie eine Maske.

Ich: Okay, was muss man also machen?

TB: Ich zeig's Ihnen ...

Schattierung: Produkte zum Konturieren sollen ja der Hautfarbe ähneln, daher gibt es vor allem Taupe, Beige, Elfenbein, Fleischfarben, dunklere Hauttöne – die für das ungeschulte Auge alle mehr oder weniger gleich aussehen. Benutzen Sie eine Grundierung wie Sculpt von Mac, um die Wangenknochen zu schattieren, Schläfen oder herzförmige Kinnpartien schmaler zu machen. Nehmen Sie eine dunklere Tabakfarbe. Aber Sie wollen ja keinen dunkelbraunen Kinnrand, also schön verwischen – und zwar immer bei gutem Licht, wenn möglich, gleichmäßigem Tageslicht. Tragen Sie am Gesichtsrand entlang Puder auf.

Hier ist ein idiotensicherer Trick zum Konturieren der Wangen: Stellen Sie sich eine Linie vor (oder halten Sie sich einen Bleistift ans Gesicht) zwischen dem oberen Rand Ihres Ohrs und Ihrem Mundwinkel. Schattieren Sie diese Linie. Stellen Sie sich eine zweite Linie vom Mundwinkel zum äußeren Rand des Auges vor. Bis hierhin sollte die Schattierung reichen, nicht weiter. Wenn Sie ein breites Gesicht haben, wirkt es schmaler, wenn Sie am äußersten Kinnrand Puder auftragen; eine dunklere Schattierung unterm Kiefer wird ihn mehr hervortreten lassen. So ...

Ich: Tatsache! Sollte ich auch Rouge benutzen?

TB: Ja.

Ich: Und wie?

TB: 3-D-Wangenknochen ist das, was wir bei Ihnen erreichen wollen. Benutzen Sie Creme-Rouge oder Gel-Rouge bis hoch zum Haaransatz. Wenn Sie mögen, können Sie auch über Ihre normalen Konturen hinausgehen, um den natürlichen Schatten weiter zu akzentuieren. Dann brauchen Sie nur noch einen ...

Highlighter: Nehmen Sie Elfenbein oder ein klares, glänzendes Produkt, um den Bereich zu akzentuieren, wo das Licht aufs Gesicht fällt. Dann etwas Creme-Highlighter auf die Wangenknochen und Brauenknochen auftragen.

Augen: Heben Sie den inneren Augenwinkel hervor bis hin zum Nasengrat, genau diesen schattigen Winkel. Vorbild Chanel! Ich sage dazu immer »gemalte Gesichtschirurgie«.

Nase: Mit der Konturierung der Nase würde ich mich nicht groß aufhalten – das ist eine Videotechnik. Überlassen wir's Naomi. Wenn Sie wollen, geben Sie ein bisschen Puder auf die Nasenflügel, um den Glanz wegzunehmen (eine glänzende Nase wirkt breiter). Es geht hier hauptsächlich um Licht, also lassen Sie den Nasengrat ungepudert, um die Nase optisch schmaler zu machen.

Ich: Genial. Ich habe Wangenknochen! Zum ersten Mal in meinem ganzen Leben habe ich Wangenknochen! Ich glaube, jetzt muss ich heulen. Usw.

Auch Sie können sich bei Mac schminken lassen – in einem der Läden oder in allen größeren Kaufhäusern. Fragen Sie nach den Visagisten, die schon bei Modeshootings und hinter den Kulissen der Modenschauen gearbeitet haben; sie wissen genau, wie man sein schlankeres Ich nach außen kehrt.

AUGENBRAUEN OHNE GRAUEN

Die ultimativen gesichtsgestaltenden Elemente sind und bleiben Ihre Augenbrauen. Also heben Sie sie zu Ihren Gunsten hervor. Hier ein bisschen was weg, dort ein bisschen was hin, das kann bei einem Mondgesicht viel bewirken. Gehen Sie zur Kosmetikerin, wenn Sie können; wenn nicht, ist die Pinzette Ihre beste Waffe. Zupfen Sie nach dem Duschen, wenn Ihre Poren warm und gnädig sind, und zwar bei hellem, ehrlichem Licht. Zupfen Sie erst die einzelnen Härchen in der Mitte, dann *unter* den Brauen, indem Sie sich langsam zu einem Bogen hocharbeiten, den Sie für richtig halten. Terry Barber hat folgende Tipps: »Mit einem Stift mit leichten Strichen die Augenbraue um ein bis zwei Härchen verlängern. Die inneren Winkel der Augenbrauen sollten nicht zu sehr nach unten zeigen – das macht die Nase breit. Marilyn Monroes lasziver Glamour hatte viel mit den Augenbrauen zu tun. Sie standen ziemlich weit auseinander, der Bogen lag direkt über der Pupille. Das Ganze war sehr architektonisch ... Die ideale Augenbrauenform bekommt man, indem man den Stift senkrecht neben der Nase bis hoch zur Braue hält. Dort sollte Ihre Braue anfangen. Näher dran wirkt Ihre Nase breiter.«

Danach bürsten Sie die Brauen mit einer alten Zahnbürste gen Norden. Stutzen Sie ungebärdige Härchen mit einer Babyschere. Wenn Sie spärliche Brauen haben, nehmen Sie Lidschattenpuder in der passenden Farbe, um die Lücken mit leichten fedrigen Bewegungen zu füllen. Sehr blasse oder graue Brauen sollten gefärbt werden. Wenn sie wirklich extrem dünn sind, könnten Sie sie sich bei der Kosmetikerin tätowieren lassen (gehen Sie in einen möglichst teuren Salon; auf keinen Fall am falschen Ende sparen). Man kann den Bogen natürlich auch überspannen. Wenn Sie anfangen, sich brombeerfarbene Augenbrauen zu zeichnen, wird's Zeit, den Spiegel wegzulegen.

KAPITEL NEUN
RENDEZVOUS MIT DEM STOFFWECHSEL

Ein Wort zum Sport

Wir alle kennen die uralte Gleichung: Wer abnehmen will, muss weniger essen und sich mehr bewegen. Das ist ein physikalisches Gesetz. Sicher, man kann sich auch mit Pillen und Cremes, Salben und Selbsthilfevideos aufhalten. Aber wenn Sie Land sehen wollen, werden Sie in die Gänge kommen müssen. Nur ein bisschen. Und zwar immer wieder. Am besten integrieren Sie ein gemäßigtes Herz-Kreislauf-Training in Ihren Alltag. Ändern Sie Ihren Lebensstil nur ein klein wenig, und Sie sehen den Unterschied, wenn Sie das nächste Mal vor einem Dreifachspiegel in der Umkleide stehen.

81 BEWEGEN SIE SICH DAZU, SICH ZU BEWEGEN

In der britischen Seifenoper *Absolutely Fabulous* gibt es eine Szene, in der die ausschweifende Edina beschließt, dass sie unbedingt abspecken muss. Tochter Saffy sagt in ihrer typisch vernünftigen Art: »Schau mal, Mama, du musst doch nur weniger essen und ein bisschen Sport machen.« Edina faucht zurück: »Herzchen, wenn das so einfach wäre, würden's alle machen.«

Das Problem ist, wir machen's eben nicht alle. Eine ziemlich betrübliche Umfrage einer Firma für Hautpflegeprodukte fand vor einiger Zeit heraus, dass wir 14 Stunden und 28 Minuten pro Tag unsere Füße entlasten – also gut 36 Jahre unseres Lebens im Sitzen verbringen. Von den acht Stunden Schlaf abgesehen, verbringen wir gerade mal magere anderthalb Stunden aktiv auf den Beinen.

Dabei ist der Mensch nicht dafür geschaffen, den ganzen Tag zu sitzen. Physiologisch gesehen, haben wir uns seit unseren Tagen als Jäger und Sammler in der Steppe nicht viel verändert. Unser Bauplan sieht vor, jeden Tag viele Kilometer zu laufen – und nicht, mit einer Schachtel Donuts und verkrampftem Hals vor dem Computer zu hocken. Also, stehen Sie auf, und zwar jetzt. Tun Sie was. Finden Sie zu Ihrem inneren Urzeitmenschen zurück. Bewegung verbrennt Kalorien, baut Muskelmasse auf und regt den Stoffwechsel an; sie sorgt außerdem dafür, dass Sie sich vom Kühlschrank fernhalten.

Wenn Sie nicht schon ein Sportfan sind, muss Bewegung etwas sein, das Sie in Ihren Alltag integrieren; hängen Sie's nicht an die große Glocke und erwarten jedes Mal bei Ihrer Rückkehr Fähnchen und Applaus. Machen Sie regelmäßig ein bisschen was, nicht ein Mal alle Jubeljahre, bis Ihnen die Zunge aus dem Hals hängt.

Das Zauberwort hier lautet *integrative Bewegung* – womit eigentlich nur gesagt werden soll: Bewegen Sie sich ein bisschen mehr. Studien belegen, dass mehrere fünf- bis zehnminütige Bewegungsabschnitte über den Tag verteilt Kreislauf und Lungenfunktion verbessern sowie das Diabetes- und Sterberisiko verringern. Fangen Sie klein an. Ein kleiner Marsch. Ans Ende der Straße laufen. Zurücklaufen. Jeden Tag einen Laternenmast weiter. Erwarten Sie nicht gleich eine Medaille (es sei denn, Sie sind gerade einen Marathon gelaufen. In dem Fall haben Sie sich die Medaille verdient). Aber Vorsicht. Studien haben gezeigt, dass man schon bei moderatem Sportprogramm dazu neigt, anschließend ordentlich reinzuhauen. Also versuchen Sie, nicht nur deshalb um den Block zu rennen, um vier Puddingteilchen auf einmal verdrücken zu können, kaum dass Sie wieder in Ihrer Küche sitzen. Ja, Sie verdienen ein Lob, aber keine Kohlenhydrate-Orgie.

Hier sind also ein paar integrative Bewegungstipps:

⇥ **Nehmen Sie die Treppe.** Meiden Sie den Fahrstuhl. Kultivieren Sie Ihre Klaustrophobie. Entwickeln Sie eine unbegründete Angst vor Rolltreppen. »Treppensteigen gilt als nicht normal«, so Amelia Lake, Medizinerin und Research Fellow in klinischer Forschung an der Newcastle University. »In den meisten neuen Gebäuden muss man das Treppenhaus mühsam suchen. Der Fixpunkt beim Betreten eines Gebäudes ist der Lift. In manchen Gebäuden ist es sogar so, dass man auf der Treppe den Feueralarm auslöst.« Der Architekt Will Alsop drückt es noch drastischer aus: »Wenn Sie wirklich etwas gegen die grassierende Fettleibigkeit tun wollen, müssten Sie in sämtlichen Londoner Gebäuden die Fahrstühle ausbauen. Dann wären die Leute fit.« Und er hat Recht. Als die Angestellten der Genfer Universitätsklinik zwölf Wochen lang die Treppen benutzen mussten – wobei sie nicht mehr nur fünf, sondern 23 Etagen zu bewältigen hatten –, verbesserte sich ihre Kondition um durchschnittlich 8,6 Prozent, und ihre Fettmasse sank um zwei Prozent.

•• Finden Sie einen Weg, um mehr Spaß am Laufen zu haben.
Füllen Sie Ihren iPod mit Musik. Summen Sie. Spähen Sie in
fremde Wohnzimmer. Treten Sie Ihrer örtlichen Bürgerwehr
bei. Pflegen Sie die vergessene Kunst des Flanierens durch den
Park, vielleicht in einem Federhut. Hören Sie sich beim Marschieren eine schmachtende Oper an, oder machen Sie's wie
Stephen Fry und unternehmen Ihren täglichen Verdauungs-
spaziergang in Begleitung eines Ian-Fleming-Krimis als Hör-
buch. »Man merkt gar nicht, dass man geht«, sagt Fry, »und
man geht immer schneller, weil die Geschichte so spannend
ist.«

**•• Wenn Sie auf Technik stehen, kaufen Sie sich einen Schritt-
zähler.** Forscher an der Stanford University sind der Meinung,
ein tägliches Ziel erhöhe die körperliche Leistung. In einem
Aufsatz wurde kürzlich die These aufgestellt, dass ein Schritt-
zähler für mehr Bewegung sorgt sowie Blutdruck und Body-
Mass-Index senkt. Sie sehen damit etwas nerdig aus – na und?
Besser ein fitter Freak als ein Fettsack.

•• Lernen Sie Pole Dancing. Oder Bauchtanz? Machen Sie einen
Stepptanz-Kurs ... oder tanzen Sie einfach so durchs Zimmer.
Egal. Machen Sie's zehn Minuten pro Tag, oder immer, wenn
Sie auf den Wasserkocher warten. Welcher Tanzstil soll's denn
sein? Beim Swing verbrennen Sie 372 Kalorien pro Stunde;
beim Bauchtanz 378; beim Salsa 372. Standardtanzen verbrennt 216 Kalorien pro Stunde (sogar noch mehr, wenn
in voller Montur, mit Make-up, silbernen Tanzschuhen und
Glockenrock).

•• Steigen Sie eine Station früher aus dem Bus. Ja, ich weiß,
dieser Tipp kommt Ihnen schon zu den Ohren raus, aber haben Sie's denn schon mal gemacht? Fahren Sie überhaupt
Bus? Wenn nicht, wird wohl nichts draus werden. Aber wenn
ja, dann rennen Sie, vielleicht erwischen Sie ihn noch. Stellen

Sie sich vor, Sie hätten Ihren BlackBerry oder Ihre Pille auf dem Sitz liegen lassen. Falls Sie mit der U-Bahn fahren, steigen Sie eine Station früher aus und schauen sich um. Gehen Sie den Rest des Weges zu Fuß, sehen Sie himmelwärts und lassen den Blick über die Architektur schweifen, die Ihnen noch nie aufgefallen ist. Ändern Sie die Perspektive.

•• **Machen Sie Frühjahrsputz.** Beschwören Sie Ihren inneren Kontrollfreak herauf. Saugen Sie eine Viertelstunde lang Staub, und schon sind 58 Kalorien verpufft.

•• **Bringen Sie Ihre Kinder zu Fuß zur Schule.** Für die ist es auch besser, also haben alle was davon. Wenn Sie keine Kinder haben, bringen Sie anderer Leute Kinder zur Schule (aber fragen Sie vorher um Erlaubnis).

•• **Tun Sie einmal was Verrücktes.** Vergessen Sie sich. Werden Sie leidenschaftlich. Tanzen Sie, als wenn's kein Morgen gäbe.

•• **Sammeln Sie etwas Obskures in der Natur.** Ammoniten zum Beispiel. Ziehen Sie los und finden Sie Ihren heiligen Gral.

•• **Ersteigern Sie auf eBay ein Fahrrad** und fahren Sie damit zur Arbeit.

•• **Gehen Sie für Ihr Mittagessen auf Nahrungssuche.** Wildwachsende Speisen sind nährstoffreich und kosten nichts, und man hat die Chance, über eine Wiese zu laufen, ohne dabei Golf spielen zu müssen.

•• **Benutzen Sie die Treppe, Teil 2.** Anstatt Schuhe und Haarshampoo und Legosteine auf die unterste Treppenstufe zu stellen, um alles auf einmal mit raufzunehmen, tragen Sie die Sachen einzeln hoch.

- **Stehen Sie auf!** Stehen verbrennt 36 Prozent mehr Kalorien pro Stunde als Sitzen.

- **Spielen Sie** nach Herzenslust. Ob Fangen, Plumpssack, Basketball, Sie verbrennen 100 Kalorien in zehn Minuten, und Ihre Kinder werden Sie noch kennen, wenn sie in die Pubertät kommen.

- **Denken Sie darüber nach, sich einen Hund anzuschaffen.** Ein flotter Spaziergang gilt als wertvollste integrative Form der Bewegung, die Sie kriegen können, und es gibt kein energetischeres Tier als einen neugierigen Terrier. Vor Monaten habe ich mir Rhubarb, den Patterdale-Terrier meiner Freundin, ausgeliehen, und mein träges Leben hatte ein Ende, weil ich jeden Morgen durch den Park geschleift wurde. Wenn Sie Single sind, ist ein cooler Hund ein ganz fantastischer Männerköder. Am besten sind dafür Weimaraner und Welpen ...

- **Treten Sie einem Wanderverein bei**, oder ...

- **Machen Sie Blitz-Shopping**, oder ...

- **Bringen Sie Ihre Briefe einzeln zur Post**, oder ...

- **Praktizieren Sie Tai-Chi-Walking.** Das bedeutet, im Gehen zu meditieren und sich dabei auf Ihre Muskeln und Bewegungsabläufe zu konzentrieren; Anhänger versprechen, dass Sie dabei schneller fit – und schlank – werden. Vielleicht werden Sie zusätzlich noch ein besserer Mensch. Einfach nur denken!

- **Trinken Sie mehr Wasser.** Dann *müssen* Sie aufstehen und auf die Toilette gehen. Besuchen Sie die zwei Stockwerke über Ihnen, nicht die am Ende des Korridors.

- **Verlegen Sie die Fernbedienung.** Wenn Sie älter sind, verlegen Sie Ihr Gebiss; wenn Sie jünger sind, Ihr Mobiltelefon.

- **Ziehen Sie aus dem Vorort weg.** Forscher an der Rutgers University in New Jersey befragten für eine Studie über 200 000 Amerikaner und fanden heraus, dass Städter durchschnittlich sechs Pfund weniger wogen als ihre Zeitgenossen aus den Vorstädten, und zwar vor allem deshalb, weil sie mehr laufen und weniger Auto fahren. »In sehr dicht besiedelten Gegenden liegen Geschäfte und soziale Einrichtungen nahe beieinander«, so Tim Townshend, Wissenschaftler und ehemaliger Städteplaner aus Newcastle. »Man muss viel mehr laufen, allein deshalb, weil Autofahren so unpraktisch ist.« Interessanterweise schafft die Stadt eine Situation, bei der die gesündere, umweltfreundlichere Option zufällig den Weg des geringsten Widerstands darstellt. Wenn Ihr Leben dagegen aus Einkaufszentren und Einfamilienhäusern besteht, werden Sie viel größere Distanzen mit dem Auto zurücklegen und Fett ansetzen. Dies – und die höhere Dichte an Fitnessstudios und chirurgisch verschlankten Freundinnen – erklärt, warum die New Yorker schlanker sind als die Rest-Amerikaner.

- **Wenn Sie in Ihrem Vorort festsitzen, versuchen Sie's mit Powerwalking in der Einkaufspassage.** Schuhhersteller haben bereits reagiert und Schuhe mit speziellen Haftsohlen für die glatten, rutschigen Passagenfußböden auf den Markt gebracht. Pro: Passagenwalking ist verkehrsberuhigt, regengeschützt und relativ gefahrlos; Sie können dabei bis zu 200 Kalorien pro halbe Stunde verbrennen, vorausgesetzt, Sie machen hin und wieder einen Hüpfer und lachen dem Fahrstuhl ins Gesicht. Kontra: Sie könnten dabei ein paar Stiefeletten entdecken, die Sie unbedingt haben wollen, oder gar einen Cookie in der Bäckerei. Und dann war die Sache für die Katz.

Es ist allgemein bekannt, dass man 3600 Kalorien vermeiden oder verbrennen muss, um ein Pfund Fett loszuwerden. Binsenweisheiten können deprimierend sein, oder? Aber gemach. Denken Sie nicht von jetzt bis an Ihr Lebensende, denken Sie von jetzt bis zur Mittagspause. Legen Sie sofort los. Eine kleine Runde Joggen. Stepptanz für Anfänger. Zur Arbeit radeln. Ein Abend in der Rollschuhdisco. Sie haben die Wahl.

Wenn Ihre Aufmerksamkeitsspanne kurz und Ihr Durchhaltevermögen zum Verzweifeln ist (willkommen im Club), müssen Sie sich möglicherweise ein Ziel setzen. Vor meiner Hochzeit zum Beispiel, geplagt von der Vorstellung eines engen, rückenfreien, mit Perlen übersäten weißen Kleides, gelang es mir tatsächlich, dreimal die Woche morgens mit einem Personal Trainer Fitnessübungen zu machen. Morgens, das heißt in aller Herrgotts-Anna-Wintour-Frühe. Wir trafen uns kurz vor sechs, trainierten eine Stunde lang, und um Viertel nach sieben saß ich geduscht und angezogen im Büro. Na gut, vielleicht nicht immer geduscht, aber *immer* angezogen.

Wenn man Kinder hat, ändert sich das alles natürlich. Auch heute stehe ich im Morgengrauen auf, aber diese frühen Stunden nutze ich, um nach vermissten Schuhen zu suchen, Porridge zu kochen oder den Satsumafleck aus dem Sofapolster zu schrubben. Wenn ich's gut mit mir meine, rede ich mir ein, dass dieses geschäftige Treiben ungefähr so ist, als wenn ich 30 Pfund dafür zahlen würde, damit mich jemand auf dem Laufband anfeuert und mitzählt, während ich 200 profimäßige Bauchpressen mache. Ist aber nicht so. Es ist billiger, ja, aber längst nicht so effektiv.

Hier ist der saure Apfel, in den Sie beißen müssen: Ein vernünftiger Workout erfordert Planung, Platz und Engagement. Sie müssen beharrlich sein. Muskelmasse braucht ihre Zeit. Als zusätzlicher Anreiz dient vielleicht die Tatsache, dass es Studien zufolge schwieriger ist abzunehmen, je weniger Muskeln Sie haben (Muskeln sind stoffwechseltechnisch aktiv, Körperfett dagegen ist inaktiv – wie jeder mit einem üppigen, faulen Hinterteil weiß).

Wenn Sie ein eitler Mensch sind, müssen Sie sich außerdem einen Panzer zulegen, das heißt, es darf Sie nicht kümmern, was für eine Figur Sie beim Sport machen. Wie gern würde ich von mir behaupten, es wäre mir vollkommen wurst, aber ich habe die Erfahrung gemacht, dass Sport in der Öffentlichkeit eine sehr private Sache ist – ähnlich wie Französisch sprechen oder Stillen. Es ist mir verhasst, vor wildfremden Menschen zu schwitzen, und ich gebe mir die größte Mühe, körperliche Aktivitäten in größeren Gruppen zu vermeiden. Aus diesem Grund ist mein Sportdress von essenzieller Bedeutung, vielleicht noch mehr als alle anderen Outfits zusammen. Daher trage ich superelastische Jogginghosen einer sehr kenntnisreichen Yogamarke namens Prana. Ich bilde mir ein, darin auszusehen wie Cindy Crawford in trübem Licht (das ist Mentaltraining, Leute, es gibt nichts Wichtigeres).

Der echter Downer ist, dass die meisten Fitnessstudios tatsächlich von Frauen frequentiert werden, die *wirklich* aussehen wie Cindy Crawford, sogar in sehr hellem Licht. Ich rate Ihnen, sie allesamt zu ignorieren. Ignorieren Sie die hüpfenden Pferdeschwänze und knackigen Pobacken. Ignorieren Sie die Frotteeshorts und heißen Tops. Konzentrieren Sie sich auf Ihre Mission. Summen Sie, wenn's sein muss, vor sich hin. Wenn Zeit und Lust knapp sind, zahlt es sich aus, in Teilstücken zu arbeiten. Anstatt wie ein wild gewordener Handfeger von einem Gerät zum nächsten zu springen, entscheiden Sie, welches Körperteil am meisten Aufmerksamkeit erfordert, und peilen Sie's an.

➥ **Yoga** kräftigt Rumpf (in den Balanceübungen wird die Bauchmuskulatur trainiert) und Oberarme (Sie müssen nur lange genug im »Hund« verharren). Muskeln werden gestreckt und gedehnt, regelmäßige Übungen sollten Ihnen also einen längeren, schlankeren Körper bescheren. Yoga verbessert auch die

Körperhaltung. Manche Yogaarten sind dynamischer als andere. Regelmäßig Bikram-Yoga oder Ashtanga-Yoga zu praktizieren wird Ihnen mehr bringen, als in einem patschuligeschwängerten Raum zu liegen und durch Ihr drittes Auge »Om« zu singen.

➺ **Laufen** baut Muskeln auf und Fett ab, vor allem, wenn Sie längere Strecken laufen. Seien Sie auf der Hut vor dem Schienbeinkanten-Syndrom und aufgeriebenen Brustwarzen, den so genannten Jogger-Nipples (auch als Raver-Nipples, Bloody-Mary-Nipples, Gewichtheber-Nipples und Gärtner-Nipples bekannt. Wobei man dazu schon ausgesprochen intensiv gärtnern muss).

➺ **Gehen** sollte, ebenso wie Treppensteigen, Ihren Po festigen. »Anders als Jogger können Menschen, die gehen«, sagt Fitnessexpertin Joanna Hall, »einen knackigen Po entwickeln, da sie mit jedem Schritt die Hüfte dehnen und die Pomuskulatur gezielt beanspruchen. Das Ergebnis ist ein festes, wohlgeformtes und aufgerichtetes Gesäß.« Schlagen Sie ein flottes Tempo an (wie, steht auf der nächsten Seite) und ziehen Sie dabei den Bauch ein. Hall fügt hinzu: »Die neuesten Erkenntnisse in Sachen Bauchmuskeln legen nahe, dass es effektiver ist, statt der klassischen Sit-ups die Bauchmuskulatur in aufrechter Lage zu trainieren, wie es bei technisch korrektem Laufen der Fall ist. Auf diese Weise werden Muskeln auf funktionale Weise aufgebaut, indem sie etwas tun, wofür der Körper geschaffen ist.«

➺ **Schwimmen** ist die Superlative des Sports, sorgt für eine schlanke Taille, eine starke Schulterpartie und gut trainierte Brustmuskeln. Wenn Sie blond sind, könnten Sie grüne Haare bekommen. Fußpilz ist eine ständige Bedrohung. Aber ich will Sie von nichts abhalten.

•• **Pilates** macht gelenkig. Die Abfolge kräftigender Bewegungen verleiht dem Körper eher Anmut als harte Muskulatur. Die Wirbelsäule wird beweglich, die Rumpfmuskeln werden fester, und der Körper wird harmonisch ausgerichtet, wodurch Sie insgesamt fitter werden und nicht bei jeder Kleinigkeit in Schweiß ausbrechen. Kein Wunder, dass weltweit über zwölf Millionen Menschen Pilates praktizieren. Ron Fletcher, ehemaliger Schüler von Joseph Pilates, der die Methode nach Hollywood brachte, sagt: »Pilates wird gern mit Sport verwechselt, aber das ist es nicht. Es ist eine Kunstform, eine Wissenschaft und eine Studie der Bewegungsabläufe ... man denkt nach über das, was man tut.« Auf einem Reformer kann man einzelne Muskelgruppen isolieren, um sie effektiver zu trainieren, auch wenn man sich dabei ein bisschen vorkommt wie auf einem überdimensionalen Rechenschieber.

Regelmäßig Bikram-Yoga oder Ashtanga-Yoga zu praktizieren wird Ihnen mehr bringen, als in einem patschuligeschwängerten Raum zu liegen und durch Ihr drittes Auge »Om« zu singen.

DIE MACHT DER ENDORPHINE

Sportliche Betätigung aller Art ist ein wirksamer Gute-Laune-Macher, wie Sie an den Leuten sehen können, die aus dem Fitnessstudio kommen (verglichen mit denen, die hineingehen). Herz-Kreislauf-Übungen können Sie innerhalb von nur 20 Minuten richtig in Fahrt bringen; ihr Nutzen ist nicht nur physiologisch, sondern auch psychologisch. Sie wissen, Sie tun etwas für sich, und das ist ein schönes Eigenlob; nichts gibt Ihrem Gang mehr Spannkraft als ein gut eingelaufener Turnschuh.

Wenn Sie über eine längere Zeit auf konzertierte Weise Sport treiben, könnten Sie sogar in den Genuss eines Endorphinrauschs kommen. Als Reaktion auf körperliche Anstrengung, bei Aufregung oder beim Orgasmus produzieren Hirnanhangsdrüse und Hypothalamus Endorphine. Sie haben eine ähnliche Wirkung wie Opiate, indem sie die Schmerzempfindlichkeit senken und körperliches Wohlbefinden, ja sogar Euphorie auslösen können.

Ich persönlich habe beim Sport schon so einiges gefühlt (Hitze, Müdigkeit, Ärger, Verdrossenheit, Langeweile, ein Pochen im linken Knie), aber keine Euphorie. Die Schlussfolgerung, die ich aus dieser unwissenschaftlichen und selektiven Studie meiner selbst ziehen muss, ist, dass ich nicht lange und intensiv genug trainiere. Aber wenn Sie's tun, ist es gut möglich, dass Sie beim Joggen einen Rausch erleben, und vielleicht wird Ihnen im Zuge dessen offenbart, was es für einen Sinn hat, durch die Graupelschauerhölle des Londoner Marathons zu gehen. Die Endorphine machen's. Obwohl dieser angebliche Sportrausch angezweifelt wird, seit die Idee in den 70er Jahren erstmals aufkam, haben deutsche Wissenschaftler kürzlich mithilfe von PET-Scans und ähnlichen Techniken herausgefunden, dass der limbische und präfrontale Bereich eines Joggerhirns nach einem zweistündigen Lauf tatsächlich »Glückshormone« freisetzt.

WIE MAN SICH DAS GEWICHT VOM LEIB LÄUFT

»Gehen ist wahrscheinlich die effektivste und einfachste Form der körperlichen Ertüchtigung«, sagt Fitness- und Ernährungsexpertin Joanna Hall. »Es gibt keinen Zweifel, dass man durch Gehen fit werden und abnehmen kann. Dabei kommt es im Wesentlichen auf Technik und Geschwindigkeit an. Bei meinem 28-tägigen ›Walk off weight‹-Trainingsprogramm (siehe dazu joannahall.com) waren Leute, die sich in vier Wochen zehn Pfund und 25 Zentimeter vom Leib gelaufen haben! Wenn Sie's richtig machen, funktioniert es definitiv. Und so geht's:

Finden Sie zunächst Ihre **optimale Gehgeschwindigkeit**:
- ↝ Gehen Sie los und steigern alle 30 Sekunden die Geschwindigkeit (es hilft, die Schwingbewegungen der Arme zu verstärken), bis Sie kurz

davor sind, in Laufschritt zu verfallen. Das ist Ihr Orientierungs-
punkt.

➺ Werden Sie nun fünf bis zehn Prozent langsamer, und Sie haben
Ihre optimale Gehgeschwindigkeit gefunden.«

Nein, nicht schlurfen, nicht trödeln, nicht das Bein nachziehen. Keine
eingedrehten Zehen, keine Zigaretten- oder Muffinpause. Wenn Sie
sich wirklich das Gewicht vom Leib laufen wollen, müssen Sie schon
mit Überzeugung handeln (keine Angst, Sie müssen's nicht so weit
treiben wie die Leistungssportler mit ihren eigentümlichen Hüftroll-
bewegungen). Es reicht vollkommen aus, wenn Sie etwas schneller gehen als bei einem Spaziergang, um Ihren Pulsschlag zu erhöhen und
rote Bäckchen zu bekommen. Nehmen Sie sich vor, vier Mal die Woche
zu trainieren, so lange, wie es eben dauert, auf dem iPod eine ganze CD
zu hören. Und auch wenn Gehen auf hohen Absätzen sowohl eine
Kunst als auch eine Sportart ist, tragen Sie bitte gut sitzende Turnschuhe, wenn Sie von Ihrem Training etwas haben wollen. Ihre Gucci-
Slingbacks nützen Ihnen hier – ausnahmsweise – nichts.

83 GEWÖHNEN SIE SICH IHRE LIEBLINGSSOAP AB

Studien haben gezeigt, dass die Briten durchschnittlich 20 Prozent weniger Kalorien verzehren als in den 70er Jahren. Aber dafür bewegen wir uns sehr viel weniger. Wir leben inmitten von
Dickmachern – in einer Welt, die unaufhaltsam zur Verfettung
beiträgt. Für eine übersichtliche Version unseres unfassbar ge-
schäftigen, herrlich müßigen Lebens werfen Sie mal einen Blick
auf diese Informationshäppchen: Nur 20 Prozent der Männer
und zehn Prozent der Frauen üben zurzeit Berufe aus, in denen
körperliche Aktivität gefragt ist; Aufgaben wie Waschen und Putzen werden zunehmend von Maschinen übernommen (wie war
das mit der elektrischen Klobürste?); unser Fernsehkonsum hat
sich von 13 Stunden pro Woche in den 60er Jahren bis heute

mehr als verdoppelt; über 80 Prozent würden einen vier Kilometer langen Marsch scheuen ... Das Ergebnis ist, dass wir zunehmend ein Leben auf Donutbasis führen. Und was fällt uns vor allem an Donuts auf? Sie bewegen sich nicht sehr schnell.

Auch wenn wir's ungern zugeben, aber die meisten von uns leiden unter krankhaftem Bewegungsmangel. Um mehr zu tun als Atmen, Schlafen und den Inhalt des Kühlschranks zu durchforsten, muss uns schon jemand freundlich dazu auffordern. Oder einen nicht ganz so freundlichen Tritt in den Hintern geben.

Die erste Hürde besteht darin, die Glotze auszuschalten. Studien haben gezeigt, dass Fernsehen nicht nur Inaktivität und Faulheit fördert, sondern auch sinnloses und automatisiertes, durch einschlägiges Werbegesäusel angeregtes Futtern. Ein Ernährungswissenschaftler an der Toronto University fand kürzlich heraus, dass sich Kinder, die vor dem Fernseher zu Mittag aßen, 228 Kalorien mehr zuführten als diejenigen, die ohne Fernseher aßen. »Beim Essen vor dem Fernseher versagt die Essbremse«, so das kanadische Institute for Health Research. Eine ähnliche Studie an der University of Michigan fand heraus, dass kleine Kinder, die zwei bis drei Stunden vor dem Fernseher saßen, dreimal eher übergewichtig waren als Kinder, die weniger als zwei Stunden fernsahen.

Verhindern Sie das Couch-Potato-Syndrom, indem Sie das Gerät dort lassen, wo es hingehört – in einem einzigen Zimmer. Nicht eins in jedem Raum auf jeder erdenklichen Fläche, als könnten Sie nicht von der Küche zum Klo gehen, ohne zu wissen, was gerade bei *Eastenders* passiert. Lassen Sie das Gerät hauptsächlich aus. Machen Sie's an, wenn irgendetwas Wichtiges läuft – das muss keine erbauliche Dokumentation über Mesopotamien oder den Bau eines Komposthaufens sein. Aber etwas Sinnvolles, Erbauendes, Witziges oder Pikantes darf's ruhig sein. Etwas Erinnerungswürdiges. Sie können Ihre Fernsehzeiten wirklich einschränken, indem Sie sich entscheiden, einfach keine Vorabendserien, Talkshows und den ganzen Quatsch zu gucken, den die Glotze abends regelmäßig ausspuckt. Kommen Sie weg vom Sucht-TV – den Sagas und Soaps und Serien, die Ihnen Ihre Zeit rauben und Sie abhängig machen. Hören Sie auf, die himmelschreiend sinnlosen Reality-Shows zu schauen, wo man niederen Lebensformen dabei zusieht, wie sie ihre Augenbrauen zupfen und über Cornflakes diskutieren. Lassen Sie die Fernsehtalentshows sein, von denen Sie nicht das Geringste haben, abgesehen von der Möglichkeit, für 49 Cent Ihre Telefonstimme abzugeben. Schauen Sie nicht anderen beim Foxtrott zu. Lernen Sie selbst tanzen. Man braucht kein Universalgenie zu sein, um zu erkennen, dass jeder Abend, an dem man im flimmernden Licht des Bildschirms mit glasigen Augen in die Wohnzimmerecke starrt, reine Energieverschwendung ist.

Nicht zuletzt präsentiert das Fernsehen eine Fantasiewelt der Perfektion, wo jeder berühmt sein kann, solange er in ein sehr enges Kleid passt – und der Zuschauer fühlt sich ausgeschlossen und ist äußerst empfänglich für tröstendes, kalorienreiches Knabberzeug. Ach ja, und wenn Sie doch beschließen, Fernsehen zu schauen, tun Sie's auf einem Sitzball. Ebenso wenn Sie telefonieren. Nutzen Sie die Zeit.

84 DREHEN SIE EINE EHRENRUNDE

Endorphine hin oder her, das Tolle am Sport ist, dass man allmählich davon fitter wird. Aktivitäten, bei denen Sie im letzten Monat noch keuchend vor Erschöpfung am Wegesrand lagen, können sich einen Monat später schon kinderleicht anfühlen, solange Sie nur am Ball bleiben. Es ist nicht mal ein Hügel. Es ist eher eine leichte Steigung. Es dauert nicht mehr lange, und Sie sind auf dem Gipfel und schauen hinab auf die armen Schlucker, die sich nicht gleichzeitig mit Ihnen aufgerappelt haben. Und so fangen Sie an, um weiterzumachen:

➻ Trainieren Sie morgens. Das ist die beste Strategie, um Rekruten bei der Stange zu halten. Leute, die morgens Sport machen, bleiben zu 40 Prozent eher dabei als Leute, die ihr Training später am Tag absolvieren.

➻ Erzählen Sie's rum. So bleibt man eher bei der Sache. Männer sind zielorientiert, Frauen tratschorientiert. Ein Team von der University of Hertfordshire beobachtete über 3000 Menschen, die sich verschiedene Ziele gesteckt hatten, unter anderem auch Gewicht zu verlieren. Dabei fanden sie heraus, dass Frauen sich mit größerem Erfolg an ihre Vorsätze hielten, wenn sie Familie und Freunden von ihren Plänen erzählten. Die Wahrscheinlichkeit, beim angefangenen Sportprogramm zu bleiben, erhöhte sich dadurch um zehn Prozent. Also reden Sie drüber, dann gibt's kein Zurück.

➻ Schaffen Sie sich Anreize. Sie müssen das Gefühl haben, dass Sie Fortschritte machen. Sie müssen das Ziel vor Augen sehen, anstatt sich torkelnd in immer kleineren konzentrischen Kreisen zu bewegen, bis das letzte Fünkchen Lebensmut aus Ihnen gewichen ist. Anreize helfen. Joggen Sie einen Monat lang zur Arbeit und geben Sie das gesparte Benzin- oder Fahrkartengeld für ein Paar schicke Schuhe aus. Gehen Sie eine Woche lang jeden Tag schwimmen, legen dafür aber am Wochenende die Beine hoch und überlassen es Ihrer Familie, ohne Sie den Kühlschrank zu finden. Die Schauspielerin Michelle Ryan greift auf den animierenden Soundtrack von *Rocky* zurück; vielleicht hilft Ihnen The Prodigy oder Prokofjew bei voller Lautstärke. Oder aber Sie probieren es mit einem Pulsmesser – einem Gerät, das Daten über Herzfrequenz, Geschwindigkeit, GPS-Position und den Weg zurück an Ihren Laptop sendet, so dass Sie Ihre Anstrengungen von heute mit denen von gestern vergleichen können. Na los. Nur Mut. Die Dinger werden wirklich unterschätzt.

↝ **Wenn's mit der Motivation nicht klappt**, versuchen Sie's mit Zwang. Schließen Sie auf stickK.com einen Vertrag mit sich selbst ab. Auf dieser Website – entwickelt von Wirtschaftswissenschaftlern der Yale University – verpflichtet man sich, ein persönliches Ziel zu erreichen, indem man Geld auf sich selbst setzt. Scheitert man, geht das Geld an einen guten Zweck, und man steht dumm da. Obwohl sie hauptsächlich über Selbstkontrolle funktioniert, kann man die Sache durch Gruppenzwang steigern, indem man die Option wählt, E-Mails an Familie und Freunde zu schicken, damit Ihre Schwester in Genf genau Bescheid weiß, wenn Sie mal wieder zu lange auf die Dessertkarte geschielt haben. Professor Dean Karlan, Mitbegründer von stickK.com, erklärt, dass das Konzept der Verpflichtung durch Vertrag auf zwei bekannten Prinzipien der Verhaltensökonomie basiert: »Erstens, Menschen tun nicht immer das, was sie behaupten. Und zweitens, Menschen brauchen einen Anreiz, um zu handeln.«

Joggen Sie einen Monat lang zur Arbeit und geben Sie das gesparte Benzin- oder Fahrkartengeld für ein Paar schicke Schuhe aus.

↝ **Sorgen Sie für die richtige Optik.** Ich habe mir angewöhnt, die Kinder in meinem ziemlich verschärften Jogginganzug und in richtigen Laufschuhen zur Schule zu bringen. So komme ich halbwegs zivil vor dem Schultor an, die Ruhe vor dem Sturm, und niemand sieht das »Nachher«-Bild, wenn mein Gesicht krebsrot angelaufen ist und ein Schweißfilm auf meiner Oberlippe liegt. Nach einer flotten Runde um das öffentliche Sportfeld nehme ich den Schleichweg nach Hause und treffe dabei immer nur einen Mann, der mit seinem Hund Gassi geht. Der Hund wirft mir mitleidige Blicke zu. Aber wen kümmert's? Ist doch nur ein Hund.

→ **Sehen Sie im Fitnessstudio der Realität ins Auge.** *Natürlich* werden Sie von allen angeguckt. Aber alle anderen werden auch von allen angeguckt. Vielleicht hören Sie hier und da einen kleinen Seufzer der Erleichterung, während fremde Orangenhaut, Schwangerschaftsstreifen und wild wuchernde Bikinizonen zur Kenntnis genommen werden. Sinn und Zweck des Fitnessstudios ist es nicht, währenddessen super auszusehen, sondern danach.

→ **Lernen Sie, Ihren Schweiß zu lieben.** Hier können Sie von den Männern lernen, für die Schweiß einen gewissen Status hat. Er muss nur am richtigen Platz sein. Im Fitnessstudio ist der falsche Platz überall dort, wo Sie Ihrem Nachbarn zu nahe kommen, oder auf Rückenlehnen und Geländern, Schweiß, genau wie Retsina, taugt nur an seinem Ursprungsort.

→ **Führen Sie probehalber ein Selbstgespräch.** Wenn Sie während des Sports locker vor sich hin brabbeln können, trainieren Sie nicht hart genug. Gönnen Sie Ihrem Mund eine Ruhepause und legen Sie sich in die Riemen. Und wenn das alles in Ihren Ohren zu anstrengend klingt, entspannen Sie sich.

85 EIN HOCH AUF DAS WUSELN

Forscher an der University of Missouri-Columbia haben herausgefunden, dass »Herumwuseln« als Sportart genauso wertvoll und effektiv ist wie eine Runde in der Muckibude. Aha! Das Forscherteam stellte fest, dass viele der physiologischen Veränderungen im Körper, die zwischen totaler Bewegungslosigkeit und »Herumwuseln« entstehen, extremer sind als die zwischen Wuseln und anspruchsvollerer sportlicher Betätigung. Das sollte gefeiert werden – mit einem kleinen Tänzchen vielleicht oder einem Jauchzer. Oder einem Tässchen Tee mit meinem Freund Alfred drüben bei den Schrebergärten, ein Mann im Dauerwuselmodus, was für den Anbau von Stangenbohnen, Dahlien und guter Laune offenbar ideal ist.

Eine weitere Studie, diesmal von knapp 20 000 Schotten, fand heraus, dass ein Mal 20 Minuten moderate Bewegung wie Garten- oder Hausarbeit pro Woche schon stimmungsaufhellend wirken – so wie ein tägliches Maß körperlicher Aktivität überhaupt mit einem niedrigeren Stresspegel zusammenhängt. Also, ein Hoch auf das Herumwuseln – ideal gegen Ängste aller Art!

Während Herumwuseln also in vielerlei Hinsicht gut für die Gesundheit ist, lässt sich dasselbe vom Herumsitzen leider nicht behaupten. Die Forscher fanden heraus, dass nach einem Tag des Herumsitzens Lipase, ein Enzym, das dem Körper bei der Fettspaltung hilft, unterdrückt, ja beinahe deaktiviert wird. Wenn Menschen sitzen – vor der Glotze, vor dem Computer, vor dem Computerspiel, vor dem 15-stündigen *Ring des Nibelungen* in der Mailänder Scala –, wird Fett eher als Fettgewebe gespeichert, als dass es zur Verbrennung an die Muskeln weitergegeben wird. Längeres Sitzen führt also zur Fettspeicherung, zu niedrigerer HDL (dem »guten« Cholesterin) und verlangsamt den Stoffwechsel. Buh.

WIE VIEL ENERGIE VERBRENNEN SIE?

Wenn Sie den ganzen lieben langen Tag gar nichts täten, nur im Bett liegen und vor sich hin dösen würden, würde Ihr Körper um die 1400 Kalorien verbrennen, ohne dass Sie etwas davon merken; das nennt man Grundumsatz. Er beläuft sich bei einer durchschnittlich großen Frau (67 kg) auf etwas weniger als eine Kalorie pro Minute. Ärgerlicherweise verbrennen Männer bei durchschnittlicher Größe (81 kg) mehr Kalorien – etwa 1700 pro Tag (oder 1,2 Kalorien pro Minute). Sie können aber noch einen draufsetzen, indem Sie regelmäßige Aktivitätsschübe in Ihren Tag einbauen. Zum Beispiel:

Aktivität	Verbrannte Kalorien
Sprint zum Bus (eine Minute)	18
Einkaufsbummel, 30 Minuten	68
Halbherzig küssen, 10 Minuten	11
Zu Lynyrd Skynyrds »Free Bird«	
Luftgitarre spielen (ganzer Song)	250
Morgens schminken, 10 Minuten	33
Laufen, 30 Minuten	350*
Maniküre, 45 Minuten	50
Supermarktwagen schieben, 30 Minuten	83
Im Wohnzimmer staubsaugen. Ordentlich.	
Auch unterm Sofa.	58
Golf spielen, 30 Minuten	105
Yoga, 30 Minuten	91
Richtig abgehen im Club	257
Karaoke singen, zum Beispiel:	
The Carpenters, »Yesterday Once More«	10,1
The Beatles, »Let it Be«	11,4
Frank Sinatra, »My Way«	15,3
Guns N' Roses, »Sweet Child O' Mine«	21
Nintendo Wii, 30 Minuten	75
Kaugummikauen	11
Kaugummikauen und Pupsen, gleichzeitig	15,3
Etwas zappeln	10

Diese Ziffern sind Richtwerte und gehen von einem normalen Grundumsatz aus.

* Die Anzahl Kalorien, die man braucht, um einen Kilometer zu laufen, entsprechen praktischerweise dem Körpergewicht in Kilogramm – ein 71 kg schwerer Läufer verbrennt also 71 Kalorien in der Stunde. Toll, oder? Toll finde ich auch, dass die Körpergröße etwa der Kopfumfang mal drei ist. Und die Länge des Fußes entspricht etwa der Entfernung zwischen Ellenbogen und Taille. Nicht wirklich relevant, das gebe ich zu, aber trotzdem gut zu wissen.

Sie glauben wahrscheinlich, alle Leute wären ständig damit zugange. Morgens, mittags und abends. Kommen, als wenn's kein morgen gäbe. Sex fällt mehr als jede andere menschliche Aktivität unter das Nachbarzimmer-Syndrom – das Gefühl, dass gleich nebenan die wilde Party abgeht, man selbst aber nicht auf der Gästeliste steht. Das ist natürlich ein Trugschluss, gefördert durch realitätsfremde Medienpropaganda und die Pseudoforschung von Unternehmen, die einem ihr neuestes Sexspielzeug andrehen wollen. Aber es gibt keinen Grund zur Verzweiflung. Neuere Zahlen ergaben, dass die Briten im Schnitt nur wenige Male im Monat miteinander schlafen.

Wenn wir es öfter tun würden, wären wir sicherlich allesamt fitter und aufgeweckter. Sex ist ja bekanntlich ein Allheilmittel. Es setzt Oxytocin frei, fördert die Vertrautheit mit dem Partner und hilft gegen Schlaflosigkeit. Es kann das Selbstbewusstsein steigern, Stress abbauen und obendrein noch das Immunsystem stärken, da es einen höheren Immunoglobin-A-Spiegel verursacht, einen natürlichen Antikörper, der den Körper gegen Erkältungen und Infektionen schützt. (Bisschen unsexy, ich weiß. Aber dennoch interessant.) Bei einem halbstündigen Schäferstündchen verbrennt der Körper zwischen 150 und 200 Kalorien – ungefähr doppelt so viel wie beim Golf, und sicher mit doppelt so viel Spaß. Und wenn Sie den italienischen Kerzenleuchter praktizieren, verbrennen Sie angeblich bis zu 912 Kalorien. *Mamma mia!*

Es geht hier aber um mehr als um Jux und Tollerei: Hören Sie auf Ihren Sextrieb, und Sie werden besser aussehen. Besser aussehen und mehr wollen. Sehen Sie. So beißt sich die Katze in den Schwanz.

JA! JA! JA!
Wie man mehr Sex hat

- Bevor Sie Ihren Partner lieben, verlieben Sie sich erst mal in sich selbst. Sie sind umwerfend schön! Wirklich. Singen Sie sich's in der Dusche vor. Sagen Sie's Ihrem Spiegelbild. Und erkennen Sie, dass eine Frau, die sich wegen der Größe ihrer Hinterbacken schämt, ungefähr so erotisch ist wie ein nasser Lappen. Die meisten Männer sind dankbar für alle Gnadenakte, nicht nur kleine.

- Nehmen Sie dazu das Fahrrad. Angeblich sollen 20 Minuten auf einem Heimtrainer auf Frauen luststeigernd wirken. Radfahren regt die Blutzirkulation an, und genau darum geht's ja beim Sex.

- Greifen Sie nicht auf Essen zurück, um sich in Stimmung zu bringen. Führen Sie sich lieber folgenden anonymen Sinnspruch zu Gemüte: »Essen hat in meinem Leben die Stelle von Sex eingenommen; inzwischen kriege ich nicht mal mehr mich selbst ins Bett.« Das sollte Ihnen zu denken geben.

- Aber essen Sie dennoch gut. Aphrodisiaka sind prinzipiell wertlos und können allenfalls an einem langen Winterabend unterhaltsam sein. Der Ernährungswissenschaftler Dr. Toni Steer aus Cambridge meint: »Austern sind im Wasser tot: Es liegen keinerlei wissenschaftliche Belege vor, dass ihre Inhaltsstoffe die sexuelle Funktionstüchtigkeit oder Libido beeinflussen.« Bah. Ihre Lust wecken Sie am besten mit einer ausgewogenen Ernährung. Ja, ja, das macht uns jetzt nicht gerade rattenscharf. Aber lassen Sie sich's gesagt sein, dass es sehr wohl Lebensmittel gibt, die die natürliche Östrogenproduktion anregen, was immerhin für ein Prickeln sorgt. Dazu gehören Granatapfel, Fenchel und Sojamilch, aber davon mehr in Kapitel 10. Auch Spargel und Avocado haben einen hohen Vitamin-E-Gehalt (und gelten als Sexhormon-Stimulans), und die Blutzirkulation in Ihren unteren Regionen können Sie mit dem Allicin im Knoblauch verbessern (aber nicht damit einreiben, sondern *essen*). Wenn Sie wirklich öfter wollen, lassen Sie das Schokoladeneis (kriegt man ohnehin schlecht aus der Matratze raus) und servieren stattdessen Sex in einer Schüssel. Dazu nehmen Sie

1 Fenchel, in dünnen Scheiben

Saft einer Orange

1 Granatapfel. Die roten Kerne sind wirklich attraktiv

Eine Handvoll junger Minzeblätter für Farbe und Biss

Gehackte Mandeln, damit's knackig wird (auch das Aroma soll
anregend wirken)

Wahlweise dazu ein Glas Champagner

Essen, küssen, *ab in die Kiste.*

87 SCHAFFEN SIE IHR AUTO AB

Treten Sie lieber einer Fahrgemeinschaft bei. Nein? Okay, dann
führen Sie halt Ihr Leben auf der Überholspur. Wenn Ihr Auto
einfach unverzichtbar für Sie ist – ich verstehe ja, wie verlockend
es ist, wie es so in der Auffahrt steht, glänzend und allzeit bereit –, denken Sie wenigstens mal drüber nach, es hin und wieder
stehen zu lassen. Verstecken Sie jeden zweiten Mittwoch im Monat Ihren Autoschlüssel. Fahren Sie niemals weniger als einen
Kilometer (außer um Kleiderschränke oder ältere Menschen zu
transportieren). Verschütten Sie einen Latte macchiato auf dem
Beifahrersitz (mit dem Geruch werden Sie nicht wieder fahren
wollen, bevor er von einem teuren Reinigungsdienst entfernt
worden ist. Ich habe Erfahrung damit: es funktioniert).

Wirklich, es lohnt aus so vielen – wirtschaftlichen, ökolo-
gischen, ethischen – Gründen, sich nicht ganz so abhängig vom
Auto zu machen. Aber während Sie immer noch zögern und
den Himmel nach Regen sichten, hören Sie sich das mal an: Eine
Studie an 11 000 Einwohnern von Atlanta wies eine Korrelation
zwischen Autofahren und Gewichtszunahme nach. Laut diesem
Ergebnis erhöht sich bei jeder zusätzlichen Stunde im Auto die
Wahrscheinlichkeit der Gewichtszunahme um sechs Prozent.
Also ziehen Sie die Handbremse: STOPP, bevor Sie zum kleinen
Gemüsehändler an der Ecke fahren, den Sie von Ihrer Haustür

aus sehen können; STOPP, bevor Sie zum Fitnessstudio fahren; STOPP, bevor Sie losfahren wollen, um Ihr Baby zum Einschlafen zu bringen. Erst das Gehirn, dann den Motor anschalten.

88 STECKEN SIE SICH ZIELE

→ Treten Sie bei einem Schwimmwettbewerb an und bringen Sie Ihre Freunde dazu, Geld auf Sie zu setzen. Ein Rückzieher wäre viel zu peinlich.

→ Melden Sie sich für einen Halbmarathon an oder den Fünf-Kilometer-Lauf gegen Brustkrebs. Wie wär's damit, den Kilimandscharo zu besteigen oder die ganze englische Südküste entlangzuwandern? Sie glauben, ich scherze? Schütteln Sie nicht den Kopf. Handeln Sie.

→ Melden Sie sich in Ihrem Urlaub zu freiwilligen Hilfsarbeiten. Nix mehr mit Lümmeln im Liegestuhl und Schundromane lesen. Sie könnten in Australien mit Kängurus ringen. In Sarawak Orang-Utans resozialisieren, auf den Äußeren Hebriden Wale zählen. Das alles ist guter, ehrlicher, energetischer Spaß und macht Sie nebenbei auch noch zu einem besseren Menschen.

→ Bauen Sie etwas. Ein Segelboot. Einen Getreidespeicher. Ein Baumhaus. Eine lebensgroße Skulptur von David Beckham aus Erdnussflips. Eine Spielhöhle für die Kinder. Ein Bücherregal. Einen Graben als Gartenbegrenzung. Bauen Sie etwas von Bestand, etwas, das Sie mit rechtschaffenem Stolz erfüllt. IKEA-Möbel zusammenbauen gilt nicht; die sind nicht von Dauer und erfüllen einen meist mit einem schrecklichen Gefühl existenziellen Versagens.

→ Machen Sie bei einem Wettbewerb mit, bei dem Sie wenig Chancen haben. Breakdance zum Beispiel oder Kung-Fu. Setzen Sie sich bis Weihnachten den schwarzen Gürtel zum Ziel.

FITNESS BEGINNT IM KOPF

Nun, meine Lieben, wird es Zeit, Sie mit einem meiner Lieblingsforschungsgebiete bekannt zu machen. Es steht ganz oben auf meiner Liste, weil es schlicht und genial ist und weil es eine provokative Idee vermittelt. Die Studie, durchgeführt von der psychologischen Fakultät der Harvard University, nahm sich 84 weibliche Hotelangestellte aus sieben Hotels vor, von denen jede im Schnitt pro Tag 15 Zimmer zu reinigen hatte. Sie liefen und schoben und knieten und schrubbten. Sie trugen, hoben, bezogen Betten und polierten. Aber 66 Prozent gaben an, nicht regelmäßig Sport zu treiben. Über 36 Prozent gaben an, überhaupt keine Bewegung zu bekommen.

Anschließend teilten die Forscher die Frauen in zwei Gruppen, wobei sie der einen sowohl auf Englisch als auch auf Spanisch detaillierte Informationen über die Kalorienverbrennung beim Staubsaugen und Kloputzen gaben. Sie hängten sogar Zettel auf, auf denen der gesundheitliche Nutzen dieser Arbeiten gepriesen wurde. Einen Monat später hatte die auf diese Weise geschulte Gruppe den Eindruck, mehr Bewegung zu bekommen, während die ungeschulte Gruppe genauso reagierte wie zuvor. Weder die eine noch die andere Gruppe hatte ihre tatsächliche Aktivität erhöht oder verringert.

Aber jetzt kommt das Unheimliche: Bei gleichbleibender Aktivität zeigte die entsprechend informierte Gruppe »in gesundheitlicher Hinsicht objektive Verbesserungen: Gewicht, Körperfett, Body-Mass-Index, Taille-Hüfte-Verhältnis und Blutdruck«. Die Frauen in der geschulten Gruppe hatten im Schnitt zwei Kilo abgenommen, ihren Blutdruck um fast zehn Prozent gesenkt und wiesen insgesamt einen deutlich besseren Gesundheitszustand auf als ihre uninformierten Mitstreiterinnen.

Es scheint also, dass der Kopf einen Einfluss auf den Stoffwechsel haben kann. Also sagen Sie mir: Woran wollen Sie heute glauben?

89 LACHEN SIE!
LACHEN VERBRAUCHT ENERGIE

Es gibt jede Menge Belege dafür, dass Lachen gesund ist. Während wir kichern und prusten, dehnen sich die Muskeln in unserem Gesicht und im Körper, und wir atmen schneller, wodurch lebenswichtiger frischer Sauerstoff durch den Körper gepumpt wird. Ebenso haben Forschungen ergeben, dass Lachen das Immunsystem stärkt, Heißhunger verringert (juhu!) und die Schmerztoleranz erhöht. Einmal Totlachen verbrennt Kalorien, trainiert Bauchmuskulatur, Zwerchfell und Schultern, und Untersuchungen zufolge, die 2008 beim Jahrestreffen der American Physiological Society präsentiert wurden, sinkt dabei auch der Cortisolspiegel. Ein einfaches Lächeln trainiert 16 Gesichtsmuskeln und kurbelt die Endorphinausschüttung an. Selbst ein gekünsteltes Lächeln kann die Stimmung heben. Probieren Sie's aus.

Mehr lächeln, positiv denken, auf der Sonnenseite gehen – alles das kann Ihnen an einem trüben Tag helfen. Finden Sie eine Sportart, die Sie zum Lachen bringt. Badminton. Rollschuhdiscofahren. Spielen Sie Gummitwist. Rufen Sie bei einer Stand-up-Comedy etwas Blödes dazwischen. Stellen Sie sich auf ein Power Plate, bei dem Sie schon kichern müssen, wenn Sie nur die Plattform besteigen. Wenn es sich gut anfühlt, werden Sie's öfter machen.

KAPITEL ZEHN
DAS LEBEN, DAS UNIVERSUM,
UND ÜBERHAUPT

Wie alles, was Sie tun, im Spiegel zu sehen ist

Ihr Körper, Ihre Essgewohnheiten, Ihre Gesundheit – nichts von all diesen faszinierenden Dingen existiert im luftleeren Raum. Jetzt, wo die Zielgerade in Sicht ist, sollten Sie erkennen, dass Ihr Aussehen und vor allem, wie Sie von außen wahrgenommen werden, das Ergebnis einer Vielzahl von Faktoren ist, von denen einige vage, andere konkret sind. Ihre Einstellung. Ihre Selbstachtung. Ihre Hormone. Ihre Umwelt. Ihr Terminkalender. Alles das diktiert die Form, in der Sie sind, und wie es sich da drinnen anfühlt. Und so maximieren Sie Ihr Schlankheitspotenzial, indem Sie sich all die Lifestyle-Eigenarten und Lebensweisheiten zunutze machen, die Ihrem Körper zum Umdenken und Ihnen zu einem neuen Ich verhelfen.

Als Frau hat man's bekanntlich nicht leicht. Aber es ist hilfreich zu wissen, dass die meisten unserer Probleme gar nicht mit Männern zu tun haben, sondern mit Hormonen. Sie mögen vielleicht nur selten über diese flüchtigen kleinen Dinger nachdenken, aber irgendwo in den Tiefen Ihres Daseins beherrschen sie Ihren Stoffwechsel, Ihr Schicksal, Ihr Leben; sie werden von den Drüsen in Ihrem Körper produziert und haben eine Vielzahl von faszinierenden, überlappenden, interagierenden Funktionen; sie beherrschen alle Stoffwechselaktivitäten und bestimmen im Grunde, wo's langgeht. Wir müssen uns hier jetzt nicht mit der Funktion jedes einzelnen Hormons beschäftigen; es genügt zu wissen, dass sie Kalorienaufnahme, Nährstoffverwertung und Energieverbrauch im Körper steuern – die drei Faktoren also, die maßgeblich für Ihre Körperform verantwortlich sind.

Zahllose Studien haben die Rolle der Hormone bei der Ab- und Zunahme von Gewicht untersucht. Insulin, Cortisol, Adrenalin, Östrogen, Progesteron, DHEA – alle haben einen Einfluss auf den Körper, und es ist nur in Ihrem Interesse, ein inneres Gleichgewicht zu finden, um äußerlich besser auszusehen. Abzuspecken ist ja nicht zuletzt ein biochemischer Prozess. Er passiert nicht auf dem Laufband oder vor dem Kühlschrank. Es passiert in Ihren Zellen.

Frauen sind Hormonschwankungen viel mehr ausgesetzt als Männer, also lohnt es sich wirklich, Ihre Hormone glücklich zu machen – am besten durch eine dem Hormonhaushalt förderliche und ausgewogene Ernährung, die dabei helfen wird, weniger Fett anzusetzen. Daniel Sister, ein bekannter Londoner Arzt, der sich auf Hormontherapie spezialisiert hat, sagt, dass Hormone »das Sättigungsgefühl fördern, Heißhunger abwehren, die Produktion von fettverbrennenden Hormonen anregen, die Verdauung effizienter machen, den Energieumsatz erhöhen ...«. Vielleicht gehen sie sogar mit dem Hund Gassi, wenn Sie sie nett bitten. Es geht darum, minderwertigen Brennstoff zu verweigern und dafür erstklassigen Sprit in den Tank zu füllen. Also:

→ Essen Sie mehr Gemüse, vor allem Kreuzblütler – Grünkohl, Blattkohl, Kraut, Blumenkohl, Pak Choi, Kohlrabi – die allesamt gut sind für Ihren Hormonhaushalt. (Zur Verwendung von Kohlrabi s. u.)

→ Sojabohnen sind ähnlich gut für die Gesundheit. Geben Sie morgens Sojamilch statt Kuhmilch in Ihr Müsli; trinken Sie Misosuppe, wenn Sie etwas Warmes brauchen; essen Sie einmal die Woche Tofu (auch gerne mehr, wenn's Ihnen schmeckt); wenn Ihnen einfaches Tofu zu langweilig ist, nehmen Sie die festere Variante und marinieren Sie sie in Sojasoße, Chili-Öl, Ingwer, Knoblauch und kleingehackten Schalotten; oder probieren sie den pikanteren Räuchertofu.

→ Sesamsamen sind klein, aber voller Hormon-harmonisierender Wirkstoffe. Falafel mit Hummus, Tahin und Kohlsalat geben ein exzellentes Abendessen ab.

→ Bauen Sie mehr Phyto-Östrogene (pflanzliche Östrogenquellen) in Ihre Ernährung ein – Alfalfasprossen, Kichererbsen, Kirschen, Petersilie, Lakritze, Leinsamen, Roggen, Buchweizen, Bockshornklee, koreanischer Ginseng. Wenn das alles zu kompliziert ist, essen Sie einfach Gemüse, Vollkorn, Wurzelgemüse, Samen und Hülsenfrüchte. Oder kochen Sie sich Linsensuppe (was Sie ja seit Kapitel 2 ohnehin regelmäßig tun).

→ Meiden Sie synthetische Östrogene (die bei der Rindermast eingesetzt werden, um Eier- und Milchproduktion anzukurbeln), indem Sie Bioprodukte kaufen. Ihr Ziel ist ein ausgewogener Hormonhaushalt, also versuchen Sie, alle »östrogene« Substanzen aus der Umwelt zu eliminieren. Diese Giftstoffe, die man unter anderem in Plastik, Haarfärbemitteln und Kos-

metik findet, können die Östrogenwirkung im Körper nach-
ahmen. Die Symptome eines überhöhten Östrogenspiegels sind
Wasserspeicherung, empfindliche Brüste, PMS, Stimmungsschwankungen, Depressionen, sexuelle Lustlosigkeit, starke und
unregelmäßige Blutungen, Fibrose, Heißhunger auf Süßigkeiten und – Sie haben's erraten – Gewichtszunahme.

➡ Und wenn wir schon dabei sind: Wehren Sie sich gegen PMS
und seine selbstzerstörerischen Werke; Vitamin-B-Komplex-
Vitaminzusätze und Nachtkerzenöl-Kapseln sollten dabei behilflich sein. Sie können's auch machen wie Gwyneth Paltrow,
der Bierhefe und Vollkornprodukte empfohlen wurden, um
den Körper zusätzlich mit Vitamin B_6 zu versorgen.

➡ Nehmen Sie mehr essenzielle Fettsäuren in Ihren Speiseplan auf.
Also mehr öligen Fisch – Makrele, Thunfisch, Sardinen, Hering
und Lachs –, wobei Sie sich an die wöchentliche Verzehrmenge
halten sollten. Das ist besonders Frauen zu empfehlen, die an
PMS leiden, weil Gamma-Linolensäure in den Omega-Ölen
Stimmungsschwankungen ausgleichen kann; so bleiben Vasen
und Ehen intakt. Wenn Sie Vegetarierin sind, stocken Sie Ihre
essenziellen Fettsäuren mit Flachs- oder Hanfsamenöl auf.

➡ Auch zinkreiche Lebensmittel sind hormonelle Helfer. Zink finden Sie in rotem Fleisch, Leber, Nüssen, Trockenfrüchten und
Austern.

➡ Sport macht nicht nur fit, bildet Muskelmasse, baut Span-
nungen ab und sorgt für ein gesundes Herz-Kreislauf-System
und gesunde Knochen. Er wirkt sich auch positiv auf das Immunsystem aus, indem er die Empfänglichkeit der Zellen für
Insulin erhöht und dem Körper hilft, Cortisol und Adrenalin
umzusetzen, so dass er Fett verbrennt, anstatt es zu speichern.
Holen Sie also Ihre Turnschuhe aus dem Keller und fangen Sie
heute mit dem Training an.

DIE SACHE MIT DEM KOHLRABI

Wie ich kürzlich gelernt habe, ist Kohlrabi wahnsinnig gesund – darin enthalten sind viele hormonfreundliche Bestandteile, phytochemische Stoffe gegen Krebs, massenweise Kalium und viel gutes altes Vitamin C.

Sie werden's nicht glauben, aber es gibt tatsächlich einen Kohlrabi-Fanclub. Die Amerikanische Gesellschaft der Registerersteller aus Albuquerque, New Mexico, hat diese bescheidene Gemüsesorte zu ihrem Maskottchen auserkoren, denn »mit uns kann auch niemand etwas anfangen, und niemand weiß, wer wir sind«. Das liegt daran, dass Kohlrabi in den USA kaum bekannt und somit hochexotisch ist. Vor allem aber ist er lecker. Er hat köstlich zarte Blätter, die sich hervorragend in Salaten und Pfannengemüse machen. Die Knolle hat eine natürliche Süße und kann roh oder gedämpft oder aber feingehackt in Suppen und Salaten genossen werden. Kohlrabi ist auch eine willkommene Ergänzung auf dem Käseteller und kann wie ein Apfel roh gegessen werden. Er schmeckt zwar leicht nach Abfluss, aber das tun Trüffel auch, und niemanden stört's.

FETT MIT VIERZIG

Wie Nora Ephron sehr richtig in ihrem Buch *Der Hals lügt nie* warnt: »Mit fünfundfünfzig hast du über der Taille eine hängende Rolle, auch wenn du schrecklich dünn bist. Diese hängende Rolle direkt über deiner Taille ist vor allem von hinten gut zu sehen und zwingt dich, die Hälfte deiner Kleidungsstücke in deinem Schrank auszusortieren, vor allem die weißen Blusen.« Dies ist leider etwas, das uns allen mal passieren wird. Es passiert sogar Elizabeth Hurley. »Die größte Veränderung mit vierzig ist, dass man allein mit Yoga oder Pilates nicht schlank bleiben kann«, berichtete sie kürzlich. »Man muss schon irgendein Ausdauertraining machen, es sei denn, man isst sehr wenig. Aber ich esse viel.«

Wenn professionell durchtrainierte Frauen wie Hurley die zunehmende Zähflüssigkeit des Lebens erfahren, weiß man, da ist was im Busch. Wie ein Witzbold kürzlich sagte: »Je älter man wird, desto schwieriger wird es abzunehmen, weil sich Körper und Fett inzwischen *richtig gut angefreundet haben.«*

Die bittere Wahrheit ist, dass alles schlaffer wird, wenn wir in die mittleren Jahre kommen. Hormonexperte Daniel Sister sagt: »In den Mittdreißigern erscheinen vielleicht schon wie aus dem Nichts die ersten paar Pfunde – egal, wie viel man isst oder wie viel Sport man macht. Das Muskelgewebe bildet sich zurück, und der Grundumsatz wird langsamer. Kalorien werden langsamer verbrannt, wie bei einem Kamin, der nicht richtig abzieht. Vor wenigen Jahren hat eine Studie endlich bestätigt, was wir alle schon immer geahnt haben: Fettzellen haben ein Geschlecht. Die Fettzellen der Frau unterscheiden sich physiologisch von denen des Mannes. Sie sind größer, aktiver und diätresistenter. Wenn Frauen in die mittleren Jahre kommen, werden ihre 30 bis 40 Milliarden Fettzellen mit sinkendem Östrogenpegel mehr, größer und können mehr Fett speichern.« Das verheerende Fazit ist, dass sich Frauen in der Menopause in hochwirksame Fettspeicher verwandeln – und das Fett wandert nun mal vorzugsweise in die Bauchgegend. Umso mehr ein Grund, alles dafür zu tun, um mit seinen Hormonen im Einklang zu leben und ihnen den nötigen Respekt zu zollen.

91 SORGEN SIE FÜR WENIGER STRESS

Und nun zu einer Überraschung: Unsere vielseitige, hektische, erfolgsorientierte Lebensweise hat enorme Auswirkungen auf unser Gewicht und unsere Körperform. Eile, zu schnelles Essen, unregelmäßige Mahlzeiten, schlechte Ernährung – alles das hat verheerende Folgen, wie eine Studie der Yale University anhand von 60 Frauen festgestellt hat. Forscher fanden heraus, dass sich bei Menschen, die unter Stress stehen, aufgrund von Cortisolausschüttungen Fett in der Bauchgegend entwickelt. Dieses Hormon wird bei der Kampf-oder-Flucht-Reaktion produziert, kurbelt die Insulinausschüttung an und fördert einen schnellen Fett- und Kohlenhydratstoffwechsel, um sich den extremen Anforderungen anpassen zu können. Damit soll der Appetit auf extrem stärke-haltige und fettreiche Lebensmittel erhöht werden. Also, wenn Sie unter Dauerstress stehen – und nahezu jeder Zehnte gibt an, im Arbeitsleben so sehr unter Stress zu stehen, dass es ihn krank macht –, steigt fortwährend der Cortisolspiegel, und siehe da, schon sitzt man vor einem englischen Frühstück.

»Mittlerweile wissen wir, dass Cortisol ein Enzym aktiviert, das die Fettspeicherung in den Fettzellen (Adipozyten) ankurbelt«, er-klärt Dr. Joanne Lunn, Ernährungswissenschaftlerin an der British Nutrition Foundation. »Die Zahl der Cortisol-Rezeptoren ist in den interabdominalen Adipozyten größer, also liegt bei einem hohen Cortisolspiegel die Betonung auf Fettansammlung.« An-ders gesagt, Stress macht Frauen zu Äpfeln. Und wie Emma Stiles, Ernährungswissenschaftlerin an der University of West-minster, hinzufügt: »Stress lässt den Insulinspiegel ansteigen und senkt die Produktion weiblicher Sexualhormone« – was sich am Hüftumfang bemerkbar macht.

In einer verwandten Studie fanden Forscher an der University of California heraus, dass Ratten auf Stress reagieren, indem sie mehr Zuckerwasser trinken und Schweineschmalz fressen. Sie polstern sich mit Nervennahrung. Das ist auch der Grund, wa-rum wir das Gefühl haben, Donuts seien gut für die Seele, und warum sie das Hauptnahrungsmittel von Homer Simpson sind.

Ach ja, und um alldem noch das Sahnehäubchen aufzusetzen, verringert Stress die Wirkung sämtlicher gesundheitsfördernder Nährstoffe – von den antioxidanten Vitaminen (A, E, C und Vita-min-B-Komplex) bis hin zu Mineralien wie Zink, Selen, Kalzium, Magnesium, Eisen, Kalium, Schwefel und Molybdän. Und ohne die, meine Liebe, wären Sie nichts.

Das Ziel ist also, ein wenig zu entspannen. Wenn Sie mit zu-sammengebissenen Zähnen, erhöhter Herzfrequenz und ner-vösen Kopfschmerzen durchs Leben marschieren, wenn Sie sicher sind, dass alles auseinanderfällt, nur weil Ihre Bleistifte nicht an-gespitzt sind, wird es Zeit, dass Sie lernen, Ihren Stress zu bewäl-tigen. Spielen Sie Squash, heben Sie Gewichte, meditieren Sie, verbringen Sie mehr Zeit in der Badewanne und tauchen nach Rosen duftend wieder auf. Und wenn das alles nichts bringt, sprechen Sie mit einem Gesundheitsexperten.

92 SCHLAFEN SIE GUT

Sitzen Sie bequem? Dann will ich Ihnen jetzt Leptin und Ghrelin vorstellen. Was nach Fantasy-Romanfiguren klingt, sind in Wirklichkeit zwei Hormone, die Folgendes machen:

↪ **Leptin** regelt die Zwiesprache zwischen Fett und Gehirn. Und das muss wirklich ein extrem spannendes Gespräch sein. Leptin informiert den Körper über den Zustand seines Energiehaushalts; es ist das Sättigungshormon. Setzt das Signal aus, sucht das Gehirn nach einer Energiequelle, um die Lücke zu füllen. Es kurbelt den Hunger an und schickt einen auf die Jagd nach dieser einen Hähnchenkeule im Kühlschrank. Und als würde das noch nicht reichen, produzieren große Fettzellen aufgrund ihrer Größe sehr viel Leptin. Wenn wir auf Diät sind, schrumpfen diese Fettzellen (die Gesamtwirkung ist das, was Sie dann im Spiegel bewundern), und der Leptinspiegel sinkt. Dies wiederum macht hungrig und regt den Körper dazu an, Energie zu sparen – ein ärgerlicher, negativer Rückkopplungseffekt.

↪ **Ghrelin** wird, wie wir bereits wissen, im Bauch produziert, um dem Gehirn Hunger zu signalisieren; es ist das Magenknurren der Hormone.

Und was, fragen Sie jetzt, hat das alles mit Schlaf zu tun? Ich sag's Ihnen: Leptin verfügt über eine innere Uhr, und im Schlaf ist der Leptinspiegel am höchsten. Wenn Sie also schlecht schlafen (wie ungefähr ein Drittel der Bevölkerung), wird der höchste Leptinspiegel nicht erreicht, und das Gehirn sendet seine Fußsoldaten aus – Hungergefühl und Energiesparen –, genau wie wenn

Ihre Fettzellen beim Abnehmen schrumpfen. Gleichzeitig steigt bei Schlafentzug der Ghrelinspiegel. Der Appetit erwacht, und die Keksdose ruft.

Es gab schon etliche – teils kontroverse, teils übertreibende – Untersuchungen zur Frage nach dem Einfluss von Leptin und Ghrelin auf das Körpergewicht. Darunter:

- die Studie der Stanford University, die anhand von 100 freiwilligen Versuchspersonen herausfand, dass Menschen, die weniger als acht Stunden pro Nacht schliefen, einen niedrigen Leptin- und Ghrelinspiegel und (jetzt kommt's) auch mehr Körperfett aufwiesen. »Genauer gesagt, wer am wenigsten schlief, wog am meisten.«

- eine Studie an der University of Warwick, die herausfand, dass Schlafentzug das Risiko der Fettleibigkeit fast verdoppelt.

- Außerdem verglichen Forscher an der Bristol University Blutproben von Menschen mit und ohne Schlafstörungen. Erstere hatten einen Leptinspiegel, der 15 Prozent *unter*, sowie einen Ghrelinspiegel, der 15 Prozent *über* dem Normalmaß lag.

- Professor Jim Horne vom renommierten Sleep Centre der Loughborough University rät bei alldem jedoch zur Skepsis. »Es scheint, dass der Schlaf im besten Falle eine kleine physiologische Rolle bei der Entwicklung von Fettleibigkeit spielt, wobei es vielleicht auch eine verhaltenspsychologische Erklärung für eine durch Schlaflosigkeit ausgelöste Nachlässigkeit in der Ernährungsweise sowie das Phänomen des ›Trostessens‹ gibt.«

Wie auch immer, davon behalten müssen Sie nur Folgendes: Schlaf ist nicht nur eine Art passiver Zombie-Zustand. Er ist aktiv, komplex und für einen reibungslosen Stoffwechsel von essenzieller Bedeutung. Wenn wir die Nacht zum Tag machen, uns

mitten in der Nacht überstimulieren, Doppelschichten und Überstunden einlegen und unregelmäßig essen, wird unser Körper unweigerlich darunter leiden.

Was immer unsere Hormone so treiben, schlechter Schlaf
wird uns die Energie rauben, um ausgeruht aufzustehen und den
Tag in Angriff zu nehmen. Dieser niedrige Energiezyklus ist der
Erzfeind einer anhaltenden Gewichtsabnahme und treibt uns
den Süßigkeiten und Koffeinkicks in die Arme, um den Tag irgendwie zu überstehen ... weswegen man nicht schlafen kann und die
ganze traurige Geschichte wieder von vorne losgeht.

Jetzt sind Sie bestimmt schon ganz müde. Hervorragend.
Dann gehen Sie schlafen. Träumen Sie süß. Aber nicht *zu* süß!

WIE MAN GUT SCHLÄFT

Nach Informationen des Sleep Council glauben zwei Drittel der Bevölkerung, dass sie heute weniger Schlaf bekommen als noch vor ein paar
Jahren – und zwar rund 90 Minuten weniger, so einer der führenden
US-amerikanischen Schlafexperten. »Man kann schon sagen, es ist eine
schlafgestörte Generation«, sagt auch Kathleen McGrath, medizinische
Leiterin von Sleep Matters, einer Beratungshotline des Medical Ad-
visory Service. »Was wir hier haben, ist eine Zeitbombe. Die Leute heutzutage sind nicht körperlich, sondern geistig müde – viele Schlafzimmer sehen ja auch aus wie Raumschiff Enterprise, überall Bildschirme
und Monitore. Dabei ist das Schlafzimmer nur für zwei Dinge gedacht:
zum Schlafen und für Sex, wenn auch nicht unbedingt in dieser Reihenfolge.«

Wenn Sie sich nachts herumwälzen und alle Viertelstunde auf den
Wecker schauen, bekommt Ihr Körper nicht seine wohlverdiente Ruhe.
Professor Jim Horne hat folgende Tipps für einen erholsamen Schlaf:

➼ **Die Sorgen außen vor lassen.** Nervosität und Überreiztheit sind
  dem Schlaf abträglich, also machen Sie vor dem Zubettgehen etwas
  Einschläferndes, das Ihre Konzentration erfordert. Nicht fernsehen,
  denn das hat anregende Wirkung. Lesen wäre der Klassiker. Horne

empfiehlt außerdem Puzzeln, mit dem Hund Gassi gehen, Stricken und den Abwasch machen. So haben Sie immer eine blitzsaubere Küche, und am Ende vielleicht sogar einen hübschen neuen Schal.

➡ **Stehen Sie immer zur gleichen Zeit auf.** Egal, wann Sie ins Bett gegangen sind, stehen Sie morgens immer zur gleichen Zeit auf. Das hilft Ihnen, den Körper auf einen gesunden Zyklus von Schlafen und Wachen zu programmieren, was für Menschen mit Schlaf-störungen extrem nützlich sein kann.

➡ **Sie brauchen keine zwölf Stunden Schlaf.** Probieren Sie's mal mit acht. Wenn Sie gegen Mittag die Augen nicht mehr offen halten können, machen Sie ein 15-minütiges Nickerchen. Schlafen Sie län-ger, greifen Sie wieder in das Schlafbedürfnis Ihres Körpers ein und stören Ihre Nachtruhe.

➡ **Bleiben Sie cool.** Im Schlaf muss sich Ihr Körper abkühlen. Also keine megadicken Daunendecken, elektrische Heizdecke, Zentral-heizung auf volle Pulle. Machen Sie das Fenster einen Spalt auf.

➡ **Machen Sie sich's dunkel und leise.** Dunkle Vorhänge, Schlaf-maske, Ohrenstöpsel, Rollläden – egal wie, aber halten Sie Licht und Lärm von Ihrem Schlafzimmer fern – ebenso BlackBerrys und Lap-tops.

➡ **Benutzen Sie die Stechuhr.** Melatonin kann dabei helfen, die innere Uhr neu einzustellen, sagt Dr. Daniel Sister. Dieses Hormon, das in der Hirnanhangsdrüse produziert wird und den Schlaf- und Wachzyklus regelt, kann als Nahrungsergänzung eingenommen werden (in den Vereinigten Staaten in jeder Drogerie erhältlich, in Europa nur auf Rezept oder online), damit Sie sanft ins Reich der Träume sinken.

93 RISKIEREN SIE KEINE DICKE LIPPE

Sagen Sie niemals die folgenden Sätze:

- **»Ich bin nun mal ein Schleckermaul.«** Nein, Sie sind einfach nur zuckersüchtig. An alle Zuckerjunkies da draußen: Forscher haben kürzlich verkündet, dass es Schleckermäuler in dem Sinne nicht gibt. Wissenschaftler an der Duke University in North Carolina fanden heraus, dass das menschliche Gehirn »ahnt«, dass Süßes sehr kalorienreich ist und den Körper durch die Ausschüttung von Glückshormonen »belohnt«. Es ist gar nicht Ihr Maul, meine Liebe, sondern Ihr Kopf. Schulen Sie ihn und werfen den Süßkram über Bord.

- **»Ich habe einen gesunden Appetit.«** Kann schon sein. Aber das ist eine Beichte, keine Ausrede.

- **»Ich habe einen langsamen Stoffwechsel.«** Also bewegen Sie sich mehr, dann verbrennen Sie auch mehr Kalorien.

- **»Ich bin am Verhungern. Ich muss sofort was essen. Ich sterbe vor Hunger. Ich bin unterzuckert. Wenn ich jetzt nicht sofort dieses Stück Kirschkuchen esse, falle ich in Ohnmacht.«** Nein, das werden Sie nicht. Darf ich raten? Ihre letzte Mahlzeit ist nur wenige Minuten her. Jetzt reißen Sie sich zusammen! Wenn Sie den Eindruck haben, dass Ihr Blutzuckerspiegel mit Ihnen Achterbahn fährt, dann begradigen Sie ihn mit Nüssen, Backpflaumen und Toastbrot aus steingemahlenem Vollkornmehl, die allesamt einen niedrigen glykämischen Index haben, und nicht mit raffinierten Kohlenhydraten, wie sie in Kuchen oder Keksen enthalten sind. Die machen die Berg- und Talfahrt nur noch schlimmer, und am Ende fallen Sie auf die Nase, und zwar in einem Hagelschauer aus Tortenkrümeln.

PFLANZEN SIE
IHR EIGENES GEMÜSE AN

Wieso? Ich gebe Ihnen zehn gute Gründe:

•• **Geschmack.** Selbstangebaute Mohrrüben. Probieren Sie sie. Sie werden schon sehen. Sie werden mehr davon essen. Glauben Sie mir.

•• **Sparsamkeit.** Warum 2 Euro 50 für eine Tüte Rucola zahlen, wenn Sie ihn für ein paar Cent zu Hause auf der Terrasse in rauen Mengen selbst anpflanzen können?

•• **Kontrolle.** Sie bestimmen, was Sie auf Ihren Salat sprühen. Es gibt keinen multinationalen Konzern, der seine giftigen Dämpfe darüber aushaucht und ihn mit Pestiziden zuschüttet und ihn monatelang irgendwo auf Eis legt, bevor er in Ihren Magen kommt. Es ist Ihr Salat, ganz allein Ihrer! Und anders als die meisten abgepackten, chlorgewaschenen Fertigsalate strotzt Ihrer nur so von gewichtsreduzierender Vitamin-C-Vitalität.

•• **Jamie Oliver.** Was der kann, können Sie schon lange.

•• **Ökologisches Bewusstsein.** Keine Verpackung, keine »food miles«. Kein schlechtes Gewissen. Lernen Sie kompostieren, und Sie machen sich ethisch noch unantastbarer. Ich würde ja zu einem Wurmkomposter raten, aber ... mitten im Wohnzimmer? Ich selbst werfe Bioabfälle in einen heißen Komposter, der sich durch Eierschalen, Teebeutel, Hühnerknochen und alles Mögliche mehr frisst – nur nicht durch die silbernen Teelöffel, die uns Tante Evelyn zur Hochzeit geschenkt hat. Ein Glück, kann ich Ihnen sagen.

•• **Nur die Ruhe.** Das ist Slowfood – und somit, wie wir alle wissen, gutes Essen. Es ist zwangsläufig regional und saisonal.

Und es ist relativ einfach ... solange Sie daran denken, Ihre Kürbisse zu wässern, den Lollo rosso auszudünnen, die Ranken der Stangenbohnen abzuknipsen, die Setzlinge auszustechen, die Kartoffeln zu ernten. Okay, Sie brauchen ein Buch. Ich empfehle Carol Kleins *Grow Your Own Veg*.

→ **Bewegung.** Jäten Sie eine halbe Stunde den Garten, und schon sind 150 Kalorien abgeha(r)kt. Wahrscheinlich brauchen Sie anschließend eine Maniküre (noch mal 50 Kalorien).

→ **Gummistiefel.** Ja, Gummistiefel sind die Basis manch eines entzückenden Looks – vor allem in Kombination mit einer rustikalen Baumwollschürze, einem Kleid mit Blümchenmuster, einem Kranz Vergissmeinnicht im Haar, derlei Dingen. Ich bin ja ein großer Fan von selbstgemachter Limonade im Garten an einem warmen Sommertag, vielleicht mit dem bunt zusammengewürfelten Porzellan und den Teelöffeln von Tante Evelyn. Ganz im englischen Landhausstil. Kriegen Sie Ihr Gartengemüse auf die Reihe, und bald schon sehen Sie aus, als wären Sie den Seiten von *Heim und Garten* entsprungen, mit Pflanzstock in der Hand und nach Rhabarberkompott duftend. Welch eine Wonne, und dazu noch ein tolles Fashion-Statement.

→ **Kameradschaft.** Wenn Sie noch nie mit einer Tüte Lauch aus dem eigenen Garten als Gastgeschenk bei Freunden aufgetaucht sind, haben Sie in Ihrem Leben was verpasst. Sie werden feststellen, dass heutzutage eine endlose Reihe von Bekannten mit Obst und Gemüse aus dem eigenen Garten und selbstgebranntem Gin auf Ihrer Matte steht. Angeblich pflanzt Großbritannien heute so viel Gemüse im Garten an wie während des Zweiten Weltkriegs, als man Rasenflächen umgrub und sich in den Blumenkästen Hühner hielt. Das ist der Diättraum schlechthin – und viel besser, als mit einer Schachtel Pralinen aufzuschlagen.

↝ Schrebergarten. Wohl dem, der einen Schrebergarten hat – dagegen ist eine Hermès-Tasche nichts; wonach die Hautevolee zurzeit wirklich schmachtet, ist ein Stückchen Land, um Spinat und gekräuselten Grünkohl zu züchten. Obwohl es um die 330 000 Schrebergartenbesitzer in Großbritannien gibt, stehen bis zu 100 000 Anwärter auf Wartelisten. Scheuen Sie sich nicht, Ihre Scholle mit der Harke gegen die Konkurrenz zu verteidigen – Ihr Körper erntet den vollen Nutzen.

95 WERDEN SIE BUDDHISTIN UND BESIEGEN DIE LEIDENSCHAFT ODER FOLGEN SIE DEM TAO MIT NICHTSTUN

Jetzt, wo wir auf der Reise zur figürlichen Glückseligkeit unserem Ziel immer näher kommen, lohnt es sich, ein paar philosophische Fragen zu stellen. Kriegen Sie den Hals nie voll? Sind Sie nie zufrieden? Sind Sie traurig und hungrig? Ich frage das nur deshalb, weil diese Sehnsucht, dieses schmerzliche Verlangen, inzwischen typisch geworden ist für das Leben im 21. Jahrhundert. Ich will Sie jetzt um Gottes willen nicht mit »Konfuzius sagt« behelligen. Aber man kann etwas lernen aus den alten Schriften, das sich wiederum auf Ihr Verhältnis zu allem in Ihrer Welt auswirken kann, einschließlich Ihres Mittagessens. Es geht um Bewusstsein. Um Achtsamkeit. Ich weiß, ich klinge schon wie ein Glückskeks, aber es ist wirklich wichtig. Es hat mit den Klassikern wie Selbstakzeptanz, Verantwortung und einem sinnvollen Leben zu tun. Wenn Sie schon abgeschaltet und den Fernseher eingeschaltet haben, halten Sie inne. Nur kurz. Könnten Sie sich nicht irgendeiner konstruktiveren Sache zuwenden als der Frage, wie weit oder wie eng Sie Ihren Gürtel schnallen?

Eigentlich könnten wir das alle. Kein Grund, sofort in wilden Aktionismus zu verfallen. Gerüchten zufolge soll Gwyneth Paltrow schon mal versucht haben, splitternackt im Lotussitz vor dem Spiegel zu Abend zu essen, um zu sich selbst zu finden. Das muss jetzt nicht unbedingt auch für Sie die Lösung sein, vor allem nicht, wenn Sie jemanden zum Essen erwarten. Besser wäre es, sich auf etwas Sinnvolleres zu konzentrieren als auf den eigenen Bauchnabel. Wie Cyril Connolly in *Das ruhelose Grab* schreibt: »Der einzige Weg, dünn zu werden, besteht darin, seinem Leben einen Sinn zu geben.« Und wenn er darüber nachgedacht hätte, hätte er bestimmt hinzugefügt, dass dieser Sinn nicht darin besteht, »einen festeren Po zu bekommen« oder »in einen knapperen Bikini zu passen«.

Wenn Sie mal darüber nachdenken – und darum bitte ich Sie inständig –, könnte es den meisten von uns nicht schaden, mehr in uns hineinzuhorchen und weniger Selbstkritik zu üben. Da bin ich ganz Henry Millers Meinung, der einmal sagte: »Der Sinn des Lebens besteht darin, zu leben, und leben heißt Bewusstsein, glückliches, trunkenes, gelassenes, göttliches Bewusstsein.«

Wir könnten viel mehr in der Gegenwart leben, im Hier und Jetzt, nicht dann und dort. Interessanterweise hatte Buddha jede Menge zum Thema Körper zu sagen. »Wir werden zu dem, was wir denken« stammt zum Beispiel von ihm. Und mein persönliches Lieblingszitat, wenn alles Mist ist und das Kleid nicht passt: »Du kannst das ganze Universum nach jemandem absuchen, der mehr Liebe und Zuneigung verdient als du selbst, und dieser Mensch ist nirgends zu finden. Du selbst, so sehr wie jeder andere im ganzen Universum, verdienst deine Liebe und Zuneigung.«

MEHR LIEBE IN DEN MAGEN

Essen sollte mit Seele, Liebe und Gelächter garniert werden, nicht mit Argwohn, Missgunst und schlechtem Gewissen. Ein Eintopf, ein Kuchen zur Feier des Tages, ein unschuldiges Schälchen Götterspeise mit Eiscreme ... ehrlich, wenn man zu sehr darüber nachdenkt, abwägt und sich die Konsequenzen ausmalt, gibt es dem Ganzen einen bitteren Beigeschmack. Wäre es da nicht besser, sich zu freuen?

Ein Beispiel: Singen und Essen gingen früher bei uns zu Hause immer Hand in Hand (obwohl diese Kombination in Gesellschaft als unschicklich angesehen wurde). Aber wenn die Würstchen in der Pfanne brutzelten oder das Hähnchen darauf wartete, tranchiert zu werden, fingen wir an, alles Mögliche zu singen. »Nessun Dorma«. Die Arie aus Delibes' *Lakmé*. Englische Volkslieder.

Doch meistens sangen wir beim Abwasch, denn das Singen versüßt bekanntlich die Arbeit. Meine Schwester und ich sangen Lieder von ABBA oder Musicalhits, während meine Mutter die Arbeitsflächen abwischte und dabei »Oom-pah-pah« aus *Oliver!* schmetterte. Mein Vater hatte seine Opern mit selbst ausgedachtem Libretto, während er das Hühnchenfett vom Bräter schrubbte. Zu Weihnachten schallten Weihnachtslieder aus der dampfenden Küche heraus, und meine Tanten und Cousinen tanzten mit feuchten Geschirrhandtüchern übers Linoleum, um sich vor dem Abtrocknen der schweren Töpfe zu drücken.

Während eines dieser Familienfeste haderte ich mit meinem Outfit für einen Abend in der Disco (ja, das ist schon eine Weile her). Meine Großmutter, eine Frau, die in ihrer Jugend in goldenen Tanzschuhen eine ganz passable Figur abgegeben hatte, sagte in ihrer lakonischen Art: »Ich würde mir keine Sorgen machen, Liebes. Es guckt dich sowieso keiner an.«

Erst Jahre später begriff ich, dass es überhaupt nicht böse, sondern als Appell gemeint war, mich weniger wichtig zu nehmen. Seitdem habe ich verschiedene wissenschaftliche Studien gelesen, die meiner Großmutter Recht geben. Die Leute nehmen einen längst nicht in dem Maße wahr, wie man glaubt. Die meiste Zeit sind sie nämlich mit etwas ungleich Faszinierenderem beschäftigt: nämlich mit sich selbst. Voilà. Singen Sie mehr. Sorgen Sie sich weniger. Denken Sie dran, dass dieser Mensch da auf der Tanzfläche, der aussieht, als würde er sich köstlich amüsieren, wahrscheinlich genau das tut.

ERKENNEN SIE, DASS MANCHE FREUNDE FETTMAGNETEN SIND

Gerade letzte Woche verbrachte ich eine ganze Mittagspause (eigentlich fast drei Stunden, aber wir wollen mal nicht so sein) mit meinen Freundinnen Pippa und Lou. Wir waren bestens gelaunt und tauchten selbstvergessen und verschwörerisch dicke Focacciastücke in eine mittig platzierte Olivenölpfütze. Wir nahmen alle eine Vorspeise, denn schließlich gab es was zu feiern. Oder doch nicht? Ach so. Egal.

Drei große Gläser chilenischen Sauvignon Blanc später hatte Pippa ein Risotto bestellt, Lou die Entenleberpastete und ich – ach, was soll's – die Linguine Carbonara. Ich spielte mit dem Gedanken, als Beilage für uns drei zusammen noch Pommes dazuzunehmen. Es wären gerade mal sechs Pommes für jeden. Wir bestellten alle ein Dessert, weil niemand zusah, und dann aßen wir noch die Minzschokolade, die zum Kaffee gereicht wurde, weil ... ach, wer weiß das schon noch! Vielleicht waren's ja sogar zwei Flaschen Weißwein. Und was glauben Sie, haben wir danach gemacht? Wir sind shoppen gegangen ...

Ach, die Guten. Es ist ja nicht so, dass Freundinnen einen absichtlich dazu verleiten, hemmungslos zu essen und einzukaufen. Nur, indem man es selber macht, akzeptiert man, dass sie es machen, und so dreht sich das Karussell lustig weiter, bis man als dicker kichernder Haufen am Boden liegt.

In einem seiner genialen Experimente entdeckte Brain Wansink vor kurzem, dass man besonders schnell dann zunimmt, wenn man mit anderen essen geht. In seinem Buch *Essen ohne Sinn und Verstand* schreibt er: »Wenn man in Gesellschaft eines anderen Menschen isst, verzehrt man im Schnitt 35 Prozent mehr, als man es allein tun würde. Zusammen mit sieben oder mehr Tischgenossen isst man beinahe doppelt so viel oder 95 Prozent mehr ... Für welche Alternative sollten Sie sich entscheiden, wenn Sie abnehmen wollen? Das kommt darauf an. Als zurückhaltender Esser sollten Sie die Gruppe wählen, als guter Esser die Mahlzeit allein.«

Tatsächlich funktioniert die Sache in beide Richtungen, vor allem unter Frauen. In der Regel tendieren wir dazu, unsere Bestellung mit dem abzustimmen, was die Tischgenossinnen gewählt haben; dadurch wird die Völlerei oder Abstinenz des Abends gesellschaftlich sanktioniert. Meiner Erfahrung nach, und das würde Wansinks These untermauern, ist es so: Wenn der erste Einsatz eher hoch ist (Risotto Primavera zum Beispiel), versuchen die restlichen Mitspieler, sich gegenseitig zu übertrumpfen, indem sie als Beilage neue Kartoffeln mit Butter und eine Extraportion hausgemachte Pommes bestellen, bis die Letzte in der Verlegenheit ist, die ganze linke Seite der Speisekarte zu ordern.

Das Spiel kann aber auch anders ausgehen. Es folgt einer Abwärtsspirale, wenn Philippa als Erste »nur den Tricolore-Salat« bestellt. Dann nämlich nimmt Jodie dasselbe, aber mit dem Dressing in einem Extraschälchen. Betrachten Sie's als eine Art gastronomisches Runterhandeln. Es kommt immer auf die Freundinnen an (Runterhandeln ist in Modekreisen sehr beliebt) und auf das erste Gebot. Wenn sechs Moderedakteurinnen also mittags zusammen essen gehen, könnte diejenige, die zuletzt mit der Bestellung dran ist, hungrig nach Hause gehen und womöglich ein paar After Eights an der Tür abgreifen müssen, um überhaupt was in den Magen zu bekommen (ist mir alles schon passiert).

Je entspannter Sie sind, desto wahrscheinlicher ist es, dass Sie der Völlerei frönen (weshalb viele von uns sich den Bauch vollschlagen, wenn wir alleine sind). Es ist auch der Grund, warum Urlaub mit Freunden extrem gefährlich ist – das sind die haifischverseuchten Gewässer Ihrer Ernährungs-Landkarte. Kürzlich verbrachte ich mit ein paar Freundinnen ein paar Urlaubstage mit Selbstverpflegung, und die Menge an Lebensmitteln, die gekauft, diskutiert, konsumiert und erneut diskutiert wurde, war phänomenal. Alle drei Minuten drängte mir wieder jemand einen Schlag

Kartoffelbrei auf. Wir aßen und naschten und plauderten, und dann aßen wir weiter, und das Gespräch drehte sich um nichts anderes als um die nächste Mahlzeit und wie viele Karamellwaffeln noch in der Speisekammer waren.

Alles das ist nachvollziehbar. Menschen sind gesellige Wesen. Die Fütterung führt uns zusammen. Essen ist eine wunderbar feierliche Sache, ein köstlicher, herzerwärmender sozialer Klebstoff, der uns alle verbindet. Man kann sich gut vorstellen, wie damals unsere Vorfahren in ihren Höhlen saßen und die Vorzüge von Wildschwein gegenüber rohem Bison fürs Abendessen diskutierten – ohne einen Gedanken an ihren überquellenden Lendenschurz zu verschwenden. Wenn Sie aber heutzutage ernsthaft Ihr Gewicht unter Kontrolle halten wollen, müssen Sie einen Weg finden, Zeit mit Freunden zu verbringen, ohne dabei kiloweise zuzunehmen – und ohne als überheblicher Langweiler rüberzukommen, der sogar den Kaloriengehalt der Tischserviette kennt. Eine Idee wäre, all Ihren Freundinnen dieses Buch zu schenken, dann wären alle schon mal auf dem gleichen Stand.

HÜTEN SIE SICH VOR DIÄTBREMSEN

Diätbremsen sind die nicht ganz so treuen Freundinnen, die einem beim Abnehmen einen Strich durch die Rechnung machen. Ein Autor schrieb einmal mit leichtem Bedauern, das Abnehmen sei, »wie in ein Kriegsgebiet zu kommen. Jeder ist der Feind. Bedenken Sie stets, dass eigentlich niemand will, dass Sie Erfolg haben.« Als Optimistin bilde ich mir ein, dass Frauen schon ein bisschen solidarischer sind – so oder so müssen Sie stark bleiben, wenn Sie folgende Sätze hören:

- »Du willst mich doch nicht allein trinken lassen.«
- »Wo willst *du* denn abnehmen?!«
- »Hab ich extra für dich gebacken. Ich weiß doch, wie gern du Buttercremetorte isst.«
- »Jetzt bleib doch noch und mach mit mir die Flasche leer.«

➥ »Ja, ich weiß, du wolltest eigentlich nur eine Kugel, aber es gab dieses Megahörnchen mit drei Kugeln, heißer Karamellsoße, Nüssen und Sahne im Superangebot!«

➥ »Iss du den letzten Pfannkuchen. Sonst muss ich ihn wegschmeißen.«

Das alles, müssen Sie wissen, sind die Köder der Saboteure. Wehren Sie sich und drohen, Ihren eigenen Traubenextrakt zum Abendessen mitzubringen. Hüten Sie sich auch vor Leuten, die sich die Hände reiben, wenn jemand zugenommen hat. Aber noch wichtiger, als die Neinsager und Essensaufdränger zu meiden, ist es, andere zu behandeln, wie Sie selbst behandelt werden möchten. Wie Balzac einmal sagte: »Je mehr man urteilt, desto weniger liebt man.« Also hören Sie auf, Ihre Mitmenschen hochzujubeln oder zu verurteilen, hören Sie auf zu konkurrieren, hören Sie auf, Ihren Freundinnen Bananen-Toffee-Torte vor die Nase zu stellen, um sie möglichst bald aus ihren ärgerlich winzigen Spaghettiträgertops platzen zu sehen. Beginnen Sie mit einem Mindestmaß an Güte und denken Sie daran: Wie man in den Wald hineinruft ...

WARUM DICKE FREUNDE DICKMACHEN

Eine Studie an der University of California zeigte kürzlich, dass sich Fettleibigkeit innerhalb von sozialen Netzwerken fortpflanzt und dass Leute mit dickem Freundeskreis mit doppelter Wahrscheinlichkeit übergewichtig sind. Weitere Untersuchungen von Wirtschaftswissenschaftlern an der University of Warwick, am Dartmouth College und an der Universität Leuven bestätigten, dass Menschen in hohem Maße, aber unbewusst, von den Gewichtsverhältnissen ihrer Umgebung beeinflusst werden. Demnach sind dickmachende Angewohnheiten ansteckend. Es ist eben alles relativ. Wer Freunde und Familie hat, die regelmäßig eimerweise fettige Chicken Wings vertilgen, tut es ihnen unweigerlich nach. Wenn die anderen im Kino einen Turbobecher Sprite kaufen, sieht ein Riesenbecher dagegen mickrig aus. Professor Andrew Oswald von der University of Warwick sagt: »Die grassierende Fettleibigkeit muss nicht so sehr als physiologisches denn als gesellschaftliches Phänomen betrachtet werden. Der Mensch untersteht dem Einfluss relativer Vergleiche, und die Normen haben sich gewandelt und sind noch immer im Wandel begriffen.«

97 SUCHEN SIE SICH EINE HERAUSFORDERUNG: MACHEN SIE SICH'S NICHT ZU GEMÜTLICH

Okay, Sie können nicht jedes Mal, wenn der Hosenbund kneift, auf einen anderen Kontinent ziehen, sich verloben oder sich scheiden lassen – aber vieles spricht dafür, dass eine tiefgreifende Änderung Ihrer Lebensweise auch wirklich eine Veränderung Ihrer Körperform herbeiführen wird. Werden Sie nicht bequem wie eine Kuh auf der Weide. Lassen Sie sich nicht häuslich nieder, schlagen Sie keine Wurzeln, richten Sie sich nicht langsam, aber sicher in einem gemütlichen, fügsamen Leben ein.

»Es gibt«, sagte Iris Murdoch einmal, »keinen Ersatz für die Behaglichkeit einer zur Selbstverständlichkeit gewordenen Partnerschaft.« So eine Partnerschaft ist ja auch etwas Wunderbares. Doch eines der größten Abnehmhindernisse ist letztlich der eigene Partner, vor allem dann, wenn Sie lange genug zusammen sind, um miteinander vertraut zu sein wie ein altes Paar Socken. Wenn Sie keine Scheu haben, vor ihm zu rülpsen, wenn Sie sich die Beine rasieren, während er sich das Kinn rasiert, wenn Sie ihm die Boxershorts waschen, dann sind Sie miteinander vertraut (wenn Sie ihm die Boxershorts auch noch bügeln, sind Sie verrückt). Aber Behaglichkeit ist wie ein Sofa: weich, nachgiebig, unbewegt und schwer zu verlassen.

Studien belegen immer wieder, dass Frauen zunehmen, nachdem sie geheiratet haben – teils deshalb, weil das trägerlose Taftkleid mit der Schleppe und die passenden Brautjungfern nicht länger die Sicht auf die Törtchen blockieren. Wer unter der Haube ist, hat aber außerdem die Tendenz, ruhig noch eine Ladung

Knoblauchbrot dazuzubestellen. Um einen alten Sinnspruch zu prägen: Es gibt nichts Verheerenderes für die Figur als die Hochzeitstorte. »Die Ehe«, sagte ein scharfsinniger Beobachter, »ist ein Vorgang, bei dem der Lebensmittelhändler das verdient, was früher der Blumenhändler verdiente.«

Ist man erst mal verheiratet, liegt es allzu nahe, ordentlich reinzuhauen. Wo man früher zum Abendessen mit einem Schälchen Müsli auskam, kocht man auf einmal Lammkeule mit allen Schikanen. Früher wäre das undenkbar gewesen. Und jetzt machen Sie sogar die Soße selbst. Wie die *Observer Food Monthly* feststellte: »Eheleute sind von Natur aus gefräßig. Sie fürchten sich nicht vor Kohlenhydraten, sie sind beleidigt, wenn man nur die Hälfte isst ... Hüten Sie sich vor Folgendem: Brot zum Essen! Kartoffelbrei! Soßen! Eheleute lieben so etwas!«

Sobald Kinder auf den Plan treten, bringt die elterliche Lebensweise (wenn ich's mal so ausdrücken darf) wahrscheinlich mit sich, dass Sie etwas mehr Zeit zu Hause und etwas weniger Zeit im Club verbringen. Dergestalt ans Haus gefesselt, stellen Sie fest, dass eine mysteriöse Nabelschnur Sie mit Keksdose und Brotkorb verbindet. Das erste Glas Weißwein wird gekippt, sobald Olivias kleines Köpfchen aufs Kissen fällt: Ihre Belohnung für einen Tag mütterlicher Duldsamkeit (und dafür, dass Sie's geschafft haben, einen ganzen Bauernhof aus Fimo zu bauen und gleichzeitig drei Maschinen Wäsche zu waschen). Kein Wunder, dass Ihre Jeans aus der Zeit vor der Schwangerschaft einer anderen Galaxie zu entstammen scheinen.

Wenn Sie keine Scheu haben, vor ihm zu rülpsen, wenn Sie sich die Beine rasieren, während er sich das Kinn rasiert, wenn Sie ihm die Boxershorts waschen, dann sind Sie miteinander vertraut.

Das ist nicht nur eine müßige Beobachtung. Weight Watchers hat kürzlich eine Studie von 3000 verheirateten Frauen veröffentlicht, die die verschiedenen Stadien der weiblichen Figur im

Lauf eines Lebens untersuchte. Fast 66 Prozent der Frauen sagten, ihr Gewicht habe je nachdem, wie glücklich sie zu einer bestimmten Zeit in ihrem Leben waren, geschwankt. Dieser Studie nach sei eine Frau in der Anfangszeit ihrer Partnerschaft, wenn der Traummann gefunden ist, »so darauf erpicht, den Mann zu beeindrucken, dass sie bei einem romantischen Dinner nur einen Salat bestellt«. Wow. Aber danach wird's kuschlig: Denn jetzt folgen gemütliche Abende zu zweit, eine DVD und ein Essen vom Thai-Imbiss, bei denen sie durchschnittlich zwischen fünf und sechs Kilo zulegt. Wenn der große Tag naht, nimmt unsere Heldin 4,5 Kilo ab, um sich in das tolle Kleid zu quetschen. Das erste Baby bringt viel Freude, aber auch rund acht Kilo Zusatzgewicht mit sich. Dann kommt allmählich die Neuerfindung, zusammen mit der Erkenntnis, dass das Leben doch noch mehr zu bieten hat als Jogginghosen und den ganzen Tag Fernsehen. Sie nimmt sechs Kilo ab, juhu, und zwar pünktlich zu den Wechseljahren, die ihre Pläne wieder gründlich sabotieren ...

Wie soll man also das Fett des Lebenszyklus abwehren? Ihre Aufgabe ist es, sich immer wieder neue Herausforderungen zu suchen, nicht in eingefahrene Gleise zu geraten, sich und Ihr Leben regelmäßig durchzulüften. Wenn Sie ständig mit Ihrem Partner üppig speisen, belegen Sie einen abendlichen Yogakurs und machen das Mittagessen zu Ihrer Hauptmahlzeit. Wenn Sie feststellen, dass Sie an drei aufeinanderfolgenden Abenden dasselbe gemacht haben, rennen Sie zur Strafe einmal ans andere Ende der Straße und zurück. Wenn Sie wegen der Kinder abends zu Hause bleiben müssen, lernen Sie Klavierspielen oder Französisch oder (besser noch) Kickboxen. Besorgen Sie sich eine Lern-DVD; das bringt tausendmal mehr, als sich die gesamten fünf Staffeln von *The Wire* reinzuziehen. Kehren wir noch einmal zurück zu unserem alten Freund Honoré de Balzac. »Die Ehe«, schrieb er, »muss sich unentwegt gegen ein alles verschlingendes Ungeheuer zur Wehr setzen: die Routine.«

NEHMEN SIE
IHRE LEIDENSCHAFT VOM TELLER

Wenn das Aufregendste in Ihrem Leben die Frage ist, ob Sie in die neue Harvey-Nicks-Kollektion passen, müssen Sie in Ihrem Leben ein paar Dinge zurechtrücken. Wer weiß, wohin Ihre Energie Sie tragen könnte, sobald Sie aufhören, nur um sich selbst zu kreisen ... Sie könnten Spenden sammeln, Zwinger ausfegen im Tierheim, Bienen züchten, einen Staatsstreich vorbereiten ... Was es ist, spielt keine Rolle, aber mit dieser Generalüberholung Ihres Lebens und Verhaltens (schauen Sie, Sie sind bei Tipp 98. Es kann Sie nichts mehr aufhalten) sollten Sie schon lange Ihr Augenmerk von der Größe Ihres Hinterns weg und auf etwas gelenkt haben, was die Welt zumindest ein klein wenig verbessert. Wenn Sie sich ein Hobby suchen wollen, peilen Sie etwas wirklich Sinnvolles an. (Einen guten Zweck. Einen Jugendclub in Ihrem Viertel. Spenden sammeln, damit in Ihrer Straße ein paar Bäume gepflanzt werden. Oder pflanzen Sie die Bäume selbst.) Sie werden staunen, wie sehr Ihr Körper von einer Sichtweise profitiert, die zur Abwechslung mal nach außen gerichtet ist.

TOD UND SCHOKOLADE:
Wie morbide Gedanken den Appetit anregen

Manchmal begegnet einem eine These, bei der man innehalten muss, um wieder einmal die unvergleichliche Komplexität der menschlichen Psyche zu bestaunen. Hier ist so eine: Neueren Forschungen an der Erasmus-Universität Rotterdam zufolge haben Menschen, die viel über ihren eigenen Tod nachdenken, den Drang, mehr zu essen.

Ein Aufsatz im *Journal of Consumer Research* zeigt, dass »Verbraucher, vor allem diejenigen mit geringerer Selbstachtung, empfänglicher sind für übermäßiges Essen, wenn sie in den Nachrichten oder in Sendungen über ungeklärte Straftaten mit Bildern von Toten konfrontiert werden.« Dieser Effekt wird anhand einer Theorie erklärt, die »Flucht vor der Selbsterkenntnis« genannt wird. Werden Menschen an ihre

Sterblichkeit erinnert, breitet sich Unbehagen über das aus, was sie in ihrem bisherigen Leben geleistet haben. Eine Umgangsweise mit diesem Unbehagen besteht darin, die Flucht davor anzutreten und sich eine weitere großzügige Handvoll Jelly-Beans in den Rachen zu kippen. Und was lernen wir daraus? Halten Sie sich nicht mit dem Tod auf, sondern mit dem Leben, das noch in Ihnen steckt (den Spruch hatte ich wirklich mal in einem Glückskeks).

99 KLEBEN SIE EIN FOTO VON DER BÖSEN BRITNEY AN IHREN KÜHLSCHRANK

Britney Spears' Seelenverwandte Madonna sagt zum Thema Körpermanagement Folgendes: »Wenn Sie wissen wollen, wie ich es schaffe, so auszusehen, wie ich aussehe: Diät, Sport und ständige Wachsamkeit.« Ständige. Wachsamkeit. Klar, die meisten von uns bewohnen eine Grauzone irgendwo zwischen der bösen Britney und der minutiösen Madonna. Doch wir alle brauchen hin und wieder einen kleinen Anstoß, um uns an unseren Schlachtplan zu erinnern und uns vor Augen zu halten, dass ein Nein zu dem Stück Torte unmittelbare Kosten (nämlich kein Stück Torte zu bekommen), aber – wie die Verwendung von Zahnseide oder das Einzahlen in die Rentenversicherung – wenig sofortigen Nutzen bringt. Der Nutzen kommt, mit etwas Glück und wenn der Wind günstig steht, morgen, übermorgen oder überübermorgen. Als kleine Gedächtnisstütze lassen Sie die Einladung zur Hochzeit auf dem Kaminsims stehen, das Cocktailkleid an dem Haken an der Schlafzimmertür hängen oder kleben Sie das Bikinifoto auf den Vanilleeisbehälter im Gefrierschrank. Ebenso lohnt es sich, den Kalender im Blick zu behalten: Es gibt nichts Besseres als die Aussicht auf eine Poolparty im Juli, um einen vom zweiten Würstchen abzuhalten. Eine Reihe von Terminen wird Ihre Hand im Zaum halten, wenn sie wieder mal auf der Suche nach überflüssiger Nahrung davonstreunt.

Es geht vor allem darum, den Feind zu erkennen und ihn sich mit einer Kombination aus Wachsamkeit und Kaltblütigkeit vom Leibe zu halten.

100 WENN NICHTS MEHR GEHT, STRICKEN SIE

Wir essen nicht nur, wenn wir Hunger haben. Essen kann eine Reaktion auf Stress, Erschöpfung, Einsamkeit, Euphorie, Kummer sein ... Vor allem aber essen wir, wenn wir Langeweile haben. Untersuchungen haben gezeigt, dass jeder zweite Erwachsene genau das tut: Er greift nach der Tüte Tortillachips, weil die Chipstüte wieder ein kleines Fenster in der Endlosschleife seiner Existenz füllt. Es ist eine automatisierte, repetitive Reaktion auf die konturlose Zeitspanne zwischen Jetzt und Später. Das ist auch der Grund, warum die meisten von uns auf langen Autofahrten tonnenweise Chips und Schokolade futtern und warum eine Kaffeepause im Büro den Tag schneller herumzubringen scheint (vor allem, wenn noch ein dänischer Butterkeks mit im Spiel ist). Essen ist aber nicht die Lösung. Essen ist der Brennstoff. Essen soll Sie von A nach B bringen, statt Sie auf einen Sitzsack zu werfen, auf dem Sie vor sich hin gammeln, bis der Tag vorbei ist. Wenn Sie Trost in einem geriffelten ofengebackenen Kartoffelchip finden, sollten Sie wirklich mehr unter Leute. Suchen Sie sich eine andere Krücke.

ESSEN AUS LANGEWEILE: Machen Sie lieber etwas Interessantes

➥ Wenn sich der Hunger meldet, greifen Hollywoodschauspielerinnen offenbar zu den Stricknadeln statt zur Brezeltüte – Julia Roberts und Uma Thurman tun es beide, und hinter den Kulissen der Modenschauen kann man sich kaum noch retten vor Häkel- und Strickzeug. Dank solcher Vereinigungen wie Cast Off und Knitta (eine

Gruppe, die Statuen auf der ganzen Welt mit subversiver Strick-mode schmückt) können Sie sich in dem Gedanken wiegen, dass Stricken wahnsinnig angesagt ist. Sie könnten sogar einem Hand-arbeitszirkel beitreten. Die Winternächte werden wie im Flug ver-gehen, und am Ende haben Sie einen originellen Schal statt einer leeren Familientüte Chips und einer ebenso ausgehöhlten Seele.

➡ Kauen Sie Kaugummi. Um Lyndon B. Johnson zu zitieren: »Wie im Fall von Gerald Ford kann man nicht gleichzeitig essen und Kau-gummi kauen.«

➡ Machen Sie sich die Nägel – und Ihre Hände sind bis zum Mittag-essen beschäftigt. Dasselbe gilt für Aquarellmalerei, Erinnerungs-alben gestalten, Posaunenunterricht nehmen. Basteln Sie Weih-nachtskarten, streicheln Sie eine Katze, nähen Sie eine riesige Steppdecke aus Altkleidern und versteigern Sie sie anschließend für einen guten Zweck. Es ist mir relativ egal, was Sie machen, solange es Sie davon abhält, sich sinnlos vollzustopfen.

KAPITEL 11
LIEBEN SIE SICH SELBST

Machen Sie sich größer, um kleiner zu werden

Fast 20 Jahre Modebranche haben mich etwas gelehrt, nämlich dass das Aussehen in Wirklichkeit sehr wenig mit Gewicht zu tun hat, aber umso mehr mit Selbstvertrauen. Denken Sie an die Frauen, die Sie bewundern, die das gewisse Etwas haben und genau wissen, wie man es einsetzt. Ich gehe jede Wette ein – ich würde meine allerschönsten Jimmy Choos verwetten –, dass diese Frauen Selbstvertrauen, Geist und Elan versprühen. Ein gestärktes Selbstbewusstsein bringt ein gesünderes Verhältnis zum Essen und ein besseres Verhältnis zum eigenen Körper mit sich. Deswegen sind Sie hier. Und das haben Sie nun davon – das intime, intuitive Wissen, dass Sie ein wunderbarer Mensch sind. Um sich das sagen zu lassen, brauchen Sie keine Waage. Im Grunde Ihres Herzens, tief unter der festen Umarmung des sensationellen Kleids, das sie da anhaben, wissen Sie es selbst.

Geheimnis, Eleganz und Energie – das gewisse Etwas ist hauchzart wie ein Schmetterling. Es lässt sich nicht einfangen, in ein Fläschchen füllen und weltweit vertreiben. Es lässt sich nicht mit Kreditkarte kaufen, sondern nur mit Selbstvertrauen. Mit Selbstvertrauen und mit Liebe.

Denken Sie an Botox, nur mal so als Beispiel. Warum sehen aufgespritzte Frauen immer so säuerlich, so verzweifelt, so bedauerlich glattgebügelt aus? Ich habe den Eindruck, es liegt daran, dass sie Angst haben, ihr eigenes Gesicht zu bewohnen. Dieser Zusammenbruch des Selbstbewusstseins schimmert sogar durch die straff gespannte Haut hindurch. Denken Sie dagegen an Frauen, die sich kennen und Freude an sich haben. Man begegnet ihnen nicht oft in einer Zeit, die es darauf angelegt hat, unseren Glauben an uns selbst zu untergraben, und die uns in Form von Tuben und Tiegeln eine Fahrkarte in die Welt der Träume verkaufen will. Aber wenn doch, bleibt sie einem nachhaltig im Gedächtnis und man zerbricht sich den Kopf, was es war an dieser Frau – ihr Duft, ihr Lächeln? –, weswegen sie noch immer bei einem ist, obwohl sie den Raum längst verlassen hat.

Es gibt natürlich berühmte Frauen, denen das gewisse Etwas in die Wiege gelegt wurde: Cate Blanchett, Erin O'Connor, Nigella Lawson. Julianne Moore hat es. Helen Mirren hat es. Elizabeth Taylor wäre ohne aufgeschmissen gewesen. Catherine Zeta-Jones scheint damit auf die Welt gekommen zu sein; es ist der Stoff, der sie aus einer Doppelhaushälfte in Swansea in die High Society Hollywoods katapultiert hat. Aber Sie müssen weder Promi sein noch unverschämt reich oder schlank, um Ihre Mitte zu finden und sich um diese Mitte zu drehen (nur zur Ergänzung: auch Dawn French, Beth Ditto und Oprah Winfrey haben es).

Nehmen Sie zum Beispiel Rose, eine Frau, die ich vor Jahren mal auf einer Party kennenlernte. Ich habe schon mal über sie geschrieben, aber es lohnt sich, auf sie zurückzukommen wie auf eine alte Freundin. Ich war in Lewes, aß Honig-Madeleines und trank Wein aus der Gegend – und dort, unter den illustren Gästen (einem Förster von den nahe gelegenen Feldern, einer jungen Frau mit komischen Zähnen, die aus selbstgezüchteten Rindern Bioburger herstellte, einem Profiradfahrer in knallgelbem Elastan), war Rose. Sie war vielleicht um die sechzig, hatte einen Haarschopf, der sich in der Öffentlichkeit einfach nicht benehmen konnte, und zwar in der Farbe von Stahlwolle und in keine nennenswerte Form gebracht. Sie war ungeschminkt und weder hässlich noch hübsch. Und dennoch leuchtete Rose. Was war es nur? Kein Botox. Keine Microdermabrasion. Keine tollen Designerklamotten. Wir unterhielten uns über dies und jenes – ein neues Haus, einen alten Witz –, während ich mein neugieriges Auge über ihre Gestalt gleiten ließ, um die genaue Quelle ihrer Ausstrahlung zu eruieren.

Erst später ging mir auf, dass Rose im perfekten Einklang war mit ihrem Körper, mit ihrem Alter, ihrem Stil und ihrer Figur. Die Wirkung dieser Zufriedenheit war verblüffend. Sie trug diesen flippigen Schichtstil, der so vorteilhaft ist für alle, die sich von den feurigen, kurzlebigen Modeexplosionen verabschiedet haben. Rose kombinierte einen kohlengrauen Rock mit einer weiten Bluse und einer wunderschönen Halskette in Silber und Bernstein und einem großen Tuch aus besticktem bordeaux- und beigefarbenem Stoff, das sie sich, als die Sonne verschwand und es frisch wurde im Garten, über die Schultern warf. Das Tuch hätte irgendwann mal in Rajasthan ein Bett bedeckt oder eine Wand geschmückt haben können; es war exotisch wie Patschuli, aber kostbar wie Gold.

Für mich alten Modehasen sind Offenbarungen wie diese ebenfalls kostbar wie Gold. Als ich ganz zu Beginn meiner Karriere an den Laufstegen saß, hatte ich davon gleich dutzendweise; eine Versace-Modenschau, Linda Evangelistas Beine oder die unsagbare Perfektion eines Abendkleids von Dior reichten schon aus. Aber trotz allem kommen die bleibendsten Eindrücke von Menschen, die etwas verstehen – nicht die aktuelle Modeströmung, den Klatsch auf der Straße, die Gier nach der neuesten Handtasche oder dem angesagtesten Schuh. Sie kommen von Leuten, die sich selbst verstehen.

Und das ist das gewisse Etwas. Auch anderswo bin ich diesem gewissen Etwas begegnet. Bei meiner ersten Yogalehrerin zum Beispiel, einer wunderbaren Frau, die ausschließlich Weiß trug und ein beneidenswertes Körpergefühl hatte, obwohl sie an Brustkrebs erkrankte und sich eine Brust abnehmen lassen musste. Oder bei meiner Freundin Iris, die meistens Gummistiefel und einen übergroßen alten Pullover anhat, auf dem ihr Golden Retriever (garantiert) schon mal Junge bekommen hat. Sie ist eine Frau, die Margeriten in ihren Haaren findet und die Kordhosen ihres Vaters trägt. Iris ist schon richtig schräg, aber sie kommt mit dem Irrsinn klar, weil sie total in sich selbst ruht. In gewisser Weise beneide ich sie, wie ich niemals eine Frau mit der neuesten Prada-Tasche beneiden würde (und glauben Sie mir, ich *liebe* Prada-Taschen). Oder die Moderedakteurin einer großen Zeitschrift, die Jahr für Jahr die internationalen Kollektionen an sich vorbeiziehen lässt und dabei sich und ihrem Stil treu bleibt (nüchtern und edel, neutrale Farben und einen Schrank voll perfekter Schuhe), als hätte sie ein Geheimnis, für das sie an irgendeiner Kreuzung ihre Seele verkauft hat. Ich weiß noch, wie ich sie fasziniert aus dem Augenwinkel beobachtete, wenn sie neben dem Laufsteg saß, völlig gelassen inmitten meiner aufgeplusterten und megatrendigen Kolleginnen. Während sich andere verzweifelt bemühten, wer zu sein, wirkte sie auf ganz entspannte Weise glücklich damit, sie selbst zu sein.

Wie also fängt man ein Stück von dem gewissen Etwas für sich selbst ein? Inzwischen haben Sie ja hundert Tipps gelesen und verinnerlicht, um damit anzufangen. Sie wissen inzwischen, dass eine Diät Ihnen unweigerlich das Gefühl geben wird, unzufrieden mit der Frau zu sein, die Sie sind, und dass das giftige Geträufel der Diätindustrie Sie zu Extremhandlungen verführen, Sie auf Schwindler hereinfallen und in sinnlosen Optimismus investieren lassen wird.

Beim Abnehmen geht es also nicht nur um die Schwankungen in Ihren Essgewohnheiten. Es geht um Sie und wie wohl Sie sich in Ihrer Haut fühlen. Fangen Sie an, sich selbst zu akzeptieren. Beginnen Sie, wenn Sie sich trauen, mit etwas Selbstliebe. Von dieser positiven und dynamischen Einstellung aus sind Veränderungen möglich, und Sie werden sich nicht mit ständigen Selbstzweifeln zu Tode langweilen. Eleanor Roosevelt sagte einmal: »Ohne Ihre Zustimmung kann Ihnen niemand ein Minderwertigkeitsgefühl einreden.«

Beim Abnehmen geht es also nicht nur um die Schwankungen in Ihren Essgewohnheiten. Es geht um Sie und wie wohl Sie sich in Ihrer Haut fühlen.

»Wenn wir mit uns Frieden geschlossen haben«, so die Psychologin und Diätexpertin Kerry Halliday, »findet der Körper zu seinem natürlichen Gewicht. Außerhalb von uns selbst nach Glück zu suchen ist einer der Gründe, warum wir Süchten verfallen. Essstörungen sind oft die Folge einer Entkopplung des Ich vom Körper. Also, finden Sie zu Ihrem Körper. Tanzen Sie. Lachen Sie. Lieben Sie sich wieder.« Sie müssen jetzt nicht vor lauter Narzissmus alles niedermähen, was Ihnen in die Quere kommt, aber Sie könnten ein bisschen weniger streng mit sich sein. Sie könnten aufhören, sich mit Essen zu belohnen. Sie könnten einen Anfang machen, und zwar heute. Könnten Sie doch, oder?

WIDER DEN DIÄTWAHN:
Wie Sie mehr Selbstvertrauen bekommen

➻ **Werden Sie Ihr eigener Fan.** Wenn Sie sich nicht selbst anfeuern, wer dann? Sie müssen positiv denken und aus Leibeskräften brüllen: »Ja, du schaffst es!«, und zwar mitten hinein in Ihre Seele.

➻ **Erkennen Sie, dass Sie nicht allein sind.** Eine neuere Studie fand heraus, dass 72 Prozent aller Frauen ihr Aussehen als »durchschnittlich« einstufen (wie Sie bemerken werden, ist das statistisch gar nicht möglich). Interessanterweise waren diejenigen Frauen, die eher mit ihrem Aussehen zufrieden waren, der Meinung, dass nichtkörperliche Faktoren wie Glück, Selbstvertrauen, Würde, Humor, Intelligenz und Weisheit zur Schönheit einer Frau beitragen. Schauen Sie, keine Frau der Welt findet alles an ihrem Körper toll; finden Sie heraus, welche Stellen Sie an sich mögen. Nehmen Sie dazu dieses Buch zu Hilfe. Lernen Sie sie schätzen, nehmen Sie sie in Besitz, verlassen Sie sich darauf.

- **Erkennen Sie, was normal ist.** Sie müssen begreifen, dass eine normale Frau, eine richtige Frau, weich und rund sein kann. Sehen Sie sich Liv Tyler an, eine umwerfend schöne Frau, die sich weigert, sich den Hollywoodstandards zu unterwerfen. »Für den Rest der Welt bin ich schlank«, sagt sie. »Und mir gefällt's, wie ich bin.«

- **Streben Sie nach Fortschritten, nicht Perfektion.** Perfektion ist langweilig. Es sind Ihre kleinen Macken, mit denen Sie die anderen für sich einnehmen werden.

- **Begreifen Sie, wer ein toller Mensch ist.** Sie sind's. Wie Nigella Lawson einmal so treffend formulierte: »Wie ich immer zu Charles (Saatchi) sage, ich verlange nicht viel, nur hundertprozentige Hingabe rund um die Uhr.« Klingt extrem vernünftig, oder?

- **Aber seien Sie auf der Hut.** Während Ihr Körper schlanker und fitter wird, seien Sie wachsam! Erfolg gebiert Selbstgefälligkeit, und Selbstgefälligkeit gebiert Faulheit, und die wiederum gebiert ein Stimmchen in Ihrem Kopf, das Ihnen leise zuraunt, ein einziges Puddingteilchen könne unmöglich schaden. Stimmt. Aber drei hintereinander führt Sie ins Verderben.

- **Bleiben Sie am Ball.** Schlank zu bleiben erfordert Willenskraft; die Arbeit nimmt Ihnen niemand ab. Es ist Ihr Körper, Ihr Leben, Ihre Schokoladentorte mit Sahne. Oder auch nicht.

- **Seien Sie glücklich.** Damit bleiben Sie weitaus besser in Form, als wenn Sie hungrig sind. Vertrauen Sie mir.

NÜTZLICHE WEBSITES

ESSEN

wwf.de/fisch für Informationen zu nachhaltiger Fischerei
mymuesli.com für Ihr individuelles Bio-Müsli
ernaehrung.de/lebensmittel für eine detaillierte Aufstellung der Inhalts-stoffe und Nährwerte von Hunderten marktüblicher Lebensmittel

UNTERWÄSCHE

axfords.com für Korsette
bravissimo.com für Frauen mit großer Oberweite
drreyshapewear.com für Unterwäsche von Dr. Rey
everythingunderthedress.com und **usefulchickstuff.co.uk** für Boostits, Liftits, Tapeits und andere Hilfsmittel, die den Busen bändigen
figleaves.com für körperformende Dessous
rigbyandpeller.com fürs BH-Anpassen
yummietummie.com für T-Shirts, die den Bauch straffen

MODE

brownsfashion.com für Preen und viele andere wunderbare Designer-Label
duoboots.com und **plusinboots.co.uk** für speziell angepasste Stiefel
ilovejeans.com für fantastische Jeans in einer Riesenauswahl an Größen
net-a-porter.com für Diane von Fürstenberg, Preen, Roland Mouret, Issa
notyourdaughtersjeans.com für Tummy-Tuck-Jeans
miraclesuit.com für den Miraclesuit-Badeanzug
tightsplease.co.uk oder (für Deutschland) **lovestrumpfhosen.com** für unzählig viele Versionen der schwarzen Blickdichten

GESUNDHEIT UND KOSMETIK

beautyworkswest.com für Dr. Daniel Sisters Gesundheitstipps zum Thema Hormone
howtolookgood.com für Caryn Franklins tolle Tipps zur richtigen Klei-dung für Ihren Körpertyp

joannahall.com für Ihr Walk-the-Weight-Off-Programm und wenn Sie einen Schrittmesser bestellen möchten

knitty.com für subversive Strickwaren

carsharing.de für Informationen zum Carsharing und einen Überblick deutscher Anbieter

maccosmetics.de, um einen MAC-Store in Ihrer Nähe zu finden

positivelyslim.com für Abnehmtipps von Dr. Kerry Halliday

responsibletravel.com, **ecoteer.com**, **freiwilligenarbeit.de**, **travelworks.de**, **travel-peopleandplaces.com** für Freiwilligenarbeit und Volunteering

retouchphoto.co.uk für ein Foto-Lifting

stickK.com für einen Fitnessvertrag mit sich selbst

BIBLIOGRAFIE

Ephron, Nora. *Der Hals lügt nie: Mein Leben als Frau in den besten Jahren* (Blanvalet, 2009)

Jacobbi, Paola. *Das muss Liebe sein! Die ganze Wahrheit über Frauen und ihre Schuhe* (Goldmann, 2006)

Lawrence, Felicity. *Not on the Label: What Really Goes into the Food on Your Plate* (Penguin, 2004)

Pollan, Michael. *Lebens-Mittel: Eine Verteidigung gegen die industrielle Nahrung und den Diätenwahn* (Goldmann, 2009)

Schlosser, Eric. *Fast Food Gesellschaft: Fette Gewinne, faules System* (Riemann, 2003)

Stanfield, Maggie. *Trans Fat: The Time Bomb in Your Food* (Souvenir Press, 2008)

Thaler, Richard H. und Cass R. Sunstein. *Nudge: Wie man kluge Entscheidungen anstößt* (Econ, 2009)

Walker, Shonagh. *Cellulite My Arse!* (Vermillion, 2003)

Wansink, Brian. *Essen ohne Sinn und Verstand: Wie die Lebensmittelindustrie uns manipuliert* (Campus, 2008)

REGISTER